1 がん化学療法の基礎

がんの発生機序／がん化学療法

2 がん化学療法に必要な検査

治療に伴う血液検査／診断や治療効果に必要な画像診断

3 安全な治療と患者・家族支援のポイント

がん化学療法を受ける患者と家族への支援／安全に治療を実施するためのポイント

4 疾患と治療

肺がん／悪性中皮腫／胃がん／膵がん／大腸がん／食道がん／頭頸部がん／白血病／悪性リンパ腫／乳がん／子宮がん／卵巣がん／腎細胞がん／膀胱がん／悪性骨軟部腫瘍

5 経口抗がん剤，ホルモン療法剤，併用薬の知識と指導のポイント

経口抗がん剤の特徴と薬剤指導のポイント／乳がんホルモン療法剤の特徴と薬剤指導のポイント／抗がん剤を使用する際に知っておきたい薬剤の知識

6 副作用とケア

細胞傷害性抗がん剤の副作用（過敏症［アレルギー］／抗がん剤の血管外漏出／骨髄抑制／悪心・嘔吐／食欲不振・味覚障害／末梢神経障害／下痢／便秘／口内炎／脱毛／倦怠感／心毒性／肺毒性／腎毒性／性機能障害／手足症候群）／分子標的治療薬の副作用（インフュージョンリアクション／皮膚障害／出血／高血圧／消化管穿孔／間質性肺炎）

7 治療費用と社会資源の活用

化学療法を受けるときに必要な費用／活用できる社会資源と制度

付　録

略語・英語一覧

Pocket Navi

がん
化学療法看護
ポケットナビ

中山書店

■編集

本山清美	静岡県立静岡がんセンターがん看護専門看護師
遠藤久美	静岡県立静岡がんセンターがん看護専門看護師

■執筆者（執筆順）

洪　泰浩[*1]	静岡県立静岡がんセンター研究所新規薬剤開発・評価研究部
村上晴泰[*1]	静岡県立静岡がんセンター呼吸器内科
本川　聡[*2]	市立釧路総合病院薬局
中島和子	静岡県立静岡がんセンターがん化学療法看護認定看護師
遠藤正浩[*1]	静岡県立静岡がんセンター画像診断科
本山清美	静岡県立静岡がんセンターがん看護専門看護師
齋藤裕子	ノバルティスファーマ株式会社オンコロジー臨床開発部（看護師）
高橋利明[*1]	静岡県立静岡がんセンター呼吸器内科
中村有希子[*1]	静岡県立静岡がんセンター呼吸器内科
安井博史[*1]	静岡県立静岡がんセンター消化器内科
福冨　晃[*1]	静岡県立静岡がんセンター消化器内科
山崎健太郎[*1]	静岡県立静岡がんセンター消化器内科
對馬隆浩[*1]	静岡県立静岡がんセンター消化器内科
小野澤祐輔[*1]	静岡県立静岡がんセンター原発不明科
池田宇次[*1]	静岡県立静岡がんセンター血液・幹細胞移植科
渡邉純一郎[*1]	静岡県立静岡がんセンター女性内科
武隈宗孝[*1]	静岡県立静岡がんセンター婦人科
平嶋泰之[*1]	静岡県立静岡がんセンター婦人科
山下　亮[*1]	静岡県立静岡がんセンター泌尿器科
髙木辰哉[*1]	順天堂大学医学部附属順天堂医院整形外科
大橋養賢[*2]	静岡県立静岡がんセンター薬剤部
中垣　繁[*2]	静岡県立静岡がんセンター薬剤部
鈴木賢一[*2]	静岡県立静岡がんセンター薬剤部
片岡智美[*2]	名古屋大学医学部附属病院薬剤部
森田公美子	静岡県立静岡がんセンターがん看護専門看護師
小澤桂子	NTT東日本関東病院がん看護専門看護師
遠藤久美	静岡県立静岡がんセンターがん看護専門看護師
田墨惠子	大阪大学医学部附属病院がん看護専門看護師
大内紗也子	京都大学医学部附属病院がん看護専門看護師
成松　恵	兵庫県立加古川医療センターがん看護専門看護師
矢ヶ崎香	慶應義塾大学看護医療学部がん看護専門看護師
森　文子	国立がん研究センター中央病院がん看護専門看護師
合戸あゆみ	静岡県立静岡がんセンター医事課
高田由香[*3]	静岡県立静岡がんセンター疾病管理センター

[*1] 医師，[*2] 薬剤師，[*3] 社会福祉士

薬剤の使用に際しては，添付文書を参照のうえ，十分に配慮してご使用くださいますようお願いいたします．

序　文

　近年，がん化学療法の進歩は目覚ましく，新たな薬剤が開発され，治療成績も向上してきている．抗がん剤だけではなく，効果のある制吐剤が日本で承認され，使用できるようになったことで，副作用の苦痛が少しずつ軽減できるようになっている．

　その一方で，経口の抗がん剤が多く導入され，治療内容が複雑化したり，支持療法の薬剤の増加に伴い，その使用方法が多様化したりするなかで，「安全・確実に治療を実施する」ということが，より重要になっている．また，医療者の役割のなかで，患者が治療や副作用に対する知識を獲得し，治療や副作用の管理，生活の調整，気持ちのコントロールなどを適切に行えるように支援することが，より必要になっている．

　本書は，がん化学療法に携わる看護師に獲得してほしい知識と技術について，それぞれの専門分野で活躍する医療者や職員の方々に執筆していただいた．どの章にも，治療を受ける多くの患者や家族とかかわっている専門職のもつ臨床知が詰まっており，どのページから読んでいただいても実践にすぐ活用できる構成になっている．また，多職種で，治療や副作用に関する説明や指導を統一していくときにも活用できるようになっている．さらに，それぞれの職種のもつ役割を理解したり，他の職種に対する役割への期待などを感じたりすることができ，他職種への相談や連携をとるときに役立つ内容が含まれている．

　がん化学療法を受ける患者と家族は，治療に対する不安や恐れと同時に，治療効果に希望や期待をもちながら，治療を生活のなかに意味づけて治療を受けている．本書が，看護師として，責任をもって患者や家族にかかわるという意識づけや，多職種で安全・安楽に治療を実施していくという行動の一助となれば幸甚である．

2011年7月

本山清美，遠藤久美

CONTENTS

執筆者一覧 …………………………………………………………… ii
序文 …………………………………………………………………… iii

1. がん化学療法の基礎知識
- がんの発生機序 ………………………………………………… 2
- がん化学療法の目的と治療効果 ……………………………… 5
- 抗がん剤の種類と作用機序 …………………………………… 10

2. がん化学療法に用いられる検査
- 治療に伴う血液検査 …………………………………………… 18
- 診断や治療効果に必要な画像診断 …………………………… 23

3. 安全な治療と患者・家族支援のポイント
- がん化学療法を受ける患者と家族への支援
  - 患者と家族に対する意思決定の支援 …………………… 32
  - 副作用を最小限にするためのセルフケア ……………… 37
- 安全に治療を実施するためのポイント
  - がん化学療法開始前のアセスメント …………………… 40
  - 治療におけるリスクマネジメント ……………………… 48
  - 災害時に備えた対策 ……………………………………… 55
- 臨床試験における看護 ………………………………………… 57

4. 疾患と治療
- 肺がん …………………………………………………………… 64

- 悪性中皮腫…………………………………76
- 胃がん………………………………………81
- 膵がん………………………………………88
- 大腸がん……………………………………97
- 食道がん……………………………………106
- 頭頸部がん…………………………………113
- 白血病………………………………………119
- 悪性リンパ腫………………………………124
- 乳がん………………………………………129
- 子宮がん……………………………………136
- 卵巣がん……………………………………142
- 腎細胞がん…………………………………147
- 膀胱がん……………………………………151
- 悪性骨軟部腫瘍……………………………155

5. 経口抗がん剤，ホルモン療法剤，併用薬の知識と指導のポイント

- 経口抗がん剤の特徴と薬剤指導のポイント
  - ゲフィチニブ塩酸塩／エルロチニブ塩酸塩　イレッサ®錠250／タルセバ®錠150，100，25mg …………164
  - テガフール・ギメラシル・オテラシルカリウム配合剤　ティーエスワン®20mg，25mg …………166
  - カペシタビン　ゼローダ®錠300…………168
  - イマチニブメシル酸塩　グリベック®錠100mg …………169
  - スニチニブリンゴ酸塩　スーテント®カプセル12.5mg …………170

v

- 乳がんホルモン療法剤の特徴と薬剤指導のポイント………172
- 抗がん剤を使用する際に知っておきたい薬剤の知識
  - 併用禁止薬剤や注意を要する薬剤……………………………176
  - 副作用管理時の薬剤調整のポイント…………………………180
  - 疼痛コントロール薬併用時のポイント………………………184

6. 副作用とケア

- 細胞傷害性抗がん剤の副作用
  - 過敏症（アレルギー）……………………………………………194
  - 抗がん剤の血管外漏出……………………………………………200
  - 骨髄抑制……………………………………………………………206
  - 悪心・嘔吐…………………………………………………………215
  - 食欲不振・味覚障害………………………………………………222
  - 末梢神経障害………………………………………………………227
  - 下痢…………………………………………………………………231
  - 便秘…………………………………………………………………235
  - 口内炎………………………………………………………………238
  - 脱毛…………………………………………………………………243
  - 倦怠感………………………………………………………………247
  - 心毒性………………………………………………………………252
  - 肺毒性（一部分子標的治療薬によるものも含む）…………258
  - 腎毒性………………………………………………………………264
  - 性機能障害…………………………………………………………268
  - 手足症候群…………………………………………………………276
- 分子標的治療薬の副作用
  - インフュージョンリアクション………………………………280
  - 皮膚障害……………………………………………………………283

- 出血 ··· 287
- 高血圧 ·· 288
- 消化管穿孔 ·· 290
- 間質性肺炎 ·· 291

7. 治療費用と社会資源の活用
- 化学療法を受けるときに必要な費用 ············· 294
- 活用できる社会資源と制度 ······················· 309

付録
略語・英語一覧 ·· 314

索引 ··· 318

1 がん化学療法の基礎知識

- がんの発生機序
- がん化学療法の目的と治療効果
- 抗がん剤の種類と作用機序

洪　泰浩

がんの発生機序

がん遺伝子

- 近年，がんは遺伝子の病気であることが分子生物学によって明らかにされてきている．
- ヒトがん細胞からのがん遺伝子の発見が報告され，一方，がん抑制遺伝子についても発がんとの関係が明らかになってきている（表1）．
- がん遺伝子の活性化には，点突然変異，転座，増幅などが知られており，これらの遺伝子を導入することで，線維芽細胞などの正常細胞をトランスフォームすること，免疫不全マウスへの造腫瘍性をもたらすことが報告されている．
- がん抑制遺伝子は正常細胞では機能しているが，がん化することによりその機能が失われることが知られている．ヒトは父親と母親からそれぞれ一つずつの遺伝子を受け継ぐので，通常の場合，がん抑制遺伝子も父親由来と母親由来のものが一つずつ（1コピーずつ）存在する．よって何らかの原因によるがん抑制遺伝子の機能喪失によりがん化に至るには，両方のコピーの機能が失われる必要がある．これは「発がんにおける2ヒット理論」とよばれている．

■表1　ヒト肺がん細胞における遺伝子異常

遺伝子	遺伝子異常	組織型
EGFR	遺伝子欠失，変異	腺がん
LKB1	遺伝子欠失，変異	腺がん
MYO18B	遺伝子欠失，変異，メチル化	腺がん，扁平上皮がん，小細胞がん
PTEN	遺伝子欠失，変異，メチル化	腺がん，扁平上皮がん，小細胞がん
p16	遺伝子欠失，変異，メチル化	腺がん，扁平上皮がん
p53	遺伝子欠失，変異	腺がん，扁平上皮がん，小細胞がん
RB	遺伝子欠失，変異	小細胞がん
KRAS	点突然変異	腺がん
c-Myc	遺伝子増幅	腺がん，扁平上皮がん，小細胞がん

(洪泰浩：がんと発がん［青木和恵，他：がん看護研修マニュアル］．南江堂；2009．p36より)

がんの増殖

- 正常細胞と異なり，がん細胞が異常に増える理由としては，さまざまな生物学的特性を獲得していることがあげられる（図1）．
- がんの発生にも関与する増殖シグナルおよびその受容体の異常をはじめ，腫瘍の増殖に必要な新生血管形成能や多臓器への転移能獲得などがある．
- 本来異常な細胞を排除するメカニズムであるアポトーシスを回避できることも大きな特徴の一つである．

がんの増殖

- がん細胞が増殖する際には，指数関数的に増殖するのではなく，実際には立ち上がり期，指数関数的増殖期，頭打ち期の三相性のＳ字曲線を描く．これを「Gompertzの成長曲線」とよんでいる．

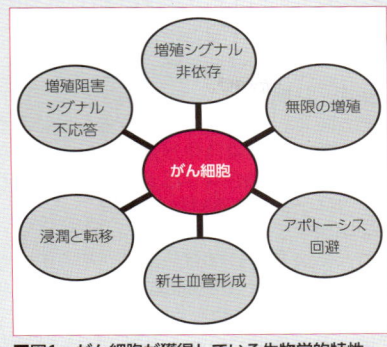

■図1　がん細胞が獲得している生物学的特性

細胞周期

- 細胞周期とは，分裂から次の分裂までの期間のことをいう(図2)．
  - 細胞周期のうち，有糸分裂が起こる期間をM期とする．
  - M期以外をまとめて間期という．間期において細胞は休止しているのではなく，さまざまな物質の合成が行われている．
  - 間期はさらにＧ１，Ｓ，Ｇ２に分けられる．Ｓ期においては核のDNA複製が行われる．

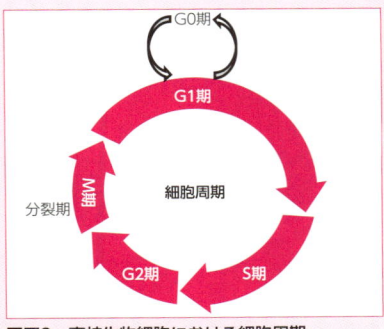

■図2　真核生物細胞における細胞周期

細胞周期

- M期とS期の間の期間をG1（ギャップ1）期とG2（ギャップ2）期とよぶ．何らかの理由で分裂を続行しない細胞はS期に入らず，G0とよばれるG1に似た状態となる．
- G1チェックポイントという関所のようなものが存在し，細胞の状態により，これを通過できない場合にはアポトーシスなどに進むことがある．

■細胞分裂

- 細胞分裂について細かくみていくと，M期はさらに，前期，中期，後期，終期に分けられる（図3）．
- 前期においては，染色質の糸が凝縮し始め分裂染色体となる．この凝縮により染色体が太く短いコイルのような状態になる．これらの染色体はS期において複製されており，姉妹染色分体とよばれる対から成る．
- 中期には染色体が，赤道面に沿って並ぶ．
- 後期には，姉妹染色分体が分離し，それぞれがここで独立した染色体となる．分裂後に染色体は両極へ移動する．すべての染色体が極に移動し，後期が終了する．
- 終期には，染色体は，コイルが解けて脱凝縮し，間期に似た状態となる．

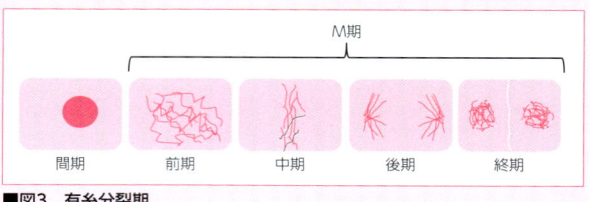

■図3　有糸分裂期

がん化学療法の目的と治療効果

概要
- がん化学療法とは，抗がん剤（正式名称は抗悪性腫瘍薬）を用いた薬物療法のことである．
- 手術や放射線治療が局所的な治療法であるのに対して，がん化学療法は全身に拡がったがん細胞の分裂と増殖を抑えることにより効果を発揮する全身治療である．
- 近年，分子生物学などの進歩によって，がん細胞の浸潤・増殖・転移などに関与する分子標的の同定が可能となり，その標的を特異的に阻害する薬剤である分子標的治療薬の開発が盛んに行われている．
- 一部の分子標的治療薬は標準治療薬としてがん治療の成績向上に貢献しており，がん化学療法に不可欠な存在になっている．

目的
- がん治療は治癒をめざして行われるが，治療が困難な場合には延命，延命も困難な場合には症状緩和が目的となる．
- がん化学療法の目的は，対象となるがん腫やがんの進行度によって異なる．
- 術前化学療法，術後化学療法，化学放射線療法などの化学療法は局所治療（手術や放射線治療など）と併用することで治療効果を高める目的で行われる．

有効性
- 治癒が期待できるがん腫
  - 急性骨髄性白血病，急性リンパ性白血病，ホジキン病，非ホジキンリンパ腫（中・高悪性度），胚細胞腫瘍，絨毛がん．
- 治癒することは難しいが，延命が十分期待できるがん腫
  - 慢性骨髄性白血病，非ホジキンリンパ腫（低悪性度），多発性骨髄腫，乳がん，卵巣がん，小細胞肺がん，大腸がん，骨肉腫．
- 延命が期待できるが，症状緩和も治療目標となるがん腫
  - 頭頸部がん，食道がん，胃がん，非小細胞肺がん，腎がん，膀胱がん，前立腺がん，膵がん，肝がん，子宮がん，脳腫瘍，軟部組織腫瘍．
- 有効性が低いがん腫
  - 悪性黒色腫，甲状腺がん．

適応の原則
- がん化学療法によって期待されるベネフィット（効果：治癒，延命，症状緩和）と危惧されるリスク（毒性）のバランスを考慮して治療適応を判断する．
- 患者本人から文書によるインフォームド・コンセントが取得されている．

適応の原則

- 適切な臓器機能，全身状態（PS）が保持されている．
  - 全身状態を客観的に評価する指標には，ECOGの基準とKarnofskyの基準[1]があるが，ECOGの基準[2]のほうが簡便なため使用されることが多い（表1）．
- PSは予後と相関しており，一般的にPS不良な患者は化学療法の適応とならない．
  - これは，PS良好（0もしくは1）な患者を対象とした臨床試験で優れた治療効果が示された治療法であっても，PS不良な患者に対しては同等の効果が期待できず，むしろ毒性（有害事象）のほうが問題になるためである．
  - ただし，化学療法に対する感受性が高いがん腫であり，治療が著効することによって全身状態の改善が期待できる場合にはPS不良でも治療適応が検討される．

■表1 全身状態を客観的に評価する指標
【ECOGの基準】

PS	患者の状態
0	無症状で社会活動ができ，制限を受けることなく発病前と同等にふるまえる
1	軽度の症状があり，肉体労働は制限を受けるが，歩行，軽労働や座業はできる
2	歩行や身の回りのことはできるが，時に少し介助がいることもある．軽労働はできないが，日中の50％以上は起居している
3	身の回りのある程度のことはできるが，しばしば介助が必要で，日中の50％以上は就床している
4	身の回りのこともできず，常に介助が必要で，終日就床を必要としている

【Karnofskyの基準】

KPS	患者の状態
100	正常，臨床症状なし
90	軽い臨床症状あるが，正常の活動可能
80	かなり臨床症状あるが，努力して正常の活動可能
70	自分自身の世話はできるが，正常の活動や労働は不可能
60	自分に必要なことはできるが，ときどき介助が必要
50	病状を考慮した看護および定期的な医療行為が必要
40	動けず，適切な医療および看護が必要
30	まったく動けず，入院は必要だが死は差し迫っていない
20	非常に重症，入院が必要で精力的な治療が必要
10	死期が切迫している
0	死

治療方法

- がん化学療法では，投与量やスケジュールは効果と毒性（有害事象）のバランスが最適になるよう，厳密に検討されたうえで決定されている．

■治療内容

- 治療内容に関する具体的な情報に関しては，国内の各学会による診療ガイドラインを参照していただきたい．
- 欧米の治療内容については，米国立がん研究所（NCI）が配信するPDF®日本語版（http://cancerinfo.tri-kobe.org/），NCCNガイドライン日本語版（http://www.tri-kobe.org/nccn/）などが情報収集に有用である．

■投与量の算出

- 注射薬では，体表面積（BSA）を用いることが多い．
- 肝機能，腎機能など薬剤の代謝に関与している臓器機能を考慮する必要がある．たとえば，カルボプラチンではクリアランスと糸球体濾過量（GFR）が相関するため，腎機能を指標に投与量が設定される．
  例）カルボプラチン投与量 (mg/body) ＝目標AUC×［GFR (mL/min) ＋25］
  ※濃度時間曲線下面積（AUC）は薬物曝露量の指標の一つ．
  ※実際はGFRの測定が煩雑なため，クレアチニンクリアランスが代用されることが多い．
- 薬理ゲノミクスが臨床応用されつつある．
  - UGT1A1遺伝子多型（*28/*28，*6/*6，*28/*6複合ヘテロ接合体）を有する患者ではイリノテカンによる重篤な毒性（好中球減少，下痢）の発現が高くなることが報告されている．
  - UGT1A1遺伝子多型解析はイリノテカン投与対象となる患者に対して保険承認されている．

治療効果と副作用に対する考え方

- 強力な化学療法を行うと高い効果が期待されるが，毒性（有害事象）も増強する．最小限のリスクで最大限のベネフィットを得るためには，治療による毒性と効果を正確かつ客観的に評価を行い，治療計画を立てる必要がある．

■毒性の評価

- 化学療法のリスク（毒性）の客観的な評価指標として，有害事象共通用語規準（CTCAE）が世界共通で使用されている．
  - CTCAEはNCI主導で作成され，日本語版が日本臨床腫瘍研究グループ（JCOG）のサイト（http://www.jcog.jp/doctor/tool/ctcaev4.html）で公表されている．
  - 毒性の程度はGrade 1〜5の5段階に分類される（表2）．
  - Grade 3以上の非血液毒性は重篤な毒性であり，毒性から回復するまで化学療法を休止しなければならないこと

が多く，再開時は薬剤投与量の減量を考慮する必要がある．

■表2　CTCAEによる毒性（有害事象［AE］）のGrade

1	軽症；症状がない，または軽度の症状がある；臨床所見または検査所見のみ；治療を要さない
2	中等症；最小限/局所的/非侵襲的治療を要する；年齢相応の身の回り以外の日常生活動作の制限
3	重症または医学的に重大であるが，ただちに生命を脅かすものではない；入院または入院期間の延長を要する；活動不能/動作不能；身の回りの日常生活動作の制限
4	生命を脅かす；緊急処置を要する
5	AEによる死亡

（有害事象共通用語規準 v4.0 日本語訳JCOG版［CTCAE v4.0 - JCOG］．JCOGホームページ http://www.jcog.jp/より）

■**効果の評価**
- 化学療法のベネフィット（効果）の客観的な評価指標として，生存期間，生活の質（QOL），腫瘍縮小効果などがある．
- 長く生きること（生存期間の延長），よりよく生きること（QOLの改善）は標準治療を決定するうえで非常に重要な指標であるが，個々の患者において治療を継続すべきか否かを判断する指標としては適さない．
- 腫瘍縮小効果は生存期間を反映する簡便な代替指標と考えられており，RECISTが世界共通で使用されている．
  - 生存期間の評価はカプランマイヤー法による年次生存割合や生存期間中央値（MST）が一般的に用いられる．
  - QOLの評価はQLQ-C30やFACT-Gが使用されることが多い．
  - 腫瘍縮小効果の評価指標として，RECISTが用いられる．日本語版はJCOGのサイト（http://www.jcog.jp/doctor/tool/recistv11.html）で閲覧できる．

【腫瘍縮小効果の判定】
- 治療開始前4週以内に腫瘍測定を行い，治療後に標的病変の効果，非標的病変の効果，新病変の有無を評価して総合効果判定を行う（表3）．
- 標的病変は測定可能病変を最大5個（各臓器につき最大2病変）までを選択し，腫瘍病変の最長径（リンパ節病変のみ短径）の和を算出する．
- 測定可能病変は最長径がCTで10mm以上（リンパ節病変のみ短径が15mm以上），胸部X線写真で20mm以上であり，正確な測定が可能な病変と定義されている．
- 非標的病変は上記の定義を満たさない小病変および真の

測定不能病変(胸水,腹水,心囊水,皮膚や肺のリンパ管症,炎症性乳がん,軟膜髄膜病変,造骨性骨病変など).
- 奏効割合は全患者数を分母とし,総合効果がCRまたはPRである患者数を分子とする割合から算出される.
- 進行固形がんの化学療法ではSD以上の効果が得られており,毒性が許容される場合には治療を継続することが多い.

■表3　RECISTによる総合効果判定

標的病変の効果	非標的病変の効果	新病変の有無	総合効果
CR	CR	なし	CR
CR	Non-CR/Non-PD	なし	PR
PR	Non-PD	なし	PR
SD	Non-PD	なし	SD
PD	問わない	問わない	PD
問わない	PD	問わない	PD
問わない	問わない	あり	PD

【標的病変の効果判定基準】
- CR(完全奏効):すべての標的病変が消失,リンパ節病変の短径が10mm未満に縮小.
- PR(部分奏効):標的病変の長径和がベースラインと比較して30%以上減少.
- SD(安定):PRに該当する腫瘍縮小やPDに該当する腫瘍増大を認めない.
- PD(進行):標的病変の長径和が治療中の最小径和と比較して20%以上増加,かつ絶対値も5mm以上増加.

【非標的病変の効果判定基準】
- CR(完全奏効):すべての非標的病変が消失,リンパ節病変の短径が10mm未満に縮小,腫瘍マーカーの正常化.
- Non-CR/Non-PD(非完全奏効/非進行):非標的病変の残存もしくは腫瘍マーカーが正常上限値を超える,かつPDに該当する非標的病変の明らかな増大を認めない.
- PD(進行):非標的病変の明らかな増大.

文献

1) Karnofsky DA, et al: The Clinical Evaluation of Chemotherapeutic Agents in Cancer (MacLeod CM, ed: Evaluation of Chemotherapeutic Agents). Columbia Univ Press; 1949. p196
2) Oken MM, et al: Toxicity and response criteria of the Eastern Cooperative Oncology Group. Am J Clin Oncol, 1982; 5 (6): 649-655

本川 聡

抗がん剤の種類と作用機序

抗がん剤の種類[1)]

- 抗悪性腫瘍薬は大別して細胞傷害性抗がん剤と分子標的治療薬に分類される（表1）．
- 細胞傷害性抗がん剤は，がん細胞の増殖に必要なDNA合成や細胞分裂を阻害し，がん細胞を殺すことを目的とした代謝拮抗薬やDNA合成阻害薬，微小管作用抗がん剤などである．
- 分子標的治療薬は，がん細胞の増殖や生存に関連する増殖因子の受容体やアポトーシス関連物質などを標的とし，それらを阻害することにより増殖抑制やアポトーシス誘導などを行う薬剤である．

■表1　細胞傷害性抗がん剤と分子標的治療薬の違い

	細胞傷害性抗がん剤	分子標的治療薬
開発経緯	多くが自然界からの偶然の発見	抗体やコンピュータを使用し計画的に開発
作用メカニズム	DNA合成などの増殖過程に作用する殺細胞効果	増殖因子の受容体やアポトーシス関連物質などを標的とし，それらを阻害
種類	代謝拮抗薬，アルキル化薬，抗がん性抗生物質，微小管作用抗がん剤など	血管新生阻害薬，細胞周期阻害薬，シグナル伝達阻害薬など
至適投与量	最大耐用量	最大耐用量と必ずしも一致しない
副作用	重篤なものもあるが，支持療法が発達	特殊な副作用が出現することもある
抗腫瘍効果	期待できる	期待できる
がん細胞への特異性	低い	高い
耐性	自然耐性・獲得耐性あり	自然耐性・獲得耐性あり
がん種の選択	経験に基づく	標的分子の有無で選択できる
個別化医療への展開	可能	より可能

> **ココがポイント！** 薬物体内動態に個体差があるため，個体間で効果や副作用に違いが生じることがある！

薬剤別の特徴と作用機序

- 細胞傷害性抗がん剤と分子標的治療薬の薬剤別の特徴と作用機序を表2に示す.

■表2 抗がん剤の分類と作用機序

	分類	作用機序	代表的な薬剤
細胞傷害性抗がん剤	アルキル化薬	アルキル化薬は主としてDNAなどをアルキル化することにより抗腫瘍効果を発揮し,その効果は細胞周期に依存しない	シクロホスファミド,メルファラン,イホスファミド,ブスルファン,ダカルバジンなど
	抗腫瘍性抗生物質	個々の薬剤に特徴的な薬理作用を有している	ドキソルビシン,エピルビシン,ダウノマイシン,ブレオマイシンなど
	白金製剤	白金製剤はDNA鎖内に結合し架橋を形成することで,DNA複製やRNA転写を阻害する	シスプラチン,カルボプラチン,オキサリプラチン,ネダプラチンなど
	代謝拮抗薬	代謝拮抗薬は核酸の生合成に必要な前駆体に類似する化合物で,最終的にDNAやRNAの合成を阻害する	フルオロウラシル,S-1,シタラビン,ゲムシタビン,メトトレキサートなど
	トポイソメラーゼ阻害薬	トポイソメラーゼ阻害薬は,DNAのねじれや歪みを修正する.これらの酵素を阻害することで,DNAの合成を阻害する	イリノテカン,トポテカン(ノギテカン),エトポシド,ドキソルビシンなど
	微小管作用抗がん剤	微小管作用抗がん剤は,細胞の有糸分裂に必要な微小管の重合や脱重合を阻害することにより,抗腫瘍効果を発揮する	ビンクリスチン,ビンブラスチン,パクリタキセル,ドセタキセルなど
分子標的治療薬	シグナル伝達系阻害薬	シグナル伝達系阻害薬は,特定の分子の活性部位に結合しシグナルの伝達を阻害することで,抗腫瘍効果を発揮する	ゲフィチニブ,イマチニブ,スニチニブ,エベロリムスなど
	血管新生阻害薬	血管新生阻害薬は,腫瘍内の血管新生を阻害することで,腫瘍の増殖や転移を抑制し抗腫瘍効果を発揮する	ベバシズマブなど
	抗体製剤	抗体製剤は,細胞表面に発現している遺伝子産物(蛋白質)に作用し抗腫瘍効果を発揮する	リツキシマブ,セツキシマブ,トラスツズマブなど

> **ココがポイント!** 肝・腎機能障害の程度に応じて,抗がん剤の投与量を調節することが必要!

抗がん剤の薬物動態（ADME）[2]

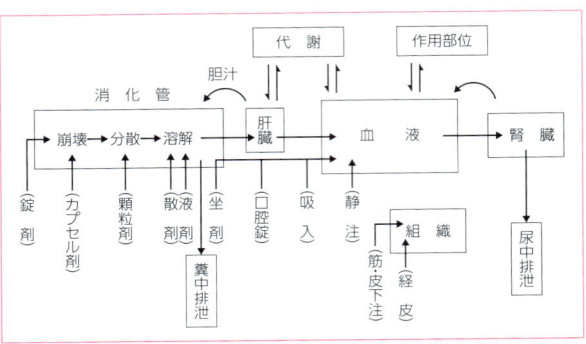

■図1 **体内における薬物の動態**
(植松俊彦, 他編：臨床薬理学テキスト. 改訂第2版. 南江堂；2001. p40より)

■吸収（Absorption）
- 経口投与や筋肉内投与，直腸投与など血管以外から投与された薬物が，生体膜を透過して循環血液に到達することを吸収という．
- 消化管などの生体膜から吸収された薬物は，すべて循環血液に移行するのではなく，門脈を経由して肝臓へ取り込まれた際に代謝を受け，投与された薬物の一部は循環血液に到達する前に消失する．このことを初回通過効果という．

■分布（Distribution）
- 投与された薬物が薬理活性を示すためには，循環血中の薬物が受容体のある組織へ移行する必要がある．
- 血液中の薬物はアルブミンなどの蛋白と結合した結合型薬物と，蛋白と結合していない遊離型薬物として存在している．
- 組織に移行し薬理活性を示す薬物は遊離型薬物である．しかし，固形がんにおいては腫瘍血管が正常の血管と異なり透過性が亢進しているために，結合型薬物でも組織に移行することが知られている．
- 浮腫による胸水や腹水などのサードスペースがあると，そこから薬物が循環血流に戻ってくるために，血中濃度が上昇し，有害反応が増強・遷延する可能性もある．

■代謝（Metabolism）
- 投与された薬物は生体にとっては異物であり，速やかに体外へ排出しようとする．そのため生体内では酵素を用いて，薬物を体外へ排出されやすい水溶性の化合物に変換する．これは主として肝臓に存在するチトクロムP450（CYP）を代表とする薬物代謝酵素によって代謝されている．

抗がん剤の薬物動態（ADME）[2]

- プロドラッグは代謝を受けることで活性体に変換される薬物である．抗がん剤ではシクロホスファミド，イリノテカン，カペシタビンなどがあげられる．

■排泄（Elimination）

- 生体に投与された薬物の排泄は，尿中への排泄と胆汁中への排泄が主たる経路である．
- 尿中への排泄には糸球体濾過，尿細管分泌，尿細管再吸収が関与している．
- カルボプラチンの除去能（クリアランス）は，糸球体濾過率（GFR）と良好な相関を示す．一方，同じ白金製剤であるシスプラチンは尿細管分泌も受けるため，シスプラチンのクリアランスはGFRよりも大きくなり，GFRと相関を示さない．

用語解説

■チロシンキナーゼ[3]

- チロシンキナーゼは生体内に100種類以上存在し，細胞内シグナル伝達に重要な役割を果たす．
- チロシンキナーゼは，そのチロシンキナーゼ部位のATP結合部位にATPが結合することで活性が亢進し，結合したATPのリン酸基をシグナル下流蛋白内に存在するチロシン残基へ転移させる．

■上皮成長因子受容体（EGFR）[4]

- 受容体型チロシンキナーゼ受容体で，構造の類似性からファミリーを形成し，HER1，HER2，HER3，HER4と分類される．
- HER3以外はチロシンキナーゼ活性をそれ自身がもっている．
- 非小細胞肺がんをはじめ，乳がん，大腸がん，胃がん，腎がん，前立腺がんなど，さまざまな固形がんで過剰発現している．
- EGFRを介した細胞内シグナル伝達は，細胞周期の進行，アポトーシスの抑制，血管新生，細胞運動，腫瘍の転移などに関与している．

■血管内皮成長因子受容体（VEGFR）[5]

- 血管内皮成長因子（VEGF）がVEGFRと結合すると，血管内皮細胞の増殖や遊走，プロテアーゼの分泌・活性化などのシグナルを伝達し，その結果血管新生を誘導する．

■K-RAS[6]

- K-RAS遺伝子は1960年代に，ウイルス由来のがん遺伝子として発見された．
- RAS遺伝子の産物は，EGFRからのシグナルを下流に伝達する役割をもつ．
- RAS遺伝子に変異が起こることで恒常的にシグナルを下流へ送り続ける状態となり，抗EGFR抗体薬の治療効果が望めなくなると考えられている．

腎機能障害・肝機能障害時のがん化学療法

- 薬物が体内から除去される主な臓器は肝臓と腎臓である.
- 肝機能障害時には肝代謝型薬物,腎機能障害時には腎排泄型薬物のクリアランスが低下して,毒性が増強する可能性がある.
- 抗がん剤を投与する際には,薬物が除去されるのはどの臓器なのか,代謝物には活性があるのかなどを考慮して治療を行わなければいけない(表3).

■表3 代表的抗がん剤の代謝・排泄経路

分類	薬品名	代謝・排泄経路
アルキル化薬	シクロホスファミド	尿中排泄
	メルファラン	20〜50%が胆汁排泄,約30%が尿中排泄
抗腫瘍性抗生物質	ドキソルビシン	肝代謝
	ダウノマイシン	肝代謝
	イダルビシン	肝代謝
白金製剤	シスプラチン	尿中排泄
	カルボプラチン	尿中排泄
	オキサリプラチン	尿中排泄
代謝拮抗薬	フルオロウラシル	尿中排泄
	S-1	尿中排泄
	カペシタビン	尿中排泄
	メトトレキサート	尿中排泄
	シタラビン	肝代謝
	ゲムシタビン	肝代謝
トポイソメラーゼ阻害薬	イリノテカン	肝代謝,胆汁排泄
	トポテカン	尿中排泄
	エトポシド	尿中排泄,胆汁排泄
微小管作用抗がん剤	ビンクリスチン	肝代謝
	ビンブラスチン	肝代謝
	パクリタキセル	肝代謝
	ドセタキセル	肝代謝
シグナル伝達系阻害薬	イマチニブ	肝代謝
	ゲフィチニブ	肝代謝
	ソラフェニブ	肝代謝

■腎機能障害時のがん化学療法

- 腎排泄型薬物の場合,腎機能障害時には薬物のクリアランスの指標となるクレアチニンクリアランスに応じた薬物の減量が推奨されている(表4).

■肝機能障害時のがん化学療法

- 肝障害時における薬物のクリアランスを推定できる検査指標が存在しないため,トランスアミナーゼや血清ビリルビン値をもとにした減量基準が推奨されている(表5).

■表4 腎機能障害時の投与量(%)

薬剤名	CL (mL/分)					血清Cre (mg/dL)
	<10	10〜30	31〜45	46〜50	50〜60	
イホスファミド	70	70	75	80	80	
シクロホスファミド[*1]	75	100	100	100	100	
メルファラン[*2]		50	50	50	50	
カペシタビン			75	75	100	
クラドリビン	50	75	75	75	100	
テガフール・ギメラシル・オテラシルカリウム配合		1段階以上の減量	1段階以上の減量	必要に応じて減量	必要に応じて減量	
フルダラビン				60	70	
ペメトレキセド[*3]				100	100	
メトトレキサート				50	65	65
イダルビシン	50	75	75	75	100	
ダウノルビシン						>3.0で50%
ブレオマイシン		46〜52	52〜70	70		
マイトマイシンC	75	100	100	100	100	
オキサリプラチン		100[*4]	100	100	100	
シスプラチン[*1]	50	75	75	75	100	
エトポシド		75	75	75	100	

[*1] GFR [*2] 通常用量 [*3] 45mL/分未満には投与すべきではない [*4] 20mL/分以上

腎機能障害・肝機能障害時のがん化学療法

■表5　肝機能障害時の投与量（％）

薬剤名	血清Bil（mg/dL）		
	〜 3.0	3.1 〜 5.0	5.0 〜 7.0
シクロホスファミド	100	75	投与しない
メトトレキサート	100	75	投与しない
エピルビシン	50	25	投与しない
イダルビシン	75	50	投与しない
ダウノルビシン	75	50	投与しない
ドキソルビシン	50	25	投与しない
ドキソルビシン・リポソーム	50	25	投与しない
ビノレルビン[*1]	50	25	投与しない
ビンクリスチン	50	投与しない	投与しない
ビンブラスチン[*2]	50	投与しない	投与しない
イリノテカン[*3]	投与しない	投与しない	投与しない
エトポシド[*2]	50	投与しない	投与しない
ドセタキセル[*4]	投与しない	投与しない	投与しない
パクリタキセル	投与しない	投与しない	投与しない

＊1 Bil値　2.1 〜 3.0mg/dL　＊2 Bil値　1.5 〜 3.0mg/dL　＊3 2.0mg/mLを超える場合，投与すべきではない　＊4 1.5mg/mLを超える場合，投与すべきではない

用語解説

■UGT1A1[7)]
- 薬物代謝酵素であるUDPグルクロン酸転移酵素（UGT）の分子種の一つで，イリノテカンなどの代謝にかかわっている．
- UGT活性の低い遺伝子多型をもつ患者では，重篤な副作用の発現が高いことが明らかになってきた．
- イリノテカンの重篤な副作用の発現と関連する遺伝子多型は，UGT1A1*28とUGT1A1*6であることが明確となった．

文献
1）佐藤隆美，他編：がん治療エッセンシャルガイド；what's new in oncology．南山堂；2009．p3-5
2）日本臨床腫瘍学会編：新臨床腫瘍学．改訂第2版．南江堂；2009．p271-277
3）前掲書2）．p338-343
4）高柳淳，他：EGFR．Surg Front，2002；9（3）：226-230
5）元吉和夫，大野竜三編：分子標的治療薬；作用機序と臨床．メディカルレビュー社；2005．p126-128
6）吉野孝之：大腸癌KRAS遺伝子変異ガイダンス―抗EGFR抗体医薬の適正使用に向けて；KRAS遺伝子変異の臨床的意義とガイダンスの必要性．週刊医学のあゆみ，2009；228（13）：1203-1206
7）尾上雅英，他：遺伝子多型とがん薬物治療薬；Irinotecanの副作用発現に対するUGT1A1*28とUGT1A1*6の役割．癌と化学療法，2008；35（7）：1080-1085

2 がん化学療法に用いられる検査

- 治療に伴う血液検査
- 診断や治療効果に必要な画像診断

中島 和子

治療に伴う血液検査

意義
- がん化学療法を安全に継続するための最も一般的な検査のなかに血液検査がある．
- 血液検査は患者の状態を客観的に評価できる簡便でかつ重要な検査であり，化学療法前には必ずデータを確認して投与の判断を行う．

目的
- 骨髄の状態，肝臓や腎臓の機能，栄養状態などを客観的な数値として把握する．
- 検査データの結果によって，化学療法の休止や抗がん剤の投与量の減量などを行う指標とする（投与規制因子の確認）．
- 腫瘍マーカーは，がんの存在やがんの種類の目印となるものであり，それぞれのがん腫によって検査の項目が異なる．腫瘍マーカーは大部分のがんにおいては，画像診断の補助的役割となっている．

検査データの読み方

■ 骨髄の機能・骨髄抑制の評価
- 化学療法では，血液をつくる骨髄が最も影響を受けやすい．
- 白血球や赤血球，ヘモグロビン，血小板の減少といった「骨髄抑制」の程度や回復を確認して，化学療法を実施するかしないか判断する．
- 一般的に骨髄抑制は，抗がん剤を投与して7～14日目ごろに数値が減少し始め，そこから約7～10日間程度かけて自然に回復する．
- 化学療法は繰り返し行うことで，骨髄の機能へのダメージが蓄積し，骨髄抑制の回復が遅延することがある．
- 2回目以降の化学療法では，多くの医師は，投与日の白血球が3,000/mm^{3}以上，血小板が10万/mm^{3}以上あれば投与可能であると考える．白血球が2,000/mm^{3}以下の場合には，抗がん剤投与を延期すべきであると考えることが多い．白血球が2,000～3,000/mm^{3}の場合には，抗がん剤の種類やこれまでの骨髄抑制の経過や全身の状態，化学療法の効果とのバランスなどにより，抗がん剤投与の可否を決定している．

■表1　骨髄の機能の評価

検査項目	正常値	データの意味
白血球（WBC）	4,000〜8,000/mm³	・病原菌から体を守る働き ・抗がん剤治療中は白血球が2,000〜3,000/mm³以上あることが望ましい ・1,000/mm³以下：感染に注意
好中球（Neutro）または分葉球（Seg），杆状球（Stab）	2,500〜7,000/mm³*	・白血球の中身で病原菌と戦う働き ・好中球が2,000/mm³以上：比較的安全 ・500/mm³以下：生ものを控える目安 ・500/mm³以下で38℃以上の発熱を認めた場合：抗生物質やG-CSFの早急な対応が必要
赤血球（RBC）	380〜530万/mm³	・貧血の程度を把握
ヘモグロビン（Hb）	12〜18g/dL	・酸素を全身の組織に運ぶ働き ・Hbが7.0g/dL以下：赤血球輸血の目安
血小板（Plt）	15〜35万/mm³	・出血を止める働き ・Pltが30,000/mm³以下：血小板輸血の目安

＊　好中球は施設によってパーセントで表示されていることがある．個数は次のように算出できる

【好中球の個数の求め方】
好中球数＝白血球×好中球（または分葉球＋杆状球）％ ×0.01
参考：好中球（Neutro）＝分葉球（Seg）＋杆状球（Stab）

(中島和子：検査データからわかること［朴成和編：やさしい大腸がん外来化学療法の自己管理．改訂版．医薬ジャーナル社；2010．p79より)

■肝臓・腎臓の機能，電解質，栄養状態

【肝機能】

- 薬剤の多くは肝臓で代謝されて，体外へ排泄される．
- 肝代謝型抗がん剤では，薬物代謝遅延による毒性増強が懸念される．
- 抗がん剤の種類によっては胆汁排泄の経路の薬剤もある．
- 肝機能障害のある患者では，抗がん剤の投与によってさらに肝機能が悪化する可能性がある．
- 治療の継続にあたり，肝機能（GOT，GPT：200IU/L以上，総ビリルビン：1.5mg/L以上）の数値の経過を把握し，投与の中止や減量を行う．

検査データの読み方

- 肝臓は転移しやすい臓器でもあり，転移の影響で肝機能障害が生じることもあるため，検査データの経過をみるだけでなく，原疾患の画像評価が必要になることもある．

【腎機能・電解質】
- 抗がん剤は腎排泄のものが多い．
- 特にシスプラチンでは，直接腎臓に対して障害（尿細管の障害）をきたすため，血清クレアチニン値1.2mg/dL以上，クレアチニンクリアランス値60mL/分以下，BUN値20mg/dL以上の患者には投与しないことが望ましいとされている．
- 一般的に腎機能の指標としては，血清クレアチニンが1.5mg/dL以下であることを確認する．
- 抗がん剤自体による腎機能障害のほかに，悪心・嘔吐，下痢などによる脱水によっても腎機能障害が生じたり，電解質（ナトリウム，カリウム，クロールなど）のアンバランスをきたすことがあるため，副作用の発現状況を把握し，副作用をコントロールすることが重要となってくる．

【栄養状態】
- 悪心や食欲不振によって食事摂取量の減少した状態が続くと，栄養状態の低下を招く．
- がんそのものよって高サイトカイン血症となり，エネルギーが消耗され，体重減少を惹起することがある．
- 栄養状態の評価では主に，体重や血清総蛋白（TP），アルブミン（Alb）の数値をチェックしていることが多い．化学療法が長期になったり，肝機能が悪化した場合など，TP，Albが徐々に低下することがある．
- 化学療法中は無理に食事を摂ることはせずに，食事の時間にこだわらず，食べられそうなときに食べたいものを少量ずつ摂取したり，高蛋白・高カロリーの栄養補助食品を一時的に摂り入れてみたり，脱水にならないようにスポーツドリンクを摂るようにするなど，経口摂取ができるような工夫が必要である．

表2 肝臓・腎臓機能，電解質，栄養状態の評価

検査項目	正常値	データの意味
GOT (AST)	10〜40IU/L	・肝機能障害をきたしてくると高値を示す
GPT (ALT)	5〜45IU/L	
ALP	110〜360IU/L	
γ-GTP	4〜40IU/L	
T-Bil	0.2〜1.0mg/dL	
BUN	6〜20mg/dL	・腎機能障害をきたしてくると高値を示す ・脱水や消化管出血があるときも高値を示す
Cre	0.6〜1.0mg/dL	・腎機能障害をきたしてくると高値を示す ・脱水があるときも高値を示す
Na	135〜147mEq/L	・下痢や嘔吐によって，電解質が失われ低値を示す ・脱水が持続すると血液が濃縮され，電解質が高値を示すことがある ・腎機能障害によって，カリウムが高値を示すことがある
K	3.5〜5.0mEq/L	
Cl	96〜108mEq/L	
TP	6.3〜7.8g/dL	・栄養状態が低下すると低値を示す
Alb	3.8〜5.3g/dL	・栄養状態が低下すると低値を示す

(中島和子：病院でもらう検査データの読み方［山本信之編：やさしい肺がん外来化学療法へのアプローチ］．医薬ジャーナル社；2010. p65より)

■腫瘍マーカー

- 腫瘍マーカーが高値を示すことが，必ずしもがんの存在を意味するものではない．がん以外の良性疾患においても上昇することがある．
- がん腫によってマーカーの有用性が異なり，腫瘍マーカーの項目を組み合わせることによって感受性を上げることができるといわれている．
- 腫瘍マーカーの経時的な変化を知ることは，がん細胞の増減を示唆する参考所見となる．
  - 腫瘍マーカーが経時的に低下している場合には，がんが小さくなっている可能性が高く，逆に上昇している場合には，がんが増悪していることが考えられる（治療反応モニタリング）．

検査データの読み方

■表3　腫瘍マーカー一覧

マーカー名	正常値	対象となる主な病気
AFP	10ng/mL以下	肝細胞がん，転移性肝がん
BCA225	160U/mL未満	原発乳がん，再発乳がん
CA15-3	30U/mL以下	原発乳がん，再発乳がん
CA19-9	37U/mL以下	膵がん，胆道がん，消化器がん
CA72-4	4.0U/mL以下	胃がん，卵巣がん，大腸がん，膵がん
CA125	35U/mL以下	卵巣がん，子宮がん，胃がん，膵がん
CEA	5.0ng/mL以下	肺がん，結腸がん，直腸がん，食道がん，胃がん，膵がん，胆道がん，肝細胞がん，泌尿器がん，子宮がん，卵巣がん
CYFRA	2.2ng/mL未満	肺がん（扁平上皮がん，腺がん）
DUPAN-2	400U/mL以下	膵がん，胆道がん，肝細胞がん，胃がん
HCG-β	0.2ng/mL以下	胞状奇胎，絨毛がん，異所性HCG産生腫瘍
NSE	10ng/mL以下	肺小細胞がん
PAP	3.0ng/mL以下	前立腺がん
PIVKA-II	40mAU/mL未満	肝細胞がん
PSA	3.5ng/mL以下	前立腺がん
ProGFR	10pM以下	小細胞肺がん
SCC	1.5ng/mL以下	肺がん（扁平上皮がん），子宮頸がん，食道がん
SLX	38U/mL以下	肺がん，膵がん，胆道がん，卵巣がん，肝細胞がん

(国立がん研究センターがん対策情報センター：がん情報サービス．http://ganjoho.ncc.go.jp/public/ より)

ケアのポイント

- 主観的な自覚症状とともに，検査データによる客観的指標は，いずれも重要である．
- 検査データの経過に合わせた自己管理ができるように，患者が自分自身の体調だけでなく血液検査の結果に関心をもち，検査の意義を理解できるように支援することは重要である．

遠藤 正浩

診断や治療効果に必要な画像診断

画像診断の種類

■**疾患の特徴**

- がんの診断を行うためには，患者の症状や診察，血液や体液などの検査のほかに，内視鏡検査や，放射線や磁気，超音波などを用いた画像による検査がある．
- 多くのがんは「塊＝腫瘤」をつくることが多いので，画像診断は最適かつ絶対必要な検査である．
- がんの診断における画像診断の役割は，大きく3つある．
  ①存在診断（病変の発見や検出）．
  ②質的診断（鑑別診断，すなわちがんか否か）．
  ③病期診断（がんの局所の広がりとリンパ節転移や遠隔転移の診断）．
- がんの診断を行うためには，発生，進展，転移などのがんそのものの特徴を理解しておくと同様に，それを診断する機器の特徴や限界を理解したうえで，検査を選択していく必要がある（図1）．

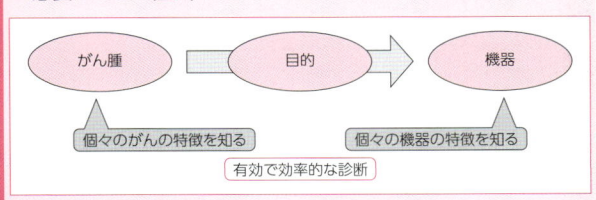

■図1　がん診断の考え方

画像診断法

【**放射線診断とは**】

- 放射線は人体の中を直線的に容易に透過できるという特性を利用して，人間の目には決して見えない人体の内部の様を知るという目的で行われるのが，放射線診断である．
- 通常，一般撮影やCT検査は，X線が体内を通過する際に減弱され，その透過したX線の強さをキャッチして画像に変換したものである．
- 最近はフィルムレスが主流となり，画像はコンピュータに保存され，PACSというシステムを使って，病院中に配信されることが多い．
- 放射線はがんの診断に欠かせない一方で，不妊や骨髄抑制など人体への何らかの影響があり，被曝に関しては各種の法律で規制されている．医療被曝に関してはリスクベネフィットの概念から制限はないが，不要な検査による被曝はできるだけ避けたい．

画像診断法

■一般撮影（通常のX線検査，あるいは単純X線撮影）
- 胸部（図2）や腹部，骨などで最初に行われる検査．
- スクリーニングから経過観察まで幅広く用いられる．
- 特に前処置は必要ないが，撮影の際には撮影部位に金属，ボタン，点滴回路などがないかチェックが必要である．
- 被曝線量は少ない．マンモグラフィもこの検査に属する．

注意 女性の場合には妊娠の有無をチェックする．

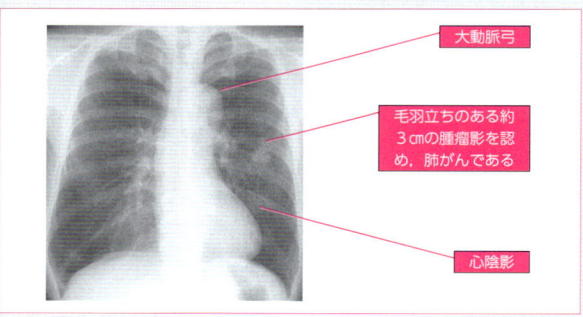

（画像：胸部単純X線写真　ラベル：大動脈弓／毛羽立ちのある約3cmの腫瘤影を認め，肺がんである／心陰影）

■図2　胸部単純X線写真（肺がん症例）

■CT（computed tomography）
- CTとは，コンピュータ断層撮影法の略である．
- CT装置はガントリーという大きな円筒状の穴の中の寝台の上に仰臥位で寝たまま撮影する．
- ガントリーはX線管球と検出器が180°反対方向に位置して，身体の中を通過したX線量の差を収集し，コンピュータで処理して身体の内部の様子を画像化している．
  - 便宜上水を0として，空気を−1000，骨を1000として，CT値（HU：ハウンスフィールド値）を設定している．
  - 体内のほとんどの筋肉，内臓，脳や腫瘍などのCT値は，おおよそ20〜70HUとなり軟部濃度と総称される．脂肪は−20HU程度を示す．
- 最近のCTは，多列の検出器を有し管球を連続回転させながら，寝台を定速移動させて撮影することが主体で（ヘリカルスキャン），一呼吸停止下で，広範囲の撮影が可能である．通常は身体の横断面を作成して診断するが，得られたデータを再構成することにより，薄い横断面，矢状断や冠状断などの異なる断面像を作成したり（図3），あるいは高精度の3次元画像も作成できる．
- より正確な診断や病変の血流状態，あるいは血管像の構築

のため，CT検査では造影剤を使用するが多い．腫瘍の鑑別診断や病期診断には，ほぼ必須と考えてよい（図4）．
- 造影CTはX線吸収率の高いヨード造影剤を血管内に注射して行う．
- 造影剤を急速に注入することによって（3〜5mL/秒），注入後早期に撮影を行えば血管像が得られるし，臓器実質の評価を行おうと考えるなら注入後90秒くらいで撮影するのが適切である．診断の目的に見合うように造影剤のヨード濃度や注入方法，撮影のタイミングを選択しておく必要がある．

  注意 女性の場合には妊娠の有無をチェックする．造影剤を使用する際には，腎機能，ヨードアレルギーの有無，気管支喘息など事前にチェックし，同意を文書で得る必要がある．
- 造影剤による副作用
  - 軽度の皮膚症状（瘙痒感，発疹），消化器症状（悪心，嘔吐），呼吸器症状（くしゃみ，咳嗽）や頭痛などから，呼吸困難，声門浮腫，ショックといった重症の副作用がある．
  - 軽度の副作用は1/50人，重篤な副作用は1/25,000人，死亡例1/400,000人程度とされる．
  - まれではあるが死に至る重篤な副作用があるので，シミュレーションなどの訓練を行って，副作用に対する処置を熟知しておく必要がある．

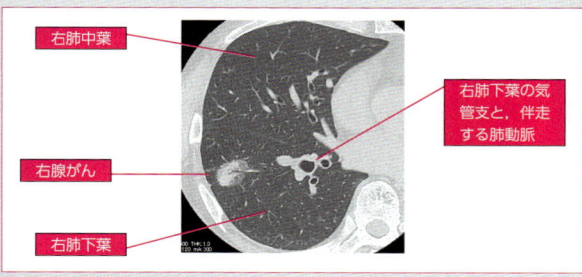

■図3　高分解能CT（肺がん症例）
撮影したボリュームデータを再構成して，高周波強調処理を行った1mm厚の画像．右肺下葉S8に気管支が中心に関与する入部すりガラスを伴う結節で，胸膜陥入を認め，高分化型肺腺がんである

画像診断法

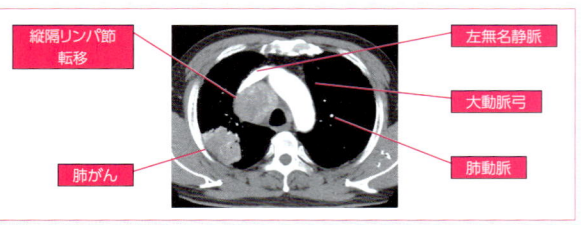

[図中ラベル: 縦隔リンパ節転移／左無名静脈／大動脈弓／肺動脈／肺がん]

■図4 胸部CT（造影）
肺がんの診断のために行った造影CT：右肺上葉S2に原発巣を認め，縦隔リンパ節に転移を認める

■MRI検査

- 磁気共鳴現象を利用して，人体の内部構造を画像化する方法で放射線被曝がない．
- 放射線を使うことなく，強い磁場のなかで，体内に多く存在する水素原子をターゲットに特定の周波数のラジオ波を照射して励起させ，それが元に戻る際の各組織における緩和時間の差を捉えて画像化している．
- さまざまな撮影方法があるが，基本的には縦緩和（T1強調像）と横緩和（T2強調像），拡散強調画像で，組織や状態によって，信号強度が異なる（表1）．
- CTに比べコントラストの高い画像となり，骨によるアーチファクトがなく，脳や脊椎・脊髄，軟部組織などではより明瞭な画像が得られる．
- 腫瘍の診断の際には，造影剤を用いて行うこともある（図5）．
  - 主にT1短縮効果のあるガドリニウム化合物が用いられる．
  - 肝臓を対象とした造影剤には，鉄化合物や肝細胞に特異性の高い化合物で修飾したEOBなども近年幅広く用いられている．

注意 撮影時間が長いため，動きのある領域での検査にはやや不向きであり，心臓ペースメーカーや磁気を帯びる金属が体内に入っていると検査を受けられない（最近の整形外科で使用される金属プレート，ステント，動脈クリップなどは多くがチタン製で検査は可能である）．医療器具については，酸素ボンベ，ストレッチャ，車椅子，生体モニタなどは検査室に持ち込めないし，事故の原因となるので，専用のものを使用するように注意する必要がある．

- 造影剤による副作用：症状はCT造影剤と大差ないが，頻度は低い．軽度の副作用1/500人，重篤な副作用1/19,000人，死亡例1/850,000人程度．

■表1 人体の主な組織のMRIでの信号強度

	水	脂肪	筋肉	一般的な腫瘍	亜急性期血腫
T1強調像	低信号	高信号	低信号	低信号	高信号
T2強調像	高信号	高信号	低信号	中間～高信号	低信号

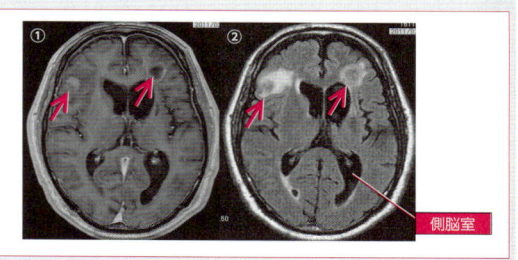

■図5 脳のMRI
①Gd造影剤を使って撮影したT1強調横断像．前頭葉にリング状に濃染される脳転移を認める．②FLAIR像では転移巣周囲が高信号を呈しており，腫瘍周囲の脳浮腫をみている．これらの撮影法ではともに脳脊髄液は低信号となる

■PET検査
- PET検査（陽電子放射断層撮影法）とは，陽電子を放出する物質を使って体の中の代謝を調べる検査である．
  - 現在，日常臨床で主に使用される物質は，ブドウ糖に18-Fを合成してできたFDG（フルオロデオキシグルコース）で，ブドウ糖とほぼ同様の性質をもっている．
- がん細胞は通常の細胞より3～8倍，細胞活動が活発で，ブドウ糖を多く必要とするという特徴があり，それを利用して，がんの診断を行う．
- PET検査には多くのメリットがある．体内の腫瘍が悪性か良性かの判断に利用されたり，全身を一度に撮影できることが可能であるため，がんの転移の有無を調べる病期診断や再発の診断を，苦痛なく行うことができる（図6）．
- PET検査は代謝機能を利用した検査であるが，これのみで完全な診断ができるということではなく，他の画像診断とあわせて診断していくことが必要である．
- FDGの細胞への取り込みは，細胞密度や分裂速度などに影響されるため，臓器や部位によっては検出が難しくなる場合もあり，腫瘍以外でも組織の活動度が高い病変では集積がみられることもある．糖尿病患者，検査前のある一定の絶食時間が守られなかった患者では，診断の感度が低下する．

注意 前処置として4時間以上の絶食を行う．生理的に集積がみられる部位があったり，あるいは活動により骨格筋へ集

積が増加したりするので，投与前後には安静を保っておく必要がある．撮影前には排尿が必要である．
- PET疑陽性：サルコイドーシス，慢性（急性）炎症，甲状腺疾患，大腸ポリープ，子宮粘膜（月経周期による）など．
- PET偽陰性：10mm以下の腫瘍，高分化型肺腺がん，肝細胞がん，尿路系腫瘍（FDGが尿路排泄されるため）など．

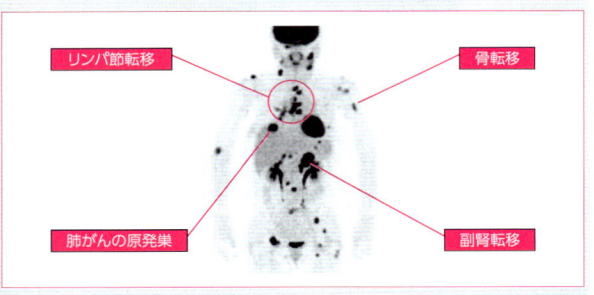

■図6 PET検査（肺がん症例）
50歳代，女性．右肺下葉の原発巣に強いFDG集積を認める．右肺門～縦隔，右鎖骨上リンパ節にFDG集積を認め，N3と診断．さらに副腎や骨にも多発するFDG集積を認め，M1bと診断．脳，扁桃，心，腎から膀胱に至る尿路への集積は，生理的に正常な集積

■**骨シンチグラフィ**（図7）
- がんは骨へ転移することが多いので，骨転移の有無や治療の経過を調べるために行われる検査で，^{99m}Tc標識リン酸化合物を用いる．
- 特に前立腺がん，乳がん，肺がんで行われることが多く，転移巣は高集積として描出されるが，時に欠損像を呈する場合もある．
- 感度は高いが特異度が低いので，他の検査（MRIなど）とあわせて診断する．
- 前処置は不要で，注射後2～3時間程度間をおいて撮影するが，撮影直前に排尿をする．
- 副作用発生率はきわめて低い．

画像診断法

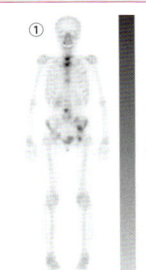

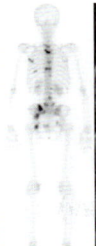

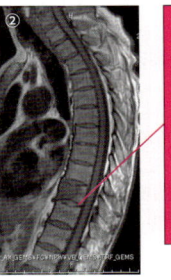

RI検査：骨シンチグラム，^{99m}Tc製剤を注射して，全身を一遍に撮影し，集積がみられるところが転移巣である．骨転移のスクリーニングに用いられるが，疑陽性も多い

MRIT1矢状断像：第10胸椎椎体の前縁部が低信号を呈し，骨転移をみている．脊椎転移の評価には非常に有用である

■図7　骨転移の診断

がん治療における画像診断による効果判定

■RECIST（ver 1.1）とは
- 抗がん剤に対する腫瘍の客観的な縮小効果の評価体系として規準づくりが行われ，2000年に新たなコンセプトとして固形がんの治療効果判定をRECISTとして採択されたものを2009年に改訂したもの[1]．
- 本ガイドラインは，成人・小児の固形がんのすべての臨床試験において，腫瘍の大きさの変化を客観的に評価するための腫瘍の測定および定義の標準的指標であり，通常の日常診療を意図したものではないという方針に基づく．

■最小測定可能病変
- 腫瘍病変：長径を計測する．
  - ≧10mm（CTスライス厚5mm以下が基本）．
- 転移悪性リンパ節：短径を計測する．
  - ≧15mm（CTスライス厚5mm以下）を病的腫大と考え，標的病変とできる．
- 標的病変
  - 測定可能病変：ベースラインにおいて，すべて記載，測定する．
  - 最大5病変，臓器あたり最大2病変まで．

■標的病変の評価
- 4段階評価（CR，PR，PD，SD）
  ①CR（完全奏効）
  - 標的病変がすべて消失．
  ②PR（部分奏効）

がん治療における画像診断による効果判定

- ベースラインと比較し,径和が30%以上減少.
  ③PD(進行)
- 治療開始以降の最小径和と比較し,標的病変の径和が20%以上増加(少なくとも5mm以上増大).
- あるいは新病変の出現.
  ④SD(安定)
- PR(PD)とするには腫瘍の縮小(増大)が不十分.

■**機器の撮影条件**
- 撮影範囲,造影剤などの条件の統一(胸部〜骨盤).

文献

1) Eisenhauera EA, et al：New response evaluation criteria in solid tumours：Revised RECIST guideline (version 1.1). European Journal of Cancer, 2009；45：228-247

3 安全な治療と患者・家族支援のポイント

- がん化学療法を受ける患者と家族への支援
- 安全に治療を実施するためのポイント
- 臨床試験における看護

がん化学療法を受ける患者と家族への支援
患者と家族に対する意思決定の支援

本山 清美

ポイント

- がん化学療法を受ける患者は,治療の説明の前に,がんの告知や病状の悪化,という悪い知らせを受けている.悪い知らせを受ける患者に対するコミュニケーション・スキルは,患者に自分の思いや考えを正直に話すことを促して,患者が気持ちの整理をしながら意思決定できることを可能にする.
- 看護師は,患者が納得した意思決定を行えるように,意思決定ができるまでの患者の目標設定と,患者や家族への支援方法を具体化しておくことが必要である.

コミュニケーション・スキル

■表1 悪い知らせを伝える際のコミュニケーション・スキル (SHARE)

Supportive environment(支持的な環境設定)
- 十分な時間を設定する
- プライバシーが保たれ,落ち着いた環境を設定する
- 面談が中断しないように配慮する
- 家族の同席を勧める

How to deliver the bad news(悪い知らせの伝え方)
- 正直に,わかりやすく,丁寧に伝える
- 患者の納得が得られるように説明する
- はっきりと伝えるが「がん」という言葉は繰り返し用いない
- 言葉は注意深く選択し,適切に婉曲的な表現を用いる
- 質問を促し,その質問に答える

Additional information(付加的な情報)
- 今後の治療方針を話し合う
- 患者個人の日常生活への病気の影響について話し合う
- 患者が相談や気がかりを話すように促す
- 患者の希望があれば,代替療法やセカンドオピニオン,余命などの話題を取り上げる

Reassurance and Emotional information(安心感と情緒的サポート)
- 優しさと思いやりを示す
- 患者に感情表出を促し,患者が感情を表出したら受け止める
  (例:沈黙,「どのようなお気持ちですか?」,うなずく)
- 家族に対しても患者と同様に配慮する
- 患者の希望を維持する
- 「一緒に取り組みましょうね」と言葉をかける

(内富庸介,他編:がん医療におけるコミュニケーション・スキル.医学書院;2007.p11-22より)

■治療を受ける患者と家族に対する意思決定の支援[1)]

【患者目標1】自分の置かれている状況を理解して，自分の思いを整理できる

〈ケア内容〉
- 患者の思いを支持的に傾聴して，患者のさまざまな思いを受け止める
- 患者が混乱しているときは，否定的な感情も正常な反応であることを伝えて，ありのままの感情の表出を促す
- がんであることを含めて，今すべてを受け入れることができなくてもよいことを伝え，患者のペースで現実を受け入れていくことを勧める．治療過程をとおして，病気の受け入れができる場合があることを話して，先をイメージできるようにする
- 「考えたくない」と回避している場合は，その理由を明らかにして，回避を持続させることのデメリットを伝える

【患者目標2】治療が今後の生き方や生活に，どのような意味をもつのかを考える

〈ケア内容〉
- 患者の望む生き方や，これからしたい生活，患者が大事にしたい考えなどを引き出す．その思いや考えと，治療をするかしないか，どの治療を行うかということを照らし合わせる
- 治療をするかしないかで迷うときは，それぞれのメリットとデメリットを明らかにして，生活や生き方にどのように影響が出るのかという点を説明する

【患者目標3】治療に関する正しい情報を正しく理解する

〈ケア内容〉
- 最善の治療を受けるために，患者自身も治療に関する情報を理解していることが必要になることを説明する
- 患者の理解している情報を確認する．医師からの説明を誤って理解している場合は，修正できるように説明する．他の情報源（他の患者や本，インターネットなど）から，誤った認識をもっていないかを確認して，正しい情報をもつことの必要性を説明する．特に，患者が意思決定の判断の根拠としている情報が間違っていることがあるため，注意する
- 意思決定に必要な情報が不足していると判断したときは，説明したり，医師からの説明が必要なときは，医師に依頼したりする．患者にも，不安や疑問に思うことは遠慮せず，医療者に質問することを勧める

患者と家族に対する意思決定の支援

【患者目標4】家族と意見交換して同じ答えが出せる

〈ケア内容〉
- 治療に対する思いや考えを，家族に伝える必要性を説明する
- 治療を受けることについて，患者が家族と意見交換できているのかを確認する．お互いに，思いや考えを伝えることができていない場合には，患者を支える家族にとっても大事な決断になることを話し，話し合う機会をもつように勧める．患者が家族の立場にたって，家族の思いにも目が向けられるように支援する
- 医師や看護師が同席して，お互いの思いや考えを共有した方がよいと判断した場合には，家族に診察の同席を依頼したり，面談する場を設定したりする

〈家族に対する支援〉
- 家族の思いを支持的に傾聴するとともに，治療に対する理解や受け止め方を確認する．家族が誤った情報から誤った判断をしている場合には，修正して正しい理解が得られるようにする
- 家族が患者を支える重要な役割を担っていることを示唆しながら，患者にとって最善の意思決定ができるように，家族を含めた支援を行っていくことを伝える
- 家族の思いや考えが強くなりすぎている場合には，患者の置かれている状況を理解して，患者の立場に立って患者の思いを考えられるように支援する
- 意思決定できた後は，家族の力を評価しながら，家族の納得度を確認する

【患者目標5】自分の意思決定に納得できる

〈ケア内容〉
- 患者が意思決定できたことを肯定的に評価する．患者に，「患者が自分で決めることができた」と言葉で伝えて，患者に自己決定できたという意識を強くもってもらう
- 患者に意思を固めた理由を聞き，患者の価値観や大事にしている考え，信頼している人などの理解につなげる
- 患者と家族に対して，一度決めたことでも後から迷いが生じる可能性があることを話し，いつでも医療者に相談できることを話す

■意思決定が難しい状況における必要なケア[2]

【治療効果がなく治療変更が必要な場合】
【再発や転移で治療を再開する場合】

〈ケア内容〉

- 厳しい現実に向き合う患者の思いを理解する
  - さまざまな患者の思いを支持的に傾聴する
- 患者の乗り越える力を引き出し,強化する
  - 患者が治療を受けてきたことを肯定的に評価する.これまでの治療過程が患者にとって無駄ではなかったことを伝える
  - 患者が,これまでの過程で支えとなっていたものが何だったのかを振り返られるようにする.自分の信念や家族,サポートしてくれた人などを思い出し,困難を乗り越える自分の力や,サポートしてくれる環境が自分にあることを実感できるようにする
- 患者と家族が思いを共有し,絆を深められるようにする
  - 患者と家族が同席して面談する機会を設ける
  - お互いの思いや考えを伝えられるように促す
  - 患者と家族の努力や支えあう力を評価しながら,次の治療に立ち向かう意欲や結束力を引き出せるようにする
- 患者と家族が意思決定に必要とする情報を提供する
  - 医師や治験コーディネーターなど,他職種と連携をとりながら,患者が理解し納得できるまで説明する
  - 予後に関する情報は,患者と家族の希望に合わせて医師から提供してもらう
  - 治療後の生活が,具体的にイメージできるように説明する
- 意思決定した後も継続した支援を行う
  - 患者が意思決定したことを評価して,治療への意欲が継続できるように支援を続けていくことを話す

【緩和医療への移行が受け入れられない場合】

〈ケア内容〉

- 緩和医療を受け入れられない患者の思いを理解する
  - 治療を継続したいと思う理由を傾聴して,理解する.緩和医療への誤った解釈や,家族の意向が強く反映されている場合は,再度説明や面談を行えるように調整する.倫理的な問題が生じている場合(お互いの思いや考えにずれが生じている場合),がん看護専門看護師が調整する役割を担っているため,施設にいる場合には相談する
- 身体を楽にして,自分らしく生きる時間を大切にするという考えがあることを示す

意思決定が難しい状況における必要なケア	- 「治したい」「生きたい」という強い思いから，がんと闘う姿勢や治療に負けない姿勢を維持してきた場合，緩和医療への移行を敗北とみなし，「闘うことから逃げること」という解釈をしている場合がある．「化学療法をやめること＝負け」ではないことや，最後まで化学療法を受けてきたことは立派な勝ちであることを伝える
	- 治療を比較できる情報を提供する
	  - 緩和医療に移行した場合と，治療を継続した場合のメリットとデメリットが理解できるようにする
	  - 医師から，治療を継続する場合のリスクやQOLの低下，急変の可能性などが説明されたときに，患者と家族が現実に起こりうることとして理解できるように支援する
	  - 緩和医療を選択した場合の治療や，医療者の支援体制，生活方法などの情報を具体的に提供する．緩和医療における新たな目標設定ができることを伝える
	- 意思決定したことが現状に合っているかを評価する
	  - 緩和医療に移行した後は，選択したことに納得できているか，気持ちの切り替えができているかなどを観察して，緩和医療に適応できるように支援する
	  - リスクの多い治療を選択した場合は，副作用や他の症状を注意深く観察しながら，患者にいつでも治療が中断できることを説明していく

文献
1) 本山清美：治療を受ける意思決定のプロセスを支援する看護（濱口恵子，他編：がん化学療法ケアガイド）．中山書店；2007．p52-54
2) 前掲書1）．p55-57

本山 清美

■がん化学療法を受ける患者と家族への支援
副作用を最小限にするためのセルフケア

- 副作用を最小限にするためには、医療者が副作用管理を徹底していくとともに、患者自身も治療や副作用を理解して、自分で症状をコントロールしていくことが必要である.
- 副作用を最小限にするためのセルフケアとして、治療開始前から行う5つのステップを、看護のポイントとともに紹介する.

■表1　副作用を最小限にするためのセルフケア（5つのステップ）

■ステップ1：治療内容と副作用を知る
・目的：治療に対する心構えをもつ

患者が行うこと（セルフケア）	看護のポイント
・受け身ではなく，主体的に治療を受ける気持ちになる．一人でできないときは，いつでも支援が受けられることを理解して，助けを求められる環境にいることを認識する ・使用する薬や治療方法，治療期間などを理解する．事前の生活調整（仕事や役割変更などの調整）が必要なときは実施する ・副作用の出方には個人差があること、知ることのメリットを理解する ・優先順位をつけて副作用を理解する（治療中に起こる可能性があるものから理解する） ・副作用のコントロールは，正しい症状評価から始まることを理解して，実際の記録方法を知る ・異常を感じたらすぐに報告することの重要性を認識する ・治療前から食事・睡眠・活動などの生活調整を行い，治療当日の体調を万全にする ・リラックスできること，気分転換できることをいくつか準備して実践する	・主体的に治療に参加することの意義を説明する．必要なときは，医療者のサポートが受けられることを伝える．さまざまな専門職種がいることを説明して，相談体制があることを伝える ・治療内容は，説明文書やパンフレットを活用して，患者が具体的にイメージできるようにする ・生活調整の支援が必要なときは，治療後の生活を想定して，患者が困らないような具体案を提示する ・副作用の症状と出現時期，対処方法，セルフケアについて説明する ・副作用の症状評価は，ツール（副作用メモなど）を用いて説明する ・治療前から，副作用の症状コントロールや気持ちのコントロールが必要になることを，その根拠とともに説明する ・治療過程において，医療者が継続した支援を行っていくことを説明する

安全な治療と患者・家族支援のポイント

■表1 副作用を最小限にするためのセルフケア（5つのステップ）（つづき）

■ステップ2：自分の副作用の特徴を知る
・目的：副作用を客観的に評価する

患者が行うこと（セルフケア）	看護のポイント
・副作用の評価は，経験を重ねることでできるようになることを認識する ・症状の発現時期や持続期間，症状の程度や変化などを毎日観察し，記録する習慣をつける．薬を使用したときは，使用時間や回数などを記録する ・記録したものから，自分自身の副作用の特徴を分析する ・副作用以外の症状（痛み，不眠，気持ちの落ち込みなど）が副作用に影響していることがあることを認識して，気になることは記録しておく ・副作用の評価で迷ったり，疑問に思ったりすることは医療者に相談する	・副作用を観察する意味を説明する ・患者が行った評価を用いて，患者とともに副作用の振り返りを行う．患者が副作用の特徴を理解できていないときは，わかりやすい言葉で丁寧に説明する ・一人で評価することが難しい場合には，家族に記録方法や分析方法を説明して，家族のサポートが受けられるように調整する ・疑問や不安に思うことは，いつでも相談できることを伝える ・患者の記録や訴えから，副作用以外の症状で問題になっていることをアセスメントして，問題の早期解決につなげる

■ステップ3：副作用の症状をコントロールできる方法を考える
・目的：副作用を最小限にする行動をとる

患者が行うこと（セルフケア）	看護のポイント
・副作用は我慢しないで，すぐに報告して，症状を軽減する行動をとることが重要であることを，強く認識する ・薬は身体を楽にするものであることを認識し，正しい使い方を理解する ・症状があるときは，必要な薬を使用して効果をみる．食事や生活調整など，自分で調整できることは積極的に行い，その効果を評価する ・行った方法で効果がなくても，方法を修正したり新たな方法を試したりして，自分に合う方法が見つかるまで探す ・副作用が強かったり，体調が悪いときは，無理して行わず，家族に手伝ってもらうことも必要であることを認識する ・症状コントロールを行うために，専門職種に相談して問題解決を図る	・副作用を最小限にするために必要な，患者の心構えを説明する ・薬を使用することの意義と，使用方法，効果の評価方法を説明する．使用方法に問題がないか，他の薬との相互作用はどうか，使用前後の他の症状との関連などについても丁寧に評価する ・患者のセルフケアを評価し自己効力感を高める ・患者に合う方法が見つかるまであきらめない姿勢を示し，患者や家族とともに方法を検討する ・疑問や不安に思うことは，いつでも相談できることを伝える ・専門職種の介入が必要と判断したときは，すぐに相談する

■表1　副作用を最小限にするためのセルフケア（5つのステップ）（つづき）

■ステップ4：気持ちのコントロールをする
・目的：気持ちを切り替えて治療を受ける

患者が行うこと（セルフケア）	看護のポイント
・副作用が落ち着いている期間は、病気のことを忘れて好きなことをしたり、仕事や旅行に行ったり、家族とのんびり過ごすなどして、気持ちを切り替える ・治療中の気持ちの揺れや、ネガティブな感情は正常な反応であることや、人に話したり涙を流したりすることで気持ちが楽になるときがあることを認識する ・話すことで自分が楽になれると感じられる人（家族や友人、知人、医療者など）に、思いを伝えてみる ・気持ちが沈んでつらいときは、我慢しないで医療者に相談する ・日常生活に影響が出る場合は、できるだけ早期に、専門的な治療やケアを受けることが必要になることを認識する	・楽しい気持ちになったり、自分らしさを取り戻したりする時間が、精神の安定や治療を継続していくために必要であることを説明する ・患者の精神面でのSOSを早めにキャッチして、問題を感じたら個別に面談できる場を設定する。患者とともに、患者が精神的に楽になれる方法を探す ・つらいときは、医療者にいつでも相談できることを伝える ・専門職種（精神腫瘍科や心理療法士、専門看護師など）の介入の必要性をアセスメントして、必要時は相談する ・家族から、患者の精神面に関する情報を収集して、問題をアセスメントする ・気持ちが揺れる家族にもケアの目を向けて、家族と個別に面談する機会をもち、必要な支援を行っていく

■ステップ5：副作用と対処方法を評価する
・目的：副作用に対処できるという感覚をもつ

患者が行うこと（セルフケア）	看護のポイント
・治療終了後の症状が落ち着いているときに、副作用と対処方法を振り返る ・症状の評価が難しい場合は、他の評価方法がないか検討する ・対処方法は症状がどのように変化したかという点に加えて、行う時期や方法が適切だったかを評価する ・自分が行ったセルフケアで効果があったものは、自分の力として肯定的に評価する。効果がなかったものや、新たな方法が必要と判断したときは、医療者とともに対処方法を検討する ・自分の評価と医療者の評価を照らし合わせて、その違いを確認する。自分の評価能力を鍛える機会ととらえて、積極的に行う ・1回の治療が終わるたびに、治療を受けた自分を「よく頑張った」と評価する ・助けてくれた人たちに感謝の気持ちを伝える ・次の治療における目標を言葉で表現する	・5つのステップを患者とともに振り返る。難しかったところや、簡単にできたところを聞き、次の治療の支援に活用する ・患者ができた点は肯定的に評価し、できなかった点はその原因を患者とともに分析する。これから患者が実践できる具体的な方法を、患者とともに検討する ・患者が無意識に行っていたセルフケアを整理して伝える。患者が効果のある方法として、意識して行えるようにする ・患者と医療者の評価を照らし合わせるときは、共通している箇所から伝える。患者と違いがみられる場合は、患者の評価が正しい場合もあるため、症状評価から丁寧に分析する ・患者が主体的に治療を受けて、つらい時期を乗り越えたことを評価する ・患者が言葉にした次の治療における目標を支持する

（本山清美：副作用を最小限にするためのセルフケア支援［濱口恵子、他編：がん化学療法ケアガイド］．中山書店；2007．p10より一部改変）

本山 清美

■安全に治療を実施するためのポイント
がん化学療法開始前のアセスメント

ポイント
- がん化学療法は，安全・確実に治療を行う側面と，患者の苦痛を最小限にしながら安楽な治療を行う側面が必要とされる．これら二つの側面を実現するために，治療開始前のアセスメントが必要である[1]．

■治療目的

治療目的
- 治癒，延命，症状緩和
- 補助療法（術前・術後）
  - 治療や副作用の管理だけでなく，患者の目標設定や治療継続への意思決定を支援するときにも重要になる．

■治療内容と治療方法

レジメン名と治療日
- レジメン名 ● 投与間隔（治療期間と休薬期間）
- 治療何日目（day ○，治療開始日はday 1）
- 併用する治療（併用療法）
  - 投与間隔と治療何日目かの確認は，副作用を予測した管理や患者指導につなげる．
  - 併用療法がある場合には，副作用が増強する可能性があるため，それぞれの副作用と出現時期を把握しておく．

投与経路
- 経口 ● 経静脈（末梢静脈，静脈ポート，中心静脈）
- 経動脈（動脈ポート，選択的動脈投与） ● 髄腔内
- 胸腔内 ● 腹腔内 ● 膀胱内 ● 皮下，筋肉内
  - 静脈と動脈の2つのポートをもつ場合は，挿入部位を注射指示書などに記載する．
  - 経口と経静脈の2つの経路を用いる場合は，実施時期（開始日と終了日）を確認する．

使用する抗がん剤
- 配合変化や安定性で注意すべきこと
  - 直射日光や高温を避けたり，溶解液の禁忌が指定されていたり，調製後指定された時間内に投与しなければならないなどの決まりがあるため，必ず確認する．
- 併用禁止薬剤や食品
  - 添付文書には，併用禁止薬剤や食品が明記されているため，患者が内服したり摂取したりしていないかを事前に確認する．
- 起壊死性抗がん剤
  - 血管選択や投与開始後の観察，患者指導などにおいて，より注意深く行うことが必要になる．血管外漏出時に備えた対処方法の確認と必要物品を準備しておく．

使用する抗がん剤

●アレルギーやインフュージョンリアクションが起きやすい抗がん剤
- 発症しやすい時間帯や投与回数があるため,観察を強化する体制を整え,予防薬の指示確認と発症時の治療薬などを準備する.

●アルコールを含む抗がん剤
- パクリタキセルとドセタキセルは,溶媒や溶解液にアルコールを含むため(表1),アルコール過敏症がないかを確認する.アルコールが禁忌の場合は,治療内容の検討や溶解液の変更(ドセタキセルは生食か5%ブドウ糖液に変更)を行う.外来治療でパクリタキセルを行う場合は,車の運転を禁止する.

■表1 タキソール®とタキソテール®のアルコール換算量

商品名	標準投与量	体表面積1.5m²の投与量	ビール換算量
タキソール®	80mg/m²	120mg/body	約192mL
	100mg/m²	150mg/body	約240mL
	210mg/m²	315mg/body	約500mL
タキソテール®	60mg/m²	90mg/body	約21mL
	70mg/m²	105mg/body	約24mL

●脱毛が起きる抗がん剤
- 治療前に出現時期や対処方法を理解して,心構えがもてるように支援する.
- 社会背景をアセスメントして,かつらや帽子,スカーフなどを準備できるように支援する.

●性腺機能障害が起きやすい抗がん剤
- アルキル化薬で高頻度に起きやすく,白金製剤や抗がん性抗生物質などでも起きやすいといわれている.
- 治療開始前に,年齢や性腺機能(精巣機能,卵巣機能)の状態,生殖機能温存に対する考え方などを把握して,必要な支援を行う.

治療方法

●前投薬,補液
- 前投薬と補液が何の目的で使用されるのかを理解して,投与後の観察につなげる.
- 前投薬が内服の場合には,何分前に内服するかを確認する.

●投与順番,投与時間
- 投与順番は,2ルート(側管から同時投与)でいく場合や,副作用が増強するのを防ぐため順番に決まりがある場合(たとえばパクリタキセルとシスプラチンを投与する場合,パクリタキセルを先に投与.カルボプラチンでも同様)がある.

治療方法

- 投与時間は，初回と2回目以降での違い（トラスツズマブやセツキシマブ），時間で投与速度を上げたりする場合（リツキシマブ）があるため，事前の確認が必要である．

● 併用薬剤
- メトトレキサートは救援療法としてロイコボリンカルシウムが，ペメトレキセドナトリウムは，副作用を軽減する目的で葉酸とビタミンB_{12}を併用するなどが決められているため，併用薬剤を確認する．

投与量

● 抗がん剤の標準投与量
- パクリタキセルやトラスツズマブのように投与間隔（毎週投与と3週ごと投与など）で投与量に違いがある場合や，トラスツズマブやセツキシマブのように，初回か2回目の治療かよって投与量に違いがある場合があるため，注意する．
- メトトレキサートのように，投与経路が複数ある場合は，投与経路によって標準投与量が異なるため，十分な確認が必要である．

● 投与量の基準となるもの（体表面積か体重，その他）
- 体表面積を基準に決定されることが多いが，トラスツズマブやベバシズマブ，パニツムマブなどのように体重で決定される薬剤もある．患者に定期的な体重測定の指導を行う．
- 体重の更新をカルテに記載するときは，身長と体重，体表面積，計算された投与量が間違っていないか，確認を行う．間違いに気づける力をもつためは，各抗がん剤の標準投与量を理解していることが必要である．
- 高度の肥満（肥満度20％以上）の場合は，過剰投与になる危険性があるため，標準体重で計算することがある．担当医に確認する．
- カルボプラチンは，腎機能（GFR）とAUCを用いたCalvertの式より投与量を決定する．

● 最大投与量と累積投与量
- ビンクリスチンは1回最大投与量に2mgという上限があるため，指示確認時に注意する．
- アントラサイクリン系の抗がん剤（ドキソルビシン，エピルビシン，イダルビシンなど）は，累積投与量が500mg/m^2を超えると重篤な心筋障害が生じる危険性があるため，他院での投与量を含めた累積投与量を計算することが必要である．
- オキサリプラチンの感覚性の機能障害，ドセタキセルの浮腫，シスプラチンの聴覚障害など，出現しやすい累積

投与量の目安があるため，添付文書などで確認しておく．

副作用と対処方法

●**副作用**（症状と出現時期）●**用量制限毒性（DLT）**（添付文書では「禁忌（用量規制因子）」と記載）●**副作用の予防や症状を軽減するための対処方法**

- DLTは，投与量を制限しなければならない毒性（副作用）であり，各薬剤で決められている．治療の延期や中止の判断基準となるため，副作用の評価は丁寧に行う．
- 多剤併用時は，各薬剤の副作用を理解して観察する．
- 副作用の対処方法は，症状を最小限にするための対策を理解して，治療開始前から必要な観察とケアを行っていく．

治療時に必要となる物品

●**特殊な輸液セットや延長チューブ類** ●**遮光袋** ●**針** ●**固定テープ** ●**消毒綿（液）**

- パクリタキセルやエトポシドはDEHPを含まない輸液セットや延長チューブ，パクリタキセルやパニツムマブはインラインフィルターがあるもの，ドキシルはインラインフィルターがないものなど，抗がん剤に合わせた物品を選択する．
- ダカルバジンは，血管痛を予防するために薬剤を遮光袋で覆うなど，薬剤の特性に応じた物品を準備する．
- 治療歴がある場合には，血管やポートの挿入位置，皮膚の状態などの状況に合わせた物品が選択されているため，確認して事前に準備しておく．
- 皮膚の状況に応じて，固定テープや消毒綿（液）を選択する．消毒液のにおいで悪心が出現する患者もいるため，事前に確認する．

●**アレルギーや血管外漏出時に必要な治療薬や必要物品**

- 症状のGrade（程度）に応じた治療薬と，必要な医療機器や診療材料，記録用紙，電話帳などを1つのカートなどに入れて，定位置に準備しておく．

■リスクファクター

年齢・PS，臓器機能など

●**年齢・PS**：高齢，PS不良 ●**各臓器機能**：骨髄，肝臓，腎臓，心臓，肺などの機能の異常を示す検査値や症状 ●**栄養状態**：低栄養を示す検査値（TPやAlbなどの低下），体重減少，経口摂取量の低下 ●**炎症反応**：炎症反応を示す検査値（WBCやCRPなどの上昇），発熱や感染を示す症状

- 副作用が強く出る可能性があるため，治療後の状況を予測したアセスメントが必要になる．
- 各薬剤の代謝・排泄経路を理解して，腎機能や肝機能の状況を確認しておく．
- リスクがある状況で治療を実施する場合には，担当医か

合併症：肺線維症や心疾患，肝炎，糖尿病，高血圧，がん性胸膜炎，腹膜炎，髄膜炎，心膜炎，アレルギー疾患（薬物や食物アレルギーも含む），感染症，口腔疾患など．

- ●疾患名と病状 ●検査値の経過 ●治療内容 ●症状コントロールの状況 ●コンプライアンスの状況
  - 治療により，合併症の症状や検査値に影響が出る場合がある．糖尿病は，ステロイド使用で血糖異常になる可能性があるため注意する．
  - 他院で治療している場合には，症状や検査内容（検査時期や検査方法），検査値の経過，薬剤の使用状況とその効果，患者の疾患に対する理解度やコンプライアンスの状況，緊急時の対応方法などの情報を収集し，化学療法後のリスクを予測した管理や患者指導につなげる．

その他

- ●**放射線の治療歴**
  - 放射線の治療歴のある患者に，タキサン系やアントラサイクリン系の抗がん剤を投与すると，照射部位に一致した皮膚や粘膜の組織反応が起こることがある（放射線リコール現象）ため，治療後の観察強化と指導につなげる．
- ●**排便障害，食事摂取量や飲水量の低下，副作用の遷延**（悪心・嘔吐など） ●**モルヒネ製剤使用**
  - 治療後の副作用を増強する因子は，治療前の問題をアセスメントすることで予測できる．
  - モルヒネ製剤は，導入時期や副作用の状況をアセスメントして，化学療法の副作用と重なり症状が増強しないようにコントロールすることが必要である．
- ●**多量の喫煙や飲酒** ●**精神症状**（うつや適応障害など）
  - 多量の喫煙や飲酒は，各臓器機能の障害につながる．
  - 多量の喫煙や飲酒，精神症状は，副作用への影響だけでなく，副作用を正しく評価できない状況となる危険性や，治療できない状況になる可能性があるため，治療開始前から適切な治療とケアが必要である．
- ●**健康食品や民間療法**
  - 健康食品や民間療法は，成分が不明で治療方法が確立されていない場合がある．また，治療効果や副作用が不明確で，証明されていないことが多い．
  - 化学療法と同時に行うことで，副作用が増強したり新たな症状が出現したりすることがあるため，患者に必ず確認して医師に報告するようにする．

■治療歴と副作用

治療歴
- ●レジメン名 ●治療回数と投与間隔（減量や中止期間も含む）
- ●治療効果 ●治療経過 ●最終投与日
  - 治療歴にある情報は，副作用の予防と異常の早期発見・対処に欠かせないものであると同時に，患者の治療継続への意思決定を支援していくうえでも重要な情報となる．
  - S-1とフッ化ピリミジン系薬剤を一緒に使用すると，フッ化ピリミジン系の体内濃度が高くなり副作用が強く出るため，必ず1週間はあけることが必要とされている．
  - 他院で治療していた場合には，患者からも内服状況の確認を行うことが重要である．

副作用と対処方法
【出現した副作用】
- ●治療開始前：予測性悪心・嘔吐 ●治療中：アレルギーやインフュージョンリアクション，悪心・嘔吐，血管炎や血管外漏出，コリン作動性の腹痛や下痢，錐体外路症状など
- ●治療後：出現した副作用

【行った対処方法】
- ●効果があったもの，および効果がなかったもの：使用薬剤，患者のセルフケア，医療者が行った指導やケア，家族が支援したことなど

【副作用に対する受け止め方】
- ●過去の治療における副作用に対する考え方：つらかったこと，苦痛だったこと，やっていけると思えたことなど
  - アレルギーやインフュージョンリアクションの既往がある場合は，薬剤名と発症状況などを確認して，予防薬剤や対策を確認する．
  - 患者とともに経験した副作用を振り返り，副作用を最小限にするための対策を考えることが必要である．特に，患者の副作用に対する受け止め方を丁寧にアセスメントすることは，過去の苦痛を予防したり最小限にしたりする対策に活かせるため必要である．これらは，患者の治療継続への意欲を維持していくためにも重要である．
  - 行った対処方法では，効果があったものは継続し，効果がなかったものは原因を探り方法を修正するなど，患者が実践してきたことを活かして最善の方法を考える．

■病気や治療に対する受け止め方

受け止め方
- ●治療決定に至るまでの過程：病名告知や治療効果がないというbad newsから治療決定までの患者の状況
- ●病気に対する受け止め方 ●治療に対する受け止め方 ●副作用に対する受け止め方

受け止め方
- 病気や治療に対する受け止め方は，治療を継続していくうえで重要な部分を占める．治療開始前に，病気自体を受け入れられていない状況があっても当然であることを理解して，治療過程のなかで患者を継続して支援する姿勢を示していく．
- 副作用に対する受け止め方は，患者にとって治療を評価する大きな要素になるため，副作用に対する思いを丁寧にアセスメントして，ケアにつなげることが必要である．

■医療者の状況

医療者との関係性
- ●**医師との信頼関係** ●**医療者に相談できる力**
- ●**医療者からの支援に対する考え方**
  - 患者の誤解から医師への否定的な感情に陥っている場合もあるため，面談で感情の背景にあるものを明らかにしたり，医師に自分の思いを伝えられるように支援したりすることが必要である．
  - 医療者の支援を患者が必要としていない場合でも，支援があることの説明は必ず行い，必要なときに支援を受けられるようにしておく．

専門職種の治療やケア
- ●**専門職種（精神腫瘍科医や心理療法士，専門看護師，認定看護師など）の治療やケア**
  - 専門職種の介入歴は，いったん終了していても治療後に再度必要となる場合があるため，経過を把握する．

■社会背景と家族の状況

社会での役割
- ●**仕事**（治療中に休職するか続けるか）　●**社会での活動**
  - 社会での役割を続行する場合，治療に関する調整だけでなく，職場での調整（仕事内容や勤務時間の調整など）や家族への協力依頼なども必要となる．患者の意思を確認して必要な調整の支援をしていく．

家族背景
- ●**家族構成員**（同居と別居）　●**家族関係とキーパーソン**
- ●**家族のもつ問題**（虐待，暴力・暴言，精神症状など）
- ●**家族の面会や付き添いの状況**　●**緊急時の連絡先の確認**
  - 家族は，患者を支援する重要な役割を担っているが，家族自身が問題を抱えている場合もある．家族もケアの対象となることを頭に入れて，家族の状況や患者との関係性を丁寧にアセスメントする．
  - 家族の面会や付き添いの状況は，治療の自己管理やセルフケアの指導の場面で，患者の支援を依頼する時にも必要になる．
  - 緊急時の連絡先は，第一連絡先と第二連絡先というよう

家族の受け止め方	●病気や治療に対する理解度，期待，不安など ●患者を支援することに対する考え

に複数の連絡先を聴取してカルテに記載しておく．

- ●病気や治療に対する理解度，期待，不安など
- ●患者を支援することに対する考え
  - ●家族の病気や治療に受け止め方は，患者の意思決定にも大きな影響を及ぼすため，患者と家族間で意思のずれがないかを確認して，ずれがない状態に調整することが必要である．
  - ●家族の支援に対する考えは，副作用管理や生活調整などの支援にもつながるため，必ず確認する．

在宅支援の必要性
- ●介護保険の適応　●近くの医療施設のフォロー体制
- ●往診や訪問看護，ヘルパーの必要性　●医療機器や福祉用具の必要性
  - ●治療開始前から，在宅支援の必要性をアセスメントして，患者や家族に在宅支援の相談窓口があることを紹介する．在宅支援担当者にも，必要な情報を提供しておく．
  - ●外来治療では，遠方から通院している場合もあるため，緊急時に紹介元の施設や近くの施設での受診が可能かどうかを確認しておくことも必要である．

■治療費用と活用できる医療制度

治療費用
- ●医療保険の種類　●1回の受診（検査と治療を含む）で支払う費用　●1か月の受診で支払う総費用
  - ●治療費用が高額である場合，治療を継続していくことが困難になる．治療費用の概算を提示して，治療可能かを確認することも必要である．

医療費助成制度
- ●高額療養費制度　●高額療養費の委任払い制度および貸付制度　●限度額適応認定証
  - ●経済状況で問題となる場合には，MSWに紹介して必要な制度を活用できるようにする．

文献
1）本山清美：化学療法開始前のアセスメント（濱口恵子，他編：がん化学療法ケアガイド）．中山書店；2007．p39

本山 清美

■安全に治療を実施するためのポイント
治療におけるリスクマネジメント

ポイント
- 安全に治療を行うためには，治療に携わるすべての医療者と，治療を受ける患者と家族が，リスクに対する強い意識をもち，予防を重視した対策をとっていくことが重要である．

システム

■レジメン登録
- レジメン管理を行う委員会で審査・承認を受けて，電子カルテに登録する．
- 投与量の自動計算や投与量の過剰・過少投与を防止するワーニング機能，違うレジメンが同時にオーダーできないなどの設定がされていることが望ましい．

■治療内容の統一
- 同じ抗がん剤を使用する場合は，疾患の特殊性がある場合を除き，可能な限り前投薬や投与時間，補液などを統一する．

治療指示内容の確認

■多職種での確認
- 治療指示時の医師の確認，薬剤の調整前・後における薬剤師の確認，薬剤投与前・投与時における看護師の確認，投与時の患者の確認，これらすべてが行われることが理想である．

■治療内容の確認
- レジメン名，投与経路，投与間隔，抗がん剤名と投与量，前投薬と補液類の内容，各薬剤の投与順番と投与時間，併用薬剤（ホルモン注射，ビスホスホネート剤，ビタミン剤など）を確認する．
- 投与量の決定は，体表面積や体重によって決まる．最終の体重測定日を必ず確認する．身長と体重，体表面積を確認して投与量が間違っていないかを確認する．

患者確認

■誤認予防の確認
- 患者に名乗ってもらいながら，ネームバンドや診察券に間違いがないかを確認する．
- 同姓同名患者がいる場合は，生年月日を言ってもらう．
- 注射指示書の名前の照合を必ず行う．

リスク情報の共有と対策

■朝のカンファレンスでの情報共有
- アレルギーやインフュージョンリアクション，血管外漏出，血管炎などの既往や起きやすい薬剤を投与する場合，転倒や転落の危険性がある場合，気管切開，難聴，認知障害などは，カンファレンスで申し送りを行う．

■部屋の調整
- アレルギーの既往や起きやすい抗がん剤を投与する場合，気管切開や酸素吸入をしている場合は，ナースステーション

リスク情報の共有と対策

近くの部屋で実施する．異常時に備えて，必要な医療機器や必要物品の入ったカート類は近くに設置しておく．気管切開の場合は，吸引と酸素吸入の準備をする．
- 転倒や転落の危険性がある場合は，ベッド柵の設置や家族の付き添いの依頼，トイレに近い場所を選択するなどの調整を行う．

■トイレ移動時の対策
- 起壊死性抗がん剤の場合は，必ず輸液ポンプを外して自然滴下の状態にする．
- 麻痺があったり，車いすや杖歩行でトイレに行ったりする場合は，生食でロックしてルートを外した状態にする．

治療内容の確認

治療当日の確認
- 治療内容を確認する（「治療指示内容の確認」の項参照）．
- 患者の状況（検査値，PS，全身状態，治療を受ける意思など）を確認する．
- 調整後の指定された時間内に投与しなければならない抗がん剤の確認（薬剤部との調整やベッド調整）を行う．

■プライミング時の確認（注射薬と注射指示書を照合）
- 5Rの確認と必要物品を確認した後に，プライミングする．
  - 5R：正しい薬（Right drug），正しい量（Right dose），正しい方法（Right route），正しい時間（Right time），正しい患者（Right patient）のことをいう．
- 針や消毒液，絆創膏などの特記事項がないかを確認する．
- 特記事項は，事前に注射指示書に印字されるシステムにしておくと漏れがない．

治療実施前の確認

■誤投与予防の確認
- 患者確認を行う．
- PDA（携帯端末）によるバーコード認証を行う．PDAがない場合は，ダブルチェックを徹底する．
- 注射指示書を用いて，患者とともに治療内容（投与方法や薬剤名，投与時間など）を確認する．
- 確認事項の漏れを防ぐため，特に注意が必要な薬剤については確認用紙を作成する．それを注射指示書に貼付して，プライミングの確認から治療終了時まで活用する．
  例：パクリタキセル用の確認用紙（輸液セットや延長チューブの準備，前投薬の準備と内服などの確認事項を，準備から投与時まで，それぞれにかかわった人が確認してチェックできる表［表1参照］），バイタルサイン測定が必要な薬剤の記載用紙，インフューザーポンプを用いて在宅で継続治療をする場合の確認用紙（表2）など．

治療実施前の確認

■表1 パクリタキセル用の確認用紙の一例
（静岡県立静岡がんセンター通院治療センター作成）

	注射指示書合わせ	プライミング終了時	セッティング時	タキソール®投与時
延長チューブ：シュアプラグ				
ルート：PVCフリーフィルター付				
前投薬の確認：ポララミン®・レスタミン®				
レスタミン®添付				
内服確認				
実施者サイン				

※ダブルチェックできるように，同じ人がすべてにかかわらないように調整する

■表2 インフューザーポンプ接続時の確認用紙の一例
（静岡県立静岡がんセンター通院治療センター作成）

バクスター®（インフューザーポンプ）接続チェックシート	
刺入部確認・テープ固定	
接続部確認・テープ補強（四隅補強）	
クレンメ解放確認	
終了予定時間の確認	
取扱いの注意点の確認	
ヘパリン・アルコール綿（消毒綿）などの手渡し	
説明担当者サイン	

※医療者と患者，家族で一つひとつ確認する

治療開始前の患者指導

■治療中に起こりうる症状
- アレルギーやインフュージョンリアクション，血管炎，血管外漏出，コリン作動性の発汗や消化器症状など．

■異常の早期発見と迅速な報告
- 異常や「何かおかしい」と感じたら，すぐにナースコールを押して医療者に報告する．ナースコールを手元に置く．

■トイレや移動時の注意点
- 点滴が入っている腕を激しく動かさない．特に，手背や肘関節に挿入された場合は小さな屈曲でも血管外漏出や点滴のつまりにつながるため，注意する．
- トイレに行くときは，余裕をもって行動できるように早めに行動する．
- 側臥位になったときに，腕が体幹部の下にならないようにする．

治療開始前の患者指導

■経口抗がん剤の場合

- 医師から指示された内服方法（服用量や服用期間）を守る．内服忘れを防ぐため，1週間分を小分けにした専用ケースを使用したり，服薬記録をつけたりする．
- 飲み忘れたときは，時間が経っていたら追加で飲まない，自己判断で増量や減量はしない．間違って倍量内服した場合は，医療者にすぐに報告する．
- 飲み込みづらい，喉にひっかかるなどの通過障害がある場合は，医療者に報告し，散剤にできる場合は変更する．散剤は被曝の危険性があるため，取扱いに十分注意する．
- 医師や薬剤師から指示された併用禁忌薬剤や食品は摂取しない．

点滴設定

■誤設定の予防

- 注射指示書と点滴ボトルを確認する（5Rの確認）．
- 毎回，一定した手順で確認作業が行えるように，点滴設定マニュアルを作成して活用する．定期的に，点滴設定マニュアルを用いた確認テスト（他者評価）を実施する．
- **設定前，設定直後，退室前の3度の確認を徹底する．確認するときは，思いこみの意識を減らすため，「間違っていないか？」という意識を強くもち確認する．**
- 点滴設定時は，意識を集中する．設定ミスの原因になるため，**話しながら設定しない．**患者にも説明して了解をとり実施する．異常に関する患者からの報告は，作業を中断して報告を聞くことを優先する．
- 注射指示書に，設定前の確認事項の記載（前投薬の内服や逆血などの確認），設定量，トイレに行くときと帰室時の刺入部やルート，接続部，輸液ポンプなどの確認内容と，それぞれの実施した時間と実施者のサインを記載する．

血管確保と固定

■血管の選択

- 穿刺前に血管アセスメントを行う．禁忌となる血管を避ける，採血部位や血管炎，血管外漏出の既往などを確認して，同じ血管にならないようにする．
- 血管の状況に応じて，穿刺前に血管周囲をホットパックで温める．
- 再穿刺する場合は，前の穿刺部位より体幹部に近い血管を選択する．

■ポートの確認

- ポート部の発赤や腫脹，疼痛（ポート周囲や頭頸部や肩の痛み，上腕の痛みなど）がないか確認する．
- 針を刺す前に，触診してポートの反転がないか確認する．
- 上記の異常に加えて，血液の吸引ができなかったり，刺入

時の生食注入で抵抗があったり，自然滴下が不良だったりする場合は，ポートやカテーテルの異常（破損や感染，カテーテルピンチオフや屈曲，フィブリンシース，血栓や塞栓など）が疑われる．医師に診察を依頼して，必要時はX線撮影やポートの造影を行う．

■刺入部の固定
- 手背や関節部位に穿刺した場合は，シーネ固定を行う．

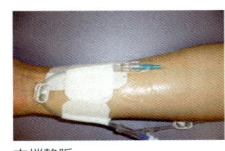

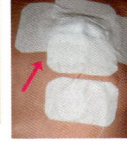

末梢静脈　　静脈ポート　　※在宅治療の場合，四隅固定にする

■図1　固定の一例（静岡がんセンター）

■投与開始前の確認
- 投与開始前・後の逆血確認と，投与開始前に自然滴下の状態を確認する．
- 末梢静脈の場合，逆血が弱く，自然滴下が不十分な場合は，漏出のリスクを考慮し，別な部位に再穿刺することを検討する．

■感染対策
- **細胞毒性のある薬剤を扱っているという意識を強くもち，作業を行う．**
- 標準予防策（スタンダードプリコーション）を実施する．手洗いと手指消毒（速乾性擦式消毒液）を遵守する．
- プライミングや点滴交換時は，手袋とマスクを着用する．手袋は，ラテックス製かニトリル製のものを使用し，1回の処置ごとに新しいものにする．
- 抗がん剤投与48時間以内の，患者の排泄物や体液などを取り扱う場合は，汚染防止用の予防衣や手袋，マスクを着用し実施する．
- 休憩に入る時や業務終了時は，十分な手洗いとうがいを行う．

■プライミングや点滴交換時の注意点
- 専用トレイ（患者別）の上で実施する．
- 抗がん剤のボトルのoutの穴に点滴セットを接続し，ルートの先端まで薬液を満たすときに薬液が漏れないように注意する．先端のキャップに緩みがないか確認する．
- 点滴台に設置するときは，ボトルの接続部やルートの先端

抗がん剤の曝露予防（薬剤調製後）

に異常がないか確認してから実施する．
- 点滴交換時は，点滴ボトルを点滴台から自分の腹部の高さまで下ろし，差し替えの作業をする．
- 薬液の飛散を防止するため，消毒綿で覆いながら交換する．
- IV用の注射器はルアーロック型のものを使用する．延長チューブはシュアプラグ®などの閉鎖式のものを使用する．

■抗がん剤が外部に漏れた場合
- **スピルキットを用いて処理する**．スピルキットはいつでも使用できるように定数配置する．
- **シクロホスファミドは，発がん性が高く常温で揮発する**ため，特に注意を要する．
- スピルキットに入っている防護用具をすべて身につけた後に，抗がん剤を吸収シート（パッド）で汚染周囲から中心部に向かって拭きとる．無毒化するための薬剤がある場合（次亜塩素酸ナトリウムやチオ硫酸ナトリウムなど：抗がん剤により異なる）はそれらを浸みこませた紙か布で拭きとり，最後に乾拭きを行う．
- 直接身体についた場合は，速やかに石鹸と流水で洗い流す．眼に入った場合は，眼洗浄液や生食で洗い流し，眼科受診する．針を刺した場合には，血管外漏出時に準じた対応をする．

■廃棄ボックスの設置
- 穿刺針はリキャップしないで，針捨て専用ボックス（セーフティボックス）に直接入れる．
- 使用後の抗がん剤のボトル（針やルート類を含む）やシリンジは，すぐにトレイや専用袋に入れる．そのまま持ち運び，感染性医療廃棄物用の蓋つきのボックスに破棄する．ボックスが8分目になったら，新しい容器に交換する．

治療終了時の患者指導

■止血確認
- **抜針部を親指で5分間押さえて，止血したことを確認する．**
- 初回治療時は，針穴を親指でピンポイントで押さえるコツを説明する．
- 止血できていない場合は，3～5分延長して確実に止血する．

■穿刺部位の確認
- 遅発性の血管炎や血管外漏出の発症の危険性があるため，投与後2～5日は穿刺部周囲から上腕，脇にかけて腕全体を観察する．異常がある場合はすぐに報告する．

■治療後に起こりうる症状と対処方法
- 各薬剤の起こりうる症状と対処方法を説明する．
- 外来治療の場合は，病院に電話する症状の目安を具体的に説明して，電話番号の確認と窓口となる部署について伝える．

看護記録

■血管外漏出時・アレルギー・急変時などの記録
- 医療訴訟につながる可能性があるため,すべて経時記録とする.
- 以下について漏れなく記載する.
  - 症状が出現する前の状況
  - 症状が出現した時間と状況(症状とその程度を詳細に経時的に記録,バイタルサインの値や漏出の計測値も記録)
  - 点滴を中止した時間(薬剤名と投与された量)
  - 担当医に報告した時間
  - 医師が診察した時間や診断名,行った処置や治療・ケアなどの内容と実施時間
  - 患者の言動
  - 症状の変化
  - 結果(入院や帰宅で経過観察など)
  - 医師の説明内容や指導
  - 看護師が行ったケアや指導
  - 患者や家族の反応　　など

異常時(緊急時)に備えた対策

■ハリーコール
- 緊急時に,院内一斉放送(「ハリー○○(部署名)」という放送)により医療者が集まり,必要な治療や処置,家族や他患者への対応などを行う.

■マニュアルの作成
- 異常時や急変時における各職種の役割や,連携方法などが明記されたマニュアルを作成して,スタッフ間で共通認識をもつ.

■模擬事例を用いたトレーニング
- アレルギーや急変時を想定した事例を作成して,ロールプレイを行う.スタッフの集合方法や伝達方法,報告や記録の方法などを細かく評価して,実際の場面で落ち着いた行動がとれるように訓練する.

再発防止の対策

■インシデント・アクシデントの振り返り
- 事象と原因,対策の3つの観点から振り返りを行う.個人の振り返りは,朝のカンファレンスで発表する.
- **スタッフの一人ひとりが「自分にも起こりうること」として考え,スタッフ全体で再発防止の対策を検討する.個人を責めることは絶対にしない.**
- 件数の集計を行い,月別の特徴や件数増加の背景となる問題の分析などを行う.多職種カンファレンスでも発表して,多職種で検討する場をもつ.

安全に治療を実施するためのポイント
災害時に備えた対策

ポイント
- 災害は,「いつでも,どの場所においても発生する」という意識をもち,発生時に備えた体制を整えておくことが必要である.

マニュアル等の整備

■災害発生時の対応に関するフローの掲示
- 火災発見者や発見部署からの通報方法,院内一斉放送,報告体制,指揮系統,各部署の対応方法,応援体制,避難方法などが入ったフローをナースステーション内に掲示する.

■非常用ベルや消火器,非常口,避難経路の確認
- 非常用ベルや非常電話,消火用散水栓,消火器,部署の非常口,避難経路を確認して,災害時にすぐに動けるようにする.
- 患者への説明用紙(マップ)にも,非常口や避難経路を明記しておくと,患者も心構えしやすい.

■部署内のマニュアルの作成
- 災害発生時におけるそれぞれの職種の役割を明確にして,指揮系統や報告体制,安全確認チェックシートの使用方法,役割分担の方法,患者説明や誘導の方法などを細かく記載したマニュアルを作成する.

環境整備と必要物品の準備

■停電に備えた対策
- 日々スタッフ全体で節電に努める.
- 停電発生に備えて,必要な医療機器やパソコン,プリンター,薬品冷蔵庫などは非常用発電機電源にしておく.
- 各治療ブースに,非常用ライト(電池式)を設置したり,停電時の水洗トイレの使用説明書を貼付したりするなどの準備を行う.
- 患者にも,事前に使用方法を説明しておく.

■災害持ち出し袋(防炎)や治療患者用バッグの準備
- 定位置に袋やバッグを配置する.
- 治療患者用バッグの中に入れる物品:薬品類(アレルギー用,血管外漏出用,ヘパリンロック製剤,点滴類など),診療材料(シリンジ類,針類,輸液セット,延長チューブ,消毒類,絆創膏類,ガーゼ,包帯,手袋など),駆血帯,はさみ,医療器具(血圧計,体温計,パルスオキシメーター,聴診器など),緊急時セット(挿管セット),小型針捨てボックス,アレルギー対応表,懐中電灯(大・小),ホイッスル,電話帳,記録用紙,ビニール袋など.
- 薬品類は,通常は薬品庫に保管して,緊急時にすぐに取り出せるようにしておく.緊急時セットは,通常は救急カー

環境整備と必要物品の準備

ト上に設置しておく．
- バッグの中の診療材料などは，使用期限を定期的にチェックして，期限切れにならないようにする．

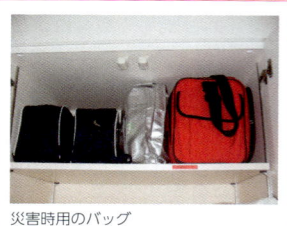

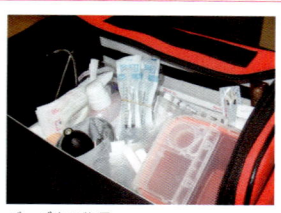

災害時用のバッグ
（4つのうち1つは防炎）

バッグ内の物品

■**図1 災害時バッグの一例**
（静岡がんセンター通院治療センター）

トレーニング

■**災害を想定したトレーニング**
- 災害時を想定した事例を作成して，ロールプレイを行う．
- 患者の安全確認の方法や報告方法，安全確認チェックシートの使用評価，多職種連携，患者誘導方法などを細かく評価して，実際の場面で落ち着いた行動がとれるように訓練する．

臨床試験における看護

齋藤 裕子

■表1 臨床試験の種類

		目的	対象と主な評価項目	試験デザインと方法
臨床試験の種類	第Ⅰ相（Phase 1）試験	・安全性の検討 ・至適用量，最大耐量（MTD）などの推定および推奨投与量（RD）の決定 ・薬物動態学的検討（PK）	・一般的には健康なボランティアが対象となるが，抗悪性腫瘍薬の場合には，第Ⅰ相試験からがん患者を対象とすることが多い ・第Ⅰ相試験の段階では，対象となるがん種を特定せず，「固形がん」というように，すべてのがん種の患者を対象とすることが多い 【主な評価項目】 ・有害事象（AE）の種類と重症度（Grade） ・薬物血中濃度および尿中濃度	・通常，3～6人を1コホート（グループ）として，たとえば，第1コホートの投与量は100mg/日，第2コホートは200mg/日，第3コホートは300mg/日というように，段階的に用量を増やし安全性を確認する ・予め定めた用量規制毒性（DLT）が一定の割合以下であった最大の用量を最大耐量（MTD）といい，その一段階低い用量を推奨投与量（RD）とすることが多い
	第Ⅱ相（Phase 2）試験	・有効性の瀬踏み的評価 ・安全性の検討	・対象となるがん種（例：乳がん，非小細胞肺がんなど）や疾患の進行度（例：StageⅢbおよびⅣ，進行・再発など），第何次治療であるか（例：初回治療，二次治療以降など）を特定することが多い ・腫瘍縮小効果で判定する場合には，RECISTによる評価可能病変が存在することが適格条件となることが多い（「がん化学療法の目的と効果」の項参照） 【主な評価項目】 ・腫瘍縮小効果（RECISTによる判定） ・有害事象（AE）の種類，重症度（Grade）など	・通常，第Ⅰ相試験で決定した推奨投与量を用いて，その投与量における有効性の評価を行う ・治療が奏効した（RECISTでCRまたはPRと判定された）患者の割合が期待した値以上になれば，見込みのある治療として，第Ⅲ相試験に進むことが多い
	第Ⅲ相（Phase 3）試験	・有効性の検証	・第Ⅱ相試験の場合と同様に，がん種や進行度，第何次治療であるかなどを特定することが多い ・ただし，主要評価項目として生存期間などで評価することが多く，その場合には，RECISTにおける評価可能病変は必要とされないことが多い 【主な評価項目】 ・全生存期間（OS），無増悪生	・通常，標準治療もしくはプラセボとの比較により，有効性を検証する ・毒性が標準治療と比較して軽度であれば，有効性において非劣性を証明し，毒性が同程度以上の場合には，優越性を証明する場合が多い ・バイアスを避けるために，治療法はランダム割付により決定する．また，いずれの治療法を受けているかを患者本人，

安全な治療と患者・家族支援のポイント

■表1 臨床試験の種類（つづき）

<table>
<tr><th>目的</th><th>対象と主な評価項目</th><th>試験デザインと方法</th></tr>
<tr><td></td><td>存期間（PFS），無再発生存期間（RFS）
・QOL，経済学的評価
・有害事象（AE）の種類，頻度，重症度（Grade）など</td><td>担当医師のいずれもわからないよう，二重盲検（ダブルブラインド）で行うことも少なくない</td></tr>
</table>

臨床試験の種類

インフォームド・コンセントを得る際の注意点

- 臨床試験への参加にあたり，対象となる患者（被験者）に説明すべき主な事項は以下のとおりである．
    - 臨床試験は研究であること．
    - 臨床試験の目的，方法（対象，治療法，実施する検査など）．
    - 試験治療により期待される効果と予想される有害事象/副作用．
    - 臨床試験に参加することで期待される利益と予想される不利益．
    - 臨床試験に参加しない場合の治療法．
    - 患者に守ってもらうべき事項．
    - 臨床試験参加の自由および同意撤回の自由．
    - 臨床試験に参加した場合の医療費と被験者への支払いについて．
    - 健康被害が発生した場合の補償について．
    - 原資料（診療記録など）が第三者に閲覧される可能性があること，また試験結果が公表される可能性があることとプライバシーの保護．
    - 新たに得られた情報の提供について．
    - 臨床試験に関する相談窓口，連絡先．
- 試験について説明する際には，家族など，親しい人の同席を得るとよい．それにより，患者の理解が十分ではないときにフォローしてもらったり，通院や服薬遵守に関して家族の協力が得られやすくなったりする可能性がある．
- 試験について十分説明した後には，患者自身が参加についてしばらく検討したり，近親者に相談したりする時間をとることが必要である．また，疑問や質問があれば，それに十分答え，試験の内容について十分理解し納得してもらったうえで，参加するかどうかを決定してもらう必要がある．
- 試験についての説明は，通常，医師や臨床研究コーディネーター（CRC）が行うが，看護師は，もし患者が不安や疑問を抱えているようであれば，医師やCRCにそのことを伝え説明を促すなど，患者が十分に理解し納得したうえで参加の有無を決定できるよう，意思決定の過程において支持的かかわりをすることが求められる．

看護のポイント

■表2　治療開始前，治療中，治療後における看護のポイント

時期	看護のポイント	解説
試験治療開始前	・現病歴，既往歴，合併症，家族歴，使用中の薬剤の有無・内容，通院中の医療機関の有無・受理由などの確認 ・試験参加にあたり不安はないか，試験についての疑問は解消されているかについての確認，自己決定支援	・臨床試験では安全に試験治療を行い適正に有効性・安全性評価を行うために，試験ごとに参加条件（適格基準，除外基準）が定められており，その条件を満たす患者のみ参加可能である．その確認のために，現病歴や既往歴，合併症，使用中の薬剤，家族歴などに関する情報はきわめて重要である．併用薬については，他院で処方されている薬剤やOTCも含めて使用中の薬剤がないか，あればそれは何かも確認する．これにより試験参加条件を満たさない患者の登録を避けることが可能となる ・他院に通院している場合には，たとえば試験途中で併用禁止薬が処方されてしまうことのないよう，また適切な支持療法が行われるよう，その病院の医師と臨床試験の参加や実施中の治療について情報共有しておくことが大切である ・試験に参加するかどうかは患者の自由意思により決定される．しかし，患者は新薬・新治療法に対する期待とともに副作用に対する不安を有することも少なくない．看護師は患者の気持ちを十分理解し，納得して自己決定を行うことができるよう，支持的にかかわることが大切である
試験治療中	・試験薬の種類，投与量，投与時間などの十分な確認と確実な投与の実施および記録 ・試験薬を適正に服薬するための指導 ・服薬状況の確認と記録 ・検査の適正な実施 ・自覚症状，他覚所見の観察と記録 ・併用薬使用の有無・内容の確認 ・自覚症状に変化があった場合の連絡方法などについての指導	・臨床試験，特に治験では，薬剤の種類や投与量はもちろん，投与時間や試験中に実施する検査に関する規定が詳細に定められていることが少なくない．たとえば「試験薬は1時間±5分以内で投与する」「投与前，投与開始15分後±3分以内，30分後±5分以内，投与終了直後に採血する」「食事の1時間前もしくは2時間後に内服する」などである．特に第Ⅰ相試験では，薬物血中濃度の測定が試験薬の評価においてきわめて重要であり，そのために投与量や投与時間，採血時刻をしっかり守り，その記録をしっかりつけておくことが必要である ・実施記録などは症例報告書（CRF）に記載されるデータのオリジナル（原データ）となり，その後，試験依頼者（製薬企業など）によるモニタリングや監査，規制当局（厚生労働省など）による調査・査察の際の閲覧対象ともなる．そのため，試験中に発現した症状などについては，患者の自覚症状なのか客観的事実なのかが明確になるよう記録することが大切である ・臨床試験では併用禁止薬や注意薬が規定されていることが多い．併用禁止薬の使用により，試験薬の血中濃度が上昇したり低下したりすることがある．血中濃度が上昇すれば，患者の安全

安全な治療と患者・家族支援のポイント

■表2　治療開始前，治療中，治療後における看護のポイント（つづき）

時期	看護のポイント	解説
試験治療中		を脅かすだけではなく，試験薬の安全性評価にも影響を与える可能性がある．逆に，血中濃度が低下すると，試験薬による効果が十分得られなくなってしまう可能性がある．そのため，併用禁止薬の使用が必要と判断される場合には，救急救命時等を除き，担当医師や試験責任医師などに事前に相談することが大切である
試験治療終了後	・検査の実施状況の確認 ・試験治療中から継続している症状（有害事象）や試験後に発現した症状の有無の確認 ・自覚症状に変化があった場合の連絡方法などについての指導 ・今後の来院スケジュールや転院する場合の連絡方法の確認	・試験治療終了時には，試験薬の有効性・安全性評価のための検査の実施が必要なことが多い．そのため，次治療開始もしくは退院前などに実施すべき検査をやり残していないかなど十分確認することが大切である ・試験薬の最終投与後しばらくしてから新たな副作用が発現する場合もある．そのため，試験治療が終了して退院する際にも，自覚症状に変化がみられた場合にはすぐに病院に連絡すべきこと，その際の連絡先などについて患者が十分理解しているかどうかを確認しておくとよい

多職種連携の方法

- 臨床試験における看護師の主な役割は，以下のとおりである．
  ①患者が安心して試験治療を受けることができるよう，患者への支持的なかかわり．
  ②患者の安全確保のための自覚症状の聴取や，臨床検査データ，その他，他覚所見の観察と，医師やCRCへの情報提供．
  ③試験薬の適正な投与（投与量，投与時間，投与方法など）．
  ④PKのための採血や蓄尿の確実な実施．
  ⑤併用制限療法や支持療法の管理．
- 通常，臨床試験は医療機関において試験責任医師がリーダーとなり，試験分担医師，CRCなどの試験協力者をコアとするチームで実施するが，24時間の患者ケアにあたる看護師や試験薬管理等を担当する薬剤師，試験に関連する検査等を担当する検査技師の役割も大変重要である．
- 臨床試験においては，CRCが他職種との連携や情報交換の主役を務めることが多いため，看護師は試験責任医師や試験分担医師のほか，CRCと情報交換を密にすることにより，試験に参加するかどうかを迷っている患者の意思決定支援や，試験参加中の患者が安心して安全に試験治療を受けることができるよう，十分支援することができるようになる．
- 正しい投薬や適切な検体採取のためにもCRCとのコミュニケーションは有用である．
- 外来－病棟看護師間や薬剤師との情報共有も重要である．十分な情報共有のために，当該患者や当該試験の担当スタッ

フや役割分担を確認しておくことや，記録について取り決めをしておくなどが有用である．

● 万一，外来患者が救急外来を受診したり体調不良などにより電話連絡があったりした際にも適切な対応ができるよう，予め担当医師のほか，当該試験の責任医師や分担医師の連絡先や併用禁止薬などの注意事項などについて，試験責任医師やCRCなどから情報収集しておくことが大切である．

■表3　臨床試験に関する略語一覧

略語	英語など	日本語・意味
CRC	clinical research coordinator	臨床研究コーディネーター
GCP	good clinical practice	臨床試験の実施の基準
SAE	serious adverse event	重篤な有害事象
ADR	adverse drug reaction	薬物有害反応
DLT	dose limiting toxicity	用量規制
MTD	maximum tolerated dose	最大耐量
PK	pharmacokinetics	薬物動態学
PD	pharmacodynamics	薬力学
CRF	case report form	症例報告書
OS	overall survival	全生存期間
PFS	progression free survival	無増悪生存期間
TTF	time to treatment failure	治療成功期間
RFS	relapse free survival	無再発生存期間

■用語解説

● **有害事象（AE）**：試験薬を投与された被験者に生じた，すべての好ましくない，または意図しない疾病またはその徴候（臨床検査値の異常を含む）をいい，当該試験薬との因果関係の有無は問わない．有害事象のうち，試験薬との因果関係がありと判断されるものを薬物有害反応（ADR）という．副作用（side effect）という用語は，一般的には薬物有害反応の意味で使われているが，本来は主作用に対する用語であり，必ずしも好ましくない反応だけを指すわけではない．なお，臨床試験では，薬物有害反応ではなく，広く有害事象についてのデータを収集することが多い．

● **プロトコール**：臨床試験実施計画書のこと．つまり，臨床試験を実施する理論的根拠（背景），目的，方法，有効性・安全性評価の方法，統計学的事項，倫理的事項などについて記載した文書のこと．

● **臨床研究コーディネーター（CRC）**：臨床研究に関する専門職．わが国では看護師，薬剤師，臨床検査技師など，医療

略語・用語

資格を有するスタッフが多い．国家資格はないが，SoCRA，ACRPなどによる国際的な認定制度や，日本臨床薬理学会によるわが国独自の認定制度がある．臨床試験コーディネーター，治験コーディネーターとよばれることもある．また，看護師が臨床研究の専門職として従事する場合は，リサーチナースとよばれることもある．

- **全生存期間（OS）**：通常，登録日から死亡までの期間．死因は問わない．
- **無増悪生存期間（PFS）**：通常，登録日から増悪と判断された日またはあらゆる理由による死亡日のうち，早いほうまでの期間．つまり，がんが進行せず消失もしくは縮小，安定した状態で生存している期間．
- **治療成功期間（TTF）**：通常，登録日から治療中止までの期間．中止理由は問わない（増悪や死亡など全原因を含む）．
- **無再発生存期間（RFS）**：通常，登録日から再発またはあらゆる理由による死亡の日までの期間．術後補助療法に関する試験などの場合に用いる．

MEMO

国際共同治験

近年，わが国でも新薬の世界同時承認をめざし，国際共同治験（グローバル治験）に参加する機会が増えている．この場合，国内では第Ⅰ相，第Ⅱ相，第Ⅲ相という段階を踏まずに，日本人における安全性や薬物動態（PK）を確認する第Ⅰ相試験を実施し，安全性プロファイルやPKに人種差（民族差）がないことを確認したら，第Ⅱ相試験をスキップして，国際共同第Ⅲ相試験に参加することも珍しいことではなくなっている．

MEMO

インフォームド・コンセント

①小児や精神疾患患者を対象とした臨床試験の場合：十分な同意能力のない患者を対象とする場合，被験者の親権をもつ者や配偶者，後見人など，被験者の最善の利益を図りうる「代諾者」にも説明し，文書同意を得ることが必要となる．そのような場合も，被験者本人に対してもわかりやすい言葉で十分説明し，できる限り理解を促し，可能な限り本人からも同意を得ることが大切である．同意能力がない場合には，可能なら賛意（アセント）を取得する．

②臨床試験の説明は，口頭だけではなく文書でも行うことが必須とされている．しかし，被験者または代諾者が説明文書などを読むことができない場合には，臨床試験の実施から独立し，試験に関与する者から不当に影響を受けない者を「公正な立会人」として，インフォームド・コンセントの過程に立ち会ってもらう必要がある．

4 疾患と治療

- 肺がん
- 悪性中皮腫
- 胃がん
- 膵がん
- 大腸がん
- 食道がん
- 頭頸部がん
- 白血病
- 悪性リンパ腫
- 乳がん
- 子宮がん
- 卵巣がん
- 腎細胞がん
- 膀胱がん
- 悪性骨軟部腫瘍

肺がん

高橋 利明

疫学とリスクファクター

■疫学
- 2009年にがんで死亡した人の数は約34万4,000人であり，男性が女性の約1.5倍である．
- 部位別の死亡数は，男女とも，肺が最も多い．
- 1990年代以降，男女とも死亡率は横ばいからやや減少傾向にある．

■リスクファクター
- 喫煙：非喫煙者に対する喫煙者の肺がんリスクは，欧米では20倍以上とされるが，日本人を対象とした疫学研究のメタ・アナリシス[1]では，男性で4.4倍，女性で2.8倍という結果であった．
  - 組織型別では，扁平上皮がんについては男性12倍，女性11倍であるのに対し，腺がんについては男性2.3倍，女性1.4倍と大きな違いが示されている．
- その他：アスベスト，シリカ，砒素（ひそ），クロム，コールタール，放射線，ディーゼル排ガスなど．

診断

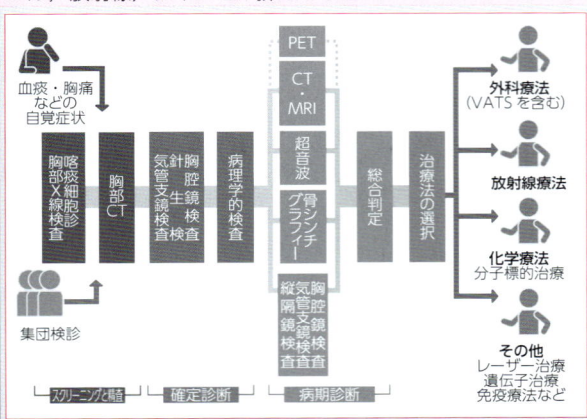

■図1　肺がんの診断

予後学

- PS不良，進行した臨床病期，体重減少あり，血清LDH高値，血清アルブミン低値，などが予後不良因子である．

組織分類

■非小細胞がん
- 腺がん：肺野（末梢）型，全体の60％程度．
- 扁平上皮がん：肺門（中心）型，喫煙との関連，全体の20

64　4 疾患と治療

～30％.
- 大細胞がん：肺野（末梢）型，全体の数％．

■小細胞がん
- 肺門（中心）型，喫煙との関連，全体の10〜15％．

■病期

■表1　TNM分類（第7版）

	N 0	N 1	N 2	N 3
T1a, ≦2cm	ⅠA	ⅡA	ⅢA	ⅢB
T1b, 2〜3cm	ⅠA	ⅡA	ⅢA	ⅢB
T2a, 3〜5cm	ⅠB	ⅡA（ⅡB）	ⅢA	ⅢB
T2b, 5〜7cm	ⅡA（ⅠB）	ⅡB	ⅢA	ⅢB
T3, >7cm	ⅡB（ⅠB）	ⅢA（ⅡB）	ⅢA	ⅢB
T3	ⅡB	ⅢA	ⅢA	ⅢB
T3	ⅡB（ⅢB）	ⅢA（ⅡB）	ⅢA（ⅡB）	ⅢB
T4	ⅢA（ⅡB）	ⅢA（ⅡB）	ⅢB	ⅢB
T4	ⅢA（Ⅳ）	ⅢA（Ⅳ）	ⅢB（Ⅳ）	ⅢB（Ⅳ）
M1a	Ⅳ（ⅢB）	Ⅳ（ⅢB）	Ⅳ（ⅢB）	Ⅳ（ⅢB）
M1a	Ⅳ	Ⅳ	Ⅳ	Ⅳ
M1b	Ⅳ	Ⅳ	Ⅳ	Ⅳ

（日本肺癌学会編：臨床・病理肺癌取り扱い規約．約7版．金原出版；2010．p5より）

■予後

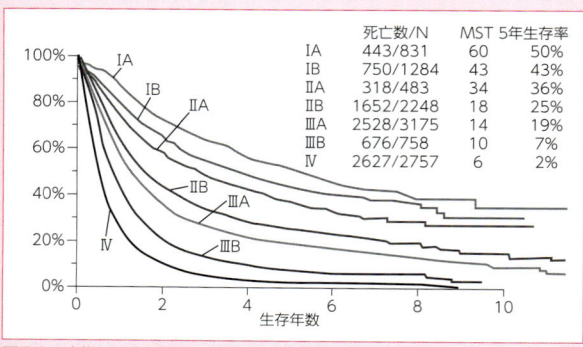

	死亡数/N	MST	5年生存率
ⅠA	443/831	60	50%
ⅠB	750/1284	43	43%
ⅡA	318/483	34	36%
ⅡB	1652/2248	18	25%
ⅢA	2528/3175	14	19%
ⅢB	676/758	10	7%
Ⅳ	2627/2757	6	2%

■図2　病期と5年生存率（非小細胞肺がん）
(The IASLC Lung Cancer Staging Project. JTO：2007より)

治療実施の目安

■表2 治療方法

非小細胞肺がん		小細胞肺がん	
病期	治療方法	型	治療方法
ⅠA	手術	限局型小細胞肺がん	化学療法＋放射線療法
ⅠB	手術（腺がん：UFT®）		
ⅡA	手術 →術後化学療法		
ⅡB			
ⅢAの一部			
ⅢA	化学放射線療法		
ⅢB			
ⅢBの一部	化学療法	進展型小細胞肺がん	化学療法
Ⅳ			

治療：非小細胞肺がん（化学療法を中心に）

■ⅠB期（および2cm以上のⅠA期）の腺がん
- 手術→ユーエフティ（UFT）®内服．250mg/m²/日．目標2年．
- 完全切除後のⅠB期肺腺がんに対して術後UFTを内服することにより，5年生存率が10％強，上積みされることが明らかとなった．

■ⅡA，ⅡB，ⅢA期
- 手術→シスプラチン（CDDP）80mg/m² day1＋ビノレルビン（VNR）25mg/m² day1，8．3～4週間隔，4コース．
- 完全切除後のⅡA-ⅢA期非小細胞肺がんに対して，プラチナ併用化学療法（特にCDDP＋VNR）を術後化学療法として追加することで，5年生存率が5～10％程度，上積みされることが明らかとなった．

■ⅢA，ⅡB期
- 化学放射線療法が標準治療である．
- 75歳以下／全身状態良好／呼吸器を含む臓器機能に問題がない場合は，同時併用療法を推奨する．
- 実地臨床においては，過去の臨床試験で用いられた以下の基準を参考とすることが多い．
  - 20歳以上，75歳未満．
  - ECOG PS：0，1．
  - 臓器機能が保持されている．
    - ①WBC　　　　　4,000/mm³以上
    - ②好中球数　　　1,500/mm³以上
    - ③ヘモグロビン 9.0g/dL以上
    - ④血小板数　　　10.0×10⁴/mm³以上
    - ⑤AST，ALT　　100IU/mL以下
    - ⑥総ビリルビン 1.5mg/dL以下
    - ⑦クレアチニン 1.2mg/dL以下もしくはC_{CT}60mL/分以

⑧室内気にて PaO₂70Torr以上
- 明らかな間質性肺炎を有するものは除外.
- 照射計画で重要臓器の線量制約を満たさない（例：肺V20＜35％）ものは除外.
- シスプラチン（CDDP）併用化学療法（シスプラチン＋ビンデシン＋マイトマイシン）と放射線治療とを同時併用すると，逐次併用（化学療法終了後に放射線治療を行う）する場合と比較して，平均生存期間の延長（13.3か月→16.5か月）のみならず5年生存率（＝治癒する率）も有意に向上させる（9％→16％）ことが明らかとなった．
- 現在では，シスプラチン（CDDP）併用化学療法としては，シスプラチン（CDDP）＋ビノレルビン（VNR），シスプラチン（CDDP）＋S-1が用いられることが多い．また，カルボプラチン（CBDCA）＋パクリタキセル（PTX）毎週投与については効果は同等で，好中球減少などの血液毒性は明らかに低いことが示されている．

【化学療法】
①CDDP80mg/m², day1＋VNR20mg/m², day1, 8. 4週間隔，4コース．

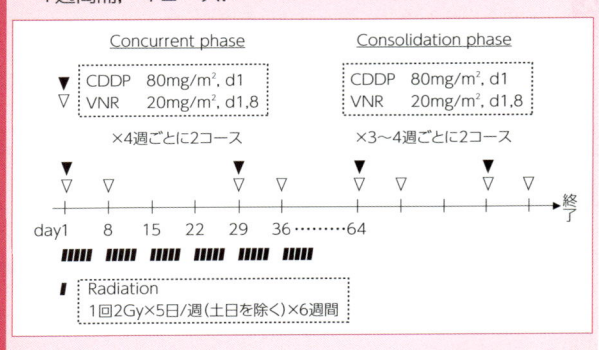

Concurrent phase
▼ CDDP 80mg/m², d1
▽ VNR 20mg/m², d1,8
×4週ごとに2コース

Consolidation phase
CDDP 80mg/m², d1
VNR 20mg/m², d1,8
×3〜4週ごとに2コース

day1 8 15 22 29 36 ……… 64 終了

Radiation
1回2Gy×5日/週（土日を除く）×6週間

治療：非小細胞肺がん（化学療法を中心に）

②CDDP60mg/m², day1＋S-180mg/m², day1〜14. 4週間隔, 4コース.

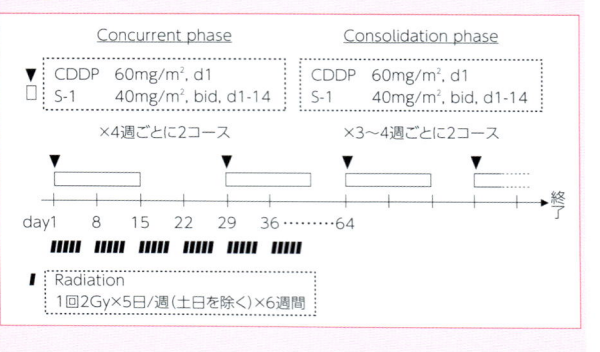

Concurrent phase
▼ CDDP　60mg/m², d1
□ S-1　　40mg/m², bid, d1-14

Consolidation phase
CDDP　60mg/m², d1
S-1　　40mg/m², bid, d1-14

×4週ごとに2コース　　×3〜4週ごとに2コース

day1　8　15　22　29　36 ……… 64　　　　　　終了

▌Radiation
1回2Gy×5日/週(土日を除く)×6週間

③CBDCA AUC2＋PTX40mg/m², day1, 8, 15, 22, 29, 36.
→CBDCA AUC5＋PTX200mg/m². 3週間隔, 2コース追加.

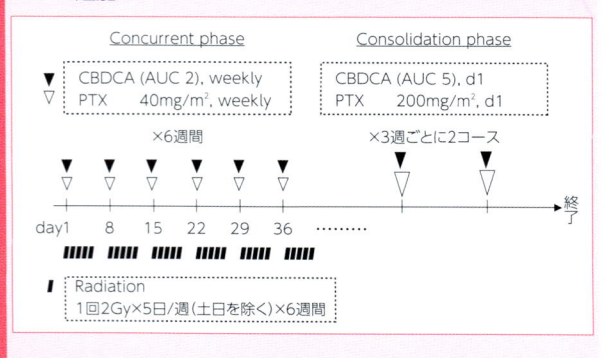

Concurrent phase
▼ CBDCA (AUC 2), weekly
▽ PTX　　40mg/m², weekly

Consolidation phase
CBDCA (AUC 5), d1
PTX　　200mg/m², d1

×6週間　　×3週ごとに2コース

day1　8　15　22　29　36 ………　　　　　　終了

▌Radiation
1回2Gy×5日/週(土日を除く)×6週間

【放射線療法】
- 1日1回2Gy×30回.

■ （放射線治療非適応の）ⅢB期, Ⅳ期
- 化学療法が標準治療である.
- 進行非細胞肺がんに対する化学療法のレジメンを決定するに際しては, 以下の3点を総合的に考慮する必要がある（**図8**）.
  ①患者背景（PS, 年齢, 臓器機能, 合併症, 社会的・経済

治療：非小細胞肺がん（化学療法を中心に）

的状況など）．
②組織型．
③EGFR遺伝子変異の有無．

患者背景
・PS
・年齢
・臓器機能
・合併症
・社会的・経済的状況　　など

組織型
・扁平上皮がん以外（≒腺がん）
・扁平上皮がん

EGFR遺伝子変異の有無
・陽性（＋）
・野生型
・不明

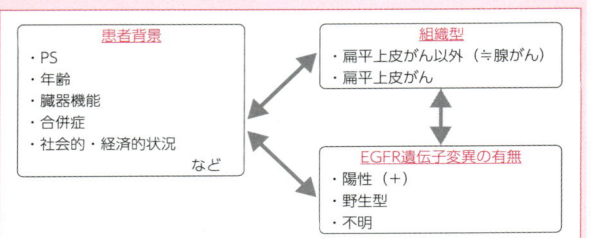

■**図3　進行非小細胞肺がんの化学療法の選択**

【一次治療】

EGFR遺伝子変異陽性
- PS0, 1 → 細胞傷害性抗がん剤
- PS2 → EGFR-TKI
- PS3, 4 → BSC

EGFR遺伝子変異陰性/不明
- PS0, 1 → 細胞傷害性抗がん剤
- PS2 → 細胞傷害性抗がん剤
- PS3, 4 → BSC
- 不明者は患者背景によりEGFR-TKI考慮

75歳未満，非扁平上皮がん
CDDP＋PEM
CBDCA＋PTX＋Bev

75歳未満，扁平上皮がん
CDDP＋GEM
CDDP＋DTX
CBDCA＋PTX

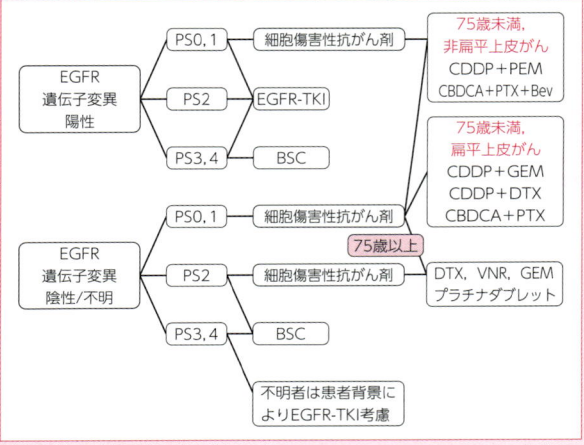

75歳以上
DTX, VNR, GEM
プラチナダブレット

■**図4　一次治療の概要**

1．一次治療：PS0, 1
1）EGFR遺伝子変異陽性，非扁平上皮がん
①CBDCA AUC6＋PTX200mg/m^2＋ベバシズマブ（Bev）15mg/kg.
　day1．3週ごと．
●扁平上皮がんに対しては，効果・安全性について確認されていない．
●**表3**のように禁忌症例，慎重投与が必要な症例に注意する．

治療：非小細胞肺がん（化学療法を中心に）

- PTXによる脱毛，痺れはほぼ頻発のため，女性や手指の繊細な作業が必要な患者にはCBDCA＋PTX＋Bevの副作用について十分に説明しておかなければならない．

■表3　CBDCA＋PTX＋Bevの禁忌，原則禁忌，慎重投与

■禁忌
・喀血（2.5mL以上の鮮血の喀出）の既往のある患者
■原則禁忌
・脳転移を有する患者
■慎重投与
・消化管など腹腔内の炎症を合併している患者（消化管穿孔が現れるおそれがある）
・大きな手術の術創が治癒していない患者（創傷治癒遅延による合併症が現れるおそれがある）
・先天性出血素因，凝固系異常のある患者（出血が現れるおそれがある）
・抗凝固薬を投与している患者（出血が現れるおそれがある）
・血栓塞栓症の既往のある患者（心筋梗塞，脳梗塞，深部静脈血栓症，肺塞栓症などが現れるおそれがある）
・大血管へのがん浸潤のある患者
・明らかな腫瘍内の空洞化のある患者
・高血圧症の患者（高血圧が悪化するおそれがある）
・高齢者

②CDDP75mg/m^2＋ペメトレキセド（PEM）500mg/m^2．day1．3週ごと．
- 非扁平上皮がんにおいてCDDP＋GEMと比較し生存期間延長が認められている．

③EGFR-TKI（ゲフィチニブ250mg，内服，連日）．
- 近年の臨床試験の結果より，EGFR遺伝子変異陽性症例の一次治療の選択肢の一つである．
- 無増悪生存期間は従来のプラチナ併用治療を一次治療に用いた場合より明らかに延長を認めるが，全生存期間に差は認めていない．
- 一次治療あるいは二次治療のいずれが適切かの結論は得られていないが，大切なことは，EGFR遺伝子変異陽性者に対してゲフィチニブあるいはエルロチニブを使用するタイミングを逃さないことである．
- EGFR-TKI（イレッサ®，タルセバ®）の副作用について
  - 頻度の高いもの：下痢，皮疹・皮膚乾燥・爪周囲炎，肝機能障害．皮膚や爪の症状は患者のQOLを著しく損なうため，早期から積極的な治療介入が必要である．
  - 頻度はそれほど高くない（4～5％程度）が，最も注意すべき副作用は急性肺障害である．2～3％程度致死的な肺障害を発症することを治療前に十分説明をしなければならない．

④CBDCA（AUC5, day1）＋S-1（80～120mg/body, day

治療：非小細胞肺がん（化学療法を中心に）

1～14）．3週ごと．
CBDCA（AUC6, day1）＋PTX（200mg/m^2, day1）．3週間ごと．
- 75歳未満の非扁平上皮がんの患者において，臓器機能障害（心機能低下，腎機能低下など）によりシスプラチン投与が困難な場合や，併存疾患（重症高血圧，抗凝固療法中など）によりベバシズマブ投与が困難な場合には，CBDCA＋PTXやCBDCA＋S-1なども治療選択肢である．

2）EGFR遺伝子変異陰性/不明
（1）75歳未満，非扁平上皮がん患者
- CDDP＋PEMあるいはCBDCA＋PTX＋BEV．

（2）75歳未満，扁平上皮がん患者
- 扁平上皮がんに対しては，CDDP＋GEM，CDDP＋DTXを使用されることが多い．
- CDDP（80mg/m^2, day1）＋GEM（1,000mg/m^2, day 1, 8）．3週ごと．
- CDDP（80mg/m^2, day1）＋DTX（60mg/m^2, day1）．3週ごと．
- シスプラチンの毒性が懸念される場合などには，CBDCA＋PTX，CBDCA＋S-1，CBDCA＋GEMを選択する．
- CBDCA（AUC5, day1）＋GEM（1,000mg/m^2, day 1, 8）．3週ごと．

（3）75歳以上
- DTX（60mg/m^2, day1）．3週ごと．
- GEM（1,000mg/m^2, day1, 8, 15）．3週ごと．
- VNR（25mg/m^2, day1, 8）．3週ごと．

2．一次治療：PS2
1）EGFR遺伝子変異陽性
- ゲフィチニブを使用する．

2）EGFR遺伝子変異陰性/不明
- 併用療法の根拠が乏しいため，第3世代抗がん剤の単剤（DTX, GEM VNR）が推奨される．

3．一次治療：PS3, 4
1）EGFR遺伝子変異陽性
- ゲフィチニブを使用する．

2）EGFR遺伝子変異陰性/不明
- 緩和医療．

治療：非小細胞肺がん（化学療法を中心に）

【二次治療】

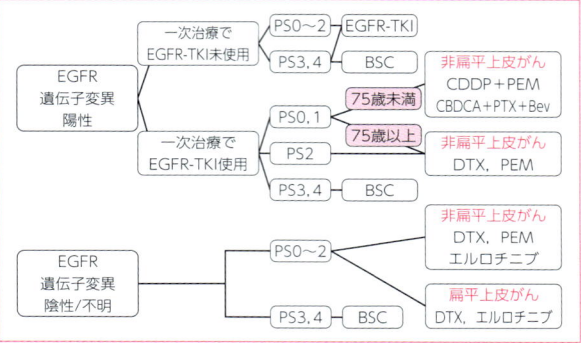

■図5 二次治療の概要

PS：performance status，BSC：best supportive care

1．EGFR遺伝子変異陽性：一次治療でEGFR-TKI未使用，PS0〜2
- ゲフィチニブ（250mg/日），毎日．
- エルロチニブ（150mg/日），毎日．

2．EGFR遺伝子変異陽性：一次治療でEGFR-TKI使用，PS0〜1，75歳未満
- CDDP+PEM，あるいはCBDCA+PTX+BEV．
- シスプラチンあるいはベバシズマブ投与困難例に対しては，CBDCA+PTXやCBDCA+S-1を投与することもある．

> **MEMO**
> EGFR遺伝子変異と治療効果
> 近年の研究成果により，非小細胞肺がん，特に腺がんにおける上皮成長因子受容体（EGFR）の遺伝子変異の有無が，イレッサ®，タルセバ®といったEGFRチロシンキナーゼ阻害薬（EGFR-TKI）による治療効果を規定していることが明らかとなった．
> EGFR遺伝子変異を有する肺腺がんでは，EGFRを介する増殖刺激が発がんから増殖，進展に至るまで重要な役割を果たしているため（oncogene addiction［がん遺伝子への依存］という），EGFRを介する増殖シグナルを阻害するイレッサ®，タルセバ®といったEGFR-TKIが優れた抗腫瘍効果を示すのである．
> 日本人の肺腺がん全体では30〜40％，非喫煙者に限れば約60％の症例にEGFR遺伝子変異を認め，遺伝子変異陽性症例に対するイレッサ®/タルセバ®の奏効率は70％程度（通常のプラチナ併用療法の奏効率は30％程度）である．

治療：非小細胞肺がん（化学療法を中心に）

1. EGFR遺伝子変異陽性：一次治療でEGFR-TKI未使用，PS0～2
   - ゲフィチニブ（250mg/日），毎日．
   - エルロチニブ（150mg/日），毎日．
2. EGFR遺伝子変異陽性：一次治療でEGFR-TKI使用，PS0～1，75歳未満
   - CDDP＋PEM，あるいはCBDCA＋PTX＋BEV．
   - シスプラチンあるいはベバシズマブ投与困難例に対しては，CBDCA＋PTXやCBDCA＋S-1を投与することもある．
3. EGFR遺伝子変異陽性・一次治療でEGFR-TKI使用，75歳以上かつPS0，1あるいはPS2，非扁平上皮がん
   - DTX（60mg/m^2，day1），3週ごと．
   - PEM（500mg/m^2，day1），3週ごと．
4. EGFR遺伝子変異陰性/不明・非扁平上皮がん（PS0～2）
   - 3．のDTX，PEMに加えてエルロチニブも選択される．
     - DTX（60mg/m^2，day1），3週ごと．
     - PEM（500mg/m^2，day1），3週ごと．
     - エルロチニブ（150mg/日），毎日．
5. EGFR遺伝子変異陰性/不明・扁平上皮がん（PS0～2）
   - DTX（60mg/m^2，day1），3週ごと．
   - エルロチニブ（150mg/日），毎日．
6. PS3，4症例
   - EGFR遺伝子変異陽性の一次治療EGFR-TKI未使用例に対しては，EGFR-TKI投与を考慮する．
   - EGFR遺伝子変異陰性/不明者では緩和医療．

治療：小細胞肺がん

■限局性小細胞肺がん

- 全身状態が良好な限局型小細胞肺がんの症例には，全身化学療法に併用して胸部放射線照射を施行する．

【標準的化学放射線療法】

- PE（シスプラチン［CDDP］＋エトポシド［ETP］）療法＋加速過分割照射（accelerated hyperfractionation：AHF）
  - 化学療法：CDDP 80mg/m^2，day1＋ETP 100mg/m^2，day1～3（4週ごとを目安とする）．
  - 放射線療法：加速過分割照射 1.5Gy×2回/日：計45Gy．1コース目day2開始．
  - 予防的全脳照射：CR（完全寛解）もしくはnearCRが得られた症例には予防的全脳照射（prophylactic cranial irradiation：PCI）を行う．
    PCI 2.5Gy×10回：計25Gy（化学療法最終コース開始日から3～8週以内に開始）．

治療：小細胞肺がん

```
▼ CDDP  80mg/m², d1
▽ ETP   100mg/m², d1-3
```
×4週ごと

▼▽▽▽　　　　▼▽▽▽　　▼▽▽▽　　▼▽▽▽
─┼──┼──┼──┼──────┼──────┼──────┼─→
day1-3 8 15 22   29-31   57-59   85-87

```
AHF 45Gy
1回1.5Gy×2回/日：計45Gy, day2-
```

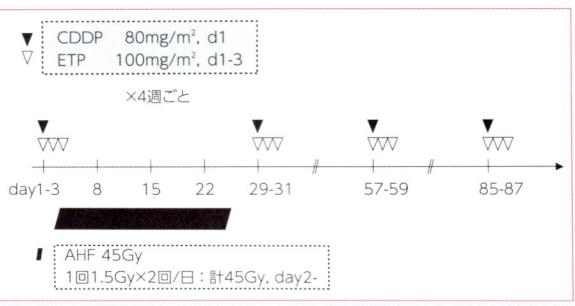

【限局型小細胞肺がんに対する化学放射線療法について】

- 1990年代のメタアナリシスにより、化学療法に胸部放射線照射を併用すると長期生存が改善することが明らかとなった[2]．その後、胸部放射線照射の方法や時期についての臨床試験が行われ、現在の標準治療（PE療法＋AHF）が行われた限局型小細胞肺がんの症例では、生存期間中央値24か月前後、5年生存率50％程度であることが報告されている[3,4]．ただし、胸部放射線療法を同時に併用することにより、高度（Grade 3以上）の食道炎の頻度が有意に高くなることは注意が必要である．

【限局型小細胞肺がんに対する予防的全脳照射について】

- 血液脳関門の存在により微少脳転移に対しては十分な化学療法の効果が得られない可能性があるため、小細胞がんの初回治療後奏効例に対して予防的全脳照射（PCI）が行われるようになった．メタアナリシスの結果[5]からCR（完全寛解）もしくはnearCRが得られた症例には予防的全脳照射を行うことが標準治療となっている．

■進展性小細胞肺がん

【標準的化学療法】

1．75歳未満，PS良好かつCDDPの一括投与が可能な場合
1）IP療法
- CDDP60mg/m², day1＋イリノテカン（CPT-11）60mg/m² day1, 8, 15. 4週ごと．

2）PE療法
- CDDP80mg/m², day1＋ETP100mg/m², day1 ～ 3. 3～4週ごと．

2．75歳未満，PS良好であるがCDDP一括投与が困難な場合
1）CE療法（E100）
- カルボプラチン（CBDCA）AUC5＋ETP100mg/m², day1 ～ 3. 3～4週ごと．

治療：小細胞肺がん

3．75歳以上，またはPS不良
1）SPE（split PE）療法
- CDDP25mg/m², day1〜3＋ETP80mg/m², day1〜3．3〜4週ごと．

2）CE療法（E80）
- CBDCA AUC5＋ETP80mg/m², day1〜3．3〜4週ごと．

【IP療法とPE療法について】
- 日本国内で行われた臨床試験[6]ではPE療法に対する優越性が証明されたが，海外での試験においてはPE療法と同等の結果であった[7]．IP療法はPE療法に比して血液毒性は軽度であるが，嘔吐，下痢といった非血液毒性が高度であることは注意を要する．

【CE療法とSPE療法について】
- 腎機能障害などでシスプラチンの一括投与が困難である場合や，高齢，PS不良の場合，CE療法やSPE療法が選択される．SPE療法とCE療法の有害事象の比較では，消化器毒性は両群に差はないが，血小板減少がCE療法群で高頻度であることが示されており[8]，患者の状況に応じて選択する．

文献
1) Wakai K, et al：Tobacco smoking and lung cancer risk：An evaluation based on a systematic review of epidemiological evidence among the Japanese population. Jpn J Clin Oncol, 2006；36（5）：309-324
2) Pignon JP, et al: A meta-analysis of thoracic radiotherapy for small-cell lung cancer. N Engl J Med, 1992; 327:1618-1624
3) Turrisi AT, et al: Twice-daily compared with once-daily thoracic radiotherapy in limited small-cell lung cancer treated concurrently with cisplatin and etoposide. N Engl J Med, 1999; 340: 265-271
4) Takada M, et al: Phase III study of concurrent versus sequential thoracic radiotherapy in combination with cisplatin and etoposide for limited-stage small-cell lung cancer: results of the Japan Clinical Oncology Group Study 9104. J Clin Oncol, 2002; 20: 3054-3060
5) Auperin A, et al: Prophylactic cranial irradiation for patients with small-cell lung cancer in complete remission. Prophylactic Cranial Irradiation Overview Collaborative Group. N Engl J Med, 1999; 341: 476-484
6) Noda K, et al: Irinotecan plus cisplatin compared with etoposide plus cisplatin for extensive small-cell lung cancer. N Engl J Med, 2002; 346: 85-91
7) Lara PN, et al: Phase III trial of irinotecan/cisplatin compared with etoposide/cisplatin in extensive-stage small-cell lung cancer: clinical and pharmacogenomic results from SWOG S0124. J Clin Oncol, 2009; 27: 2530-2535
8) Okamoto H, et al: Randomised phase III trial of carboplatin plus etoposide vs split doses of cisplatin plus etoposide in elderly or poor-risk patients with extensive disease small-cell lung cancer: JCOG 9702. Br J Cancer, 2007; 97: 162-169

中村有希子

悪性中皮腫

病因と疫学

■病因
- 中皮腫は体腔内面を広く覆う中皮細胞に発生する悪性腫瘍で，胸膜，腹膜，心膜に発生するがほとんどがアスベスト曝露により生じる．
- アスベストを扱う労働者のみならず，労働者の衣服に付着したアスベスト吸引によっても発症するため，労働者の家族やアスベストを扱う工場周辺の住民にも発生する．

■疫学
- 男女比は3対1程度であり，男性に多く発症する．
- 死亡者数は年々増加傾向である．
- 日本でのアスベスト使用量は，1970年代がピークであり，2004年には原則全面使用禁止となった．アスベスト曝露から悪性胸膜中皮腫の発症は，20年前後から始まり，平均40年程度といわれているため，今後もしばらく悪性胸膜中皮腫の死亡者数は増加し続けると推定されている．

診断

■検診
- 日本では労働安全衛生法により，下記の労働者に対して健康診断を実施するよう事業者に対して義務づけている．
  ① 石綿を製造もしくは取り扱う業務などに常時従事する労働者．
  ② 事業場の在籍労働者で，過去においてその事業場で石綿を製造し，または取り扱う業務に常時従事したことのある者．
- 「健康管理手帳」の交付を受けた労働者もしくは離職者（要件は**表1**）は，指定された医療機関で，6か月に1回，健康診断を無料で受けることができる．

■表1　健康管理手帳交付要件

A) 両肺野に石綿による不整形陰影があり，または石綿による胸膜肥厚（プラーク）があること〔直接業務および周辺業務が対象〕
B) 下記の作業に1年以上従事していた方（ただし，初めて石綿の粉じんに曝露した日から10年以上経過していること）〔直接業務のみが対象〕 ① 石綿の製造作業 ② 石綿が使用されている保温材，耐火被覆材等の張り付け，補修もしくは除去の作業 ③ 石綿の吹き付けの作業または石綿が吹き付けられた建築物，工作物等の解体，破砕等の作業
C) 上記Bの作業以外の石綿を取り扱う作業に10年以上従事していた方，など〔直接業務のみが対象〕

■理学所見
- 胸水貯留に伴う胸痛，息切れ，咳や発熱などが認められる

診断

ことが多い.

■画像検査
- 胸部X線：胸水貯留, 胸膜肥厚, 縦隔偏位を認めるなどの所見が出る.
- 胸部CT：胸膜プラーク, 胸膜肥厚, 胸水貯留, 心膜や心臓といった胸郭内他臓器への浸潤・リンパ節転移の評価に有用である.
- PETCT：遠隔転移の評価に有用である. 一方で縦隔リンパ節, 肺門リンパ節転移の評価は偽陽性もありうる.

■血液学的検査
- 40万/mm³以上の血小板増加が, 60～90％の症例で認められる.
- その他, 近年, 血清中のSMRP (soluble mesothelin-related protein) の有用性（感度83％, 特異度95％）やOPN (osteopontin) の有用性（カットオフ値48.3ng/mLで感度77.6％, 特異度85.5％）が報告されている.

■組織検査
- 胸水細胞診での診断は不十分で, 組織診断を要することが多い.
- 組織診断としては, 経皮的胸膜生検では組織量が少ない場合もあり, 胸腔鏡下生検が行われる.
  - 最近は全身麻酔下で行う硬性胸腔鏡だけでなく, 局所麻酔下で行う軟性胸腔鏡も汎用されてきている.
- 最終的には免疫染色による診断が必要とされる.
- 中皮腫陽性マーカーであるカルチニン, サイトケラチン5/6, WT1, ビメンチンなどが陽性となり, 陰性マーカーであるCEA, CD15, Moc31, BerEP4, TTF1などが陰性となることで診断がなされる.

組織分類

- 表2に示す3つのタイプに分類される.
- 上皮型に比べ, 肉腫型は予後不良といわれている.

■表2　組織分類

組織型	頻度
①上皮型 (epithelial type)	50～60％
②肉腫型 (sarcomatoid type)	10％
③二相型 (biphasic malignant mesothelioma)：上皮型と肉腫型の混在	30～40％

病期分類

- 悪性胸膜中皮腫の病期は, 国際分類であるIMIG (International Mesothelioma Interest Group) 分類が用いられる（表3）.

病期分類

■表3 IMIG分類

T因子：原発腫瘍
T1：臓側胸膜腫瘍の有無により亜分類する
　T1a：同側壁側胸膜に腫瘍が限局（縦隔胸膜，横隔胸膜を含む）し，臓側胸膜には腫瘍を認めないもの
　T1b：同側壁側胸膜に腫瘍があり，臓側胸膜にも散在性腫瘍を認めるもの
T2：同側胸膜（壁側および臓側胸膜）に腫瘍があり，以下のいずれかが認められるもの
　－ 横隔膜筋層浸潤
　－ 臓側胸膜を満たす連続性腫瘍進展（葉間胸膜を含む）
　－ 胸膜直下肺実質浸潤
T3：局所進行状態であるが切除可能なもので，すべての同側胸膜に腫瘍が進展し，以下のいずれかが認められるもの
　－ 胸内筋膜浸潤
　－ 縦隔脂肪織浸潤
　－ 完全に切除可能な胸壁軟部組織の孤立性進展腫瘍巣
　－ 非貫通性心膜浸潤
T4：切除不能局所進行状態であり，すべての同側胸膜に腫瘍が進展し，以下のいずれかが認められるもの
　－ 胸膜へのびまん性浸潤または胸壁の多発性腫瘍巣（肋骨破壊の有無は問わない）
　－ 経横隔膜的腹腔内浸潤
　－ 対側胸膜への直接浸潤
　－ 縦隔臓器浸潤
　－ 脊椎浸潤
　－ 心膜腔内への浸潤または臓側心膜浸潤（心囊液の有無は問わない）

N因子：所属リンパ節
Nx：所属リンパ節が判定できない
N0：所属リンパ節に転移がない
N1：同側気管支周囲または同側肺門リンパ節転移
N2：気管分岐部，同側縦隔，または同側内胸リンパ節転移
N3：対側縦隔，対側内胸リンパ節，同側または対側鎖骨上リンパ節転移

M因子：遠隔転移
Mx：遠隔転移が判断できない
M0：遠隔転移がない
M1：遠隔転移がある

■病期

Stage	T	N	M
Ia期	T1a	N0	M0
Ib期	T1b	N0	M0
II期	T2	N0	M0
III期	Tに関係なく	N1, N2	M0
	T3	Nに関係なく	M0
IV期	N, Mに関係なくT4		
	T, Mに関係なくN3		
	T, Nに関係なくM1		

治療

■**手術可能症例：StageⅠ，Ⅱ，Ⅲの一部**
- 全身状態良好（PS0，1）であるStageⅠ，Ⅱ，Ⅲの一部（T1〜3，N0〜1，M0）は手術の適応がある．
- 術式には胸膜肺全摘術（EPP）もしくは胸膜切除/胸膜剥皮術（P/D）が選択される．
  - 根治性とするとEPPのほうが優れているものの，周術期死亡率は高く，約7％といわれる．
  - 一方，P/Dの周術期死亡率は約2〜4％である．
- 手術だけでの根治率は低く，最近では術前・術後に化学療法や放射線治療を組み合わせた集学的治療の試みも行われている．

■**手術不可能症例：StageⅢ，Ⅳ**
【化学療法】
- PS0，1と良好であれば，初回治療として，シスプラチン（CDDP）＋ペメトレキセド（PEM）併用療法が標準的に用いられる．奏効率は約40％である．
- 投与スケジュールを図1に示す．
- ペメトレキセドの毒性を軽減する目的で，あらかじめ，ビタミンB_{12}と葉酸が含まれる総合ビタミン剤を使用しておく必要がある．
- 2次治療として有効性が示された薬剤にはビノレルビン（VNR）やゲムシタビン（GEM）などがあるが，効果はいまだ十分ではない．

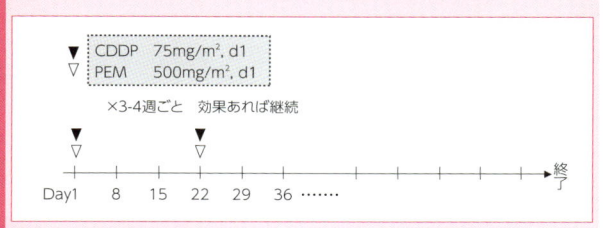

▼ CDDP　75mg/m², d1
▽ PEM　500mg/m², d1

×3-4週ごと　効果あれば継続

Day1　8　15　22　29　36　……　終了

■**図1　投与スケジュール**

ココがポイント！ 今後わが国で増加してくることが予測される疾患であり，治療成績の向上が求められている！

治療

【緩和治療】
- 胸水コントロールを目的として胸腔ドレナージを施行することもある．ただし，ドレナージ部分は高率に播種が生じる．
- 疼痛などを伴う病変に対して，疼痛緩和を目的に姑息的放射線照射を行うこともある．

予後

■手術切除可能症例
- 2年生存率がⅠ期60％，Ⅱ期45％，Ⅲ期31％程度といわれており，いまだ予後不良の疾患である．
- 集学的治療を行うことで，予後改善をめざせるかどうかの臨床試験が現在日本でも行われており，結果が待たれる．

■切除不能例
- 化学療法施行した症例の平均生存期間中央値は7〜12か月程度である．

胃がん

疫学
- 死亡原因の1位となっている悪性新生物（がん）のうち，胃がんの占める割合は依然と高く，男性では肺がんに次いで第2位（16%），女性では肺がん，大腸がんに次いで第3位（12.6%）となっている．

リスクファクター
- 胃がんの発生には，宿主因子と環境因子，さらにそれら相互作用が関係すると考えられる．
- そのなかで，特殊な遺伝性疾患に関するものを除き，現在明らかになっているものは，ヘリコバクター・ピロリ菌感染，タバコ，食塩があげられる．
- これらリスクファクターの改善や予防により，今後胃がんが減少すると考えられている．

診断
- 胃がんの初発症状の多くは胃痛，食欲不振，体重減少であるが，早期がんの多くは自覚症状を伴わないため，症状だけで診断せずに検査を行うことが必要である．
- 胃の検査には，上部内視鏡検査（胃カメラ），上部消化管造影検査（胃バリウム検査）がある．
  - 胃カメラは小さな病変，特に早期がんの発見には有用であり，生検検査にて組織学的検査行い確定診断を行えることが最大の特徴である．
  - 胃カメラを使用して病変の深達度（深さ）をみるために，超音波内視鏡検査（EUS）を補助的に行う場合もある．
  - 胃バリウム検査は，胃カメラではわかりにくい病変の部位や広がり，胃の全体像を外側からとらえることが可能である．
- 胃がん転移部位で多いのは，リンパ節，肝臓，腹膜などがあげられる．
- 転移の状態を調べるための検査には，腹部超音波（エコー）検査，CT検査，MRI検査，PET検査などがあり，これらの検査結果から総合的に臨床的病期（Stage）分類を行い，治療方針が決定される．

予後（不良）因子
- がんの予後不良因子には，TNM分類で規定されるStage（表1，2）が不良，患者の全身状態を示すPSが不良，転移臓器個数が多い，組織型が未分化型である，スキルス胃がんである，などさまざまな因子が報告されている．
- ただし，予後は一つの因子だけでは決定することが難しく，重複している場合が多いため，総合的に判断することが必要である．

組織分類

- 胃がんの多くは腺がんである.
- 病変は単一組織で占められることは少なく,多くの場合は組織型が混合している.
- 一般的には,量的に優勢な組織像が主に表記される.
  - たとえば,がんの組織の多くが高分化型腺がん(tub1)で一部に乳頭腺がん(pap)が混在している場合は,tub1>papと表記される.

病期分類(TNM分類)

- 胃がんの進行度は表1に分類され,生存率がほぼ等しくなるようにグループ分けしたのがStageであり,数字が大きくなるほど進行したがんであることを表す.
- Stageは腫瘍自体の進行度(T),近くのリンパ節の転移の程度(N),近くのリンパ節以外の転移の程度(M)を使ったTNM分類を用いて総合的に決められている.
- 国際的にはUICC(International Union Against Cancer)のTNM分類が用いられるが,日本では『胃癌取扱い規約』(第14版)による病期分類が広く使用されている(表2).

■表1 TNM分類

T因子:腫瘍の進行程度,壁深達度
T1:がんが粘膜(M),または粘膜下組織(SM)にとどまるもの
T1a:がんが粘膜(M)にとどまるもの
T1b:がんが粘膜下組織(SM)にとどまるもの
T2:がんが粘膜下組織を越えるが固有筋層(MP)にとどまるもの
T3:がんが固有筋層を越えるが漿膜下組織(SS)にとどまるもの
T4:がんが漿膜表面に接しているか,それを越えて外側に出ている,または他の臓器に及ぶもの
T4a:がんが漿膜表面に接しているか,それを越えて外側に出ているもの(SE)
T4b:がんが直接他の臓器に及ぶもの(SI)

N因子:リンパ節転移の程度
N0:近くのリンパ節転移がない
N1:近くのリンパ節に1〜2個の転移がある
N2:近くのリンパ節に3〜6個の転移がある
N3:近くのリンパ節に7個以上の転移がある

M因子:遠隔転移の程度
M0:近くのリンパ節以外に転移がない
M1:近くのリンパ節以外に転移がある

■表2 胃がんStage分類(『胃癌取扱い規約』[第14版])

	N0	N1	N2	N3	T,Nにかかわらず M1
T1a(M),T1b(SM)	ⅠA	ⅠB	ⅡA	ⅡB	Ⅳ
T2(MP)	ⅠB	ⅡA	ⅡB	ⅢA	Ⅳ
T3(SS)	ⅡA	ⅡB	ⅢA	ⅢB	Ⅳ
T4a(SE)	ⅡB	ⅢA	ⅢB	ⅢC	Ⅳ
T4b(SI)	ⅢB	ⅢB	ⅢC	ⅢC	Ⅳ
T,NにかかわらずM1	Ⅳ				

(日本胃癌学会編:胃癌取扱い規約. 第14版. 金原出版;2010. p17より)

治療方針

- TNM分類やStageが決定すると，概ねアルゴリズム（図1）に沿って治療方針が決定される．
- 次の項において，内視鏡治療や手術適応がない切除不能進行胃がん，または再発胃がんの治療について説明する．

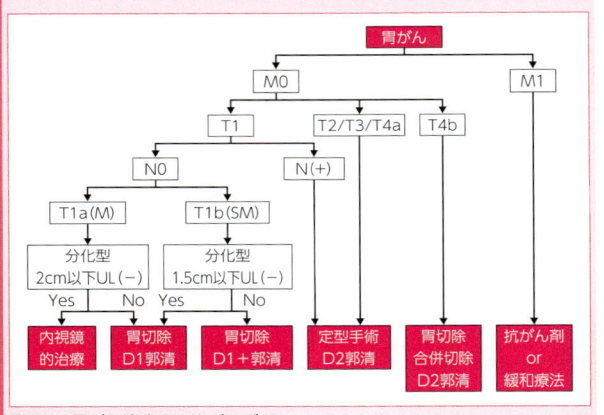

```
胃がん
├─ M0
│   ├─ T1
│   │   ├─ N0
│   │   │   ├─ T1a(M)
│   │   │   │   ├─ 分化型 2cm以下UL(−) Yes → 内視鏡的治療
│   │   │   │   └─ No → 胃切除 D1郭清
│   │   │   └─ T1b(SM)
│   │   │       ├─ 分化型 1.5cm以下UL(−) Yes → 胃切除 D1+郭清
│   │   │       └─ No → 定型手術 D2郭清
│   │   └─ N(+) → 定型手術 D2郭清
│   ├─ T2/T3/T4a → 定型手術 D2郭清
│   └─ T4b → 胃切除 合併切除 D2郭清
└─ M1 → 抗がん剤 or 緩和療法
```

図1　胃がん治療のアルゴリズム

抗がん剤治療（化学療法）

■経口摂取が可能な切除不能進行/再発胃がん

- 切除不能進行/再発胃がんに対する抗がん剤治療は，1980年代に無治療（BSC）に比べ延命効果があることが証明され，現在までたくさんの臨床試験が行われている．
- 1990年代初めにわが国初となる第Ⅲ相比較試験（JCOG9205）が行われ，1990年代後半になりS-1，イリノテカン（CPT-11）およびパクリタキセル（PTX）と新しい薬の登場により，飛躍的に治療成績が向上したが，いまだ抗がん剤のみで完全治癒は困難であり，がんを縮小または制御することで生存期間を延長することが，抗がん剤の第一目的となっているのが現状である．
- わが国でこれまで行われてきた比較試験の結果（表3）から，現在わが国の標準治療はS-1＋シスプラチン（CDDP）併用療法と認識されている．
  - ただし，この治療法はPSが良好（PS0〜2）で，S-1内服が可能かつシスプラチン（CDDP）が使用できる，腎機能や心機能に問題のない患者に限られる．
  - 標準治療は，ある一定の条件の満たす患者には推奨される治療法であるが，必ず行うことが義務とされた治療ではない．患者の状態や病状に応じて治療法を考えることが重要である．

抗がん剤治療（化学療法）

- 近年，抗がん剤は外来での治療が主体となり，利便性を考えて注射剤は経口剤に，副作用はできるだけ軽減する方向へと臨床開発が進んでいる．
- シスプラチン（CDDP）をオキサリプラチン（l-OHP）に置き換えることにより大量輸液目的の入院が不要になり，吐き気などの消化器毒性が軽減できること期待したS-1＋l-OHP併用療法（G-SOX）がS-1＋CDDP併用療法に劣っていないこと（非劣勢）をみるための第Ⅲ相比較試験が行われており，この結果にて胃がんに対してl-OHPが使用できるようになることが期待されている．
- 胃がん全体の約2割を占めるとされるHer2陽性胃がんに対して，Her2受容体を阻害するハーセプチン®を上乗せすることで治療効果が上がることが，2009年，米国臨床腫瘍学会（ASCO）で報告され（ToGA試験），胃がんで初めて分子標的治療薬の有効性が示された．この結果を受け，わが国でも2011年3月よりHer2強陽性胃がんに対してハーセプチン®を行うことが保険承認されている．今後は，このようにがんの性質により治療方法が変わる，オーダーメイド治療の開発が進むと考えられている．

■表3　わが国の胃がん初回抗がん剤治療に対する主な試験結果一覧

試験名	試験相	治療レジメン	患者数（人）	奏効率（%）	無増悪生存期間（月）	全生存期間（月）
JCOG9205	第Ⅲ相	5-FUci	105	11	1.9	7.1
		5-FU+CDDP	105	34	3.9	7.3
		UFT+MMC	70	9	2.4	6
JCOG9912	第Ⅲ相	5-FUci	175	9	2.9	10.8
		CPT-11+CDDP	181	38	4.8	12.3
		S-1	175	28	4.2	11.4
SPIRITS	第Ⅲ相	S-1	150	31	4	11
		S-1+CDDP	148	54	6	13
GC0301/Top-002	第Ⅲ相	S-1	160	26.9	3.6	10.5
		S-1+CPT-11	155	41.5	4.5	12.8
START	第Ⅲ相	S-1	313	18.4	4.2	11
		S-1+DTX	310	30.3	5.4	13
OGSG0402	第Ⅱ相	S-1+CPT-11	51	33	5.7	12.5
		S-1+PTX	51	31	4.6	12

抗がん剤治療（化学療法）

・主なレジメンを図2〜4，表4に示す．

①S-1単独内服療法

day1		day28	day42
S-1 内服（朝，夕食後）4週間		2週間 休薬	

6週間ごと繰り返す

②S-1＋CDDP併用療法

day1	day8	22日目	day35
S-1 内服（朝，夕食後）3週間		2週間 休薬	

↑ CDDP 60mg/m² 点滴静注

5週間ごと繰り返す

③ゼローダ®＋CDDP併用療法

day1	day14	day21
ゼローダ®内服（朝，夕食後）2週間	1週間 休薬	

3週間ごと繰り返す

↑ CDDP 80mg/m² 点滴静注

■図2　経口フッ化ピリミジン系の抗がん剤治療法

①CPT-11単独療法

day1	day8
CPT-11 150mg/m²	休薬

2週間ごと繰り返す

②CPT-11＋CDDP療法（4週間ごと）

day1		day15	day28
CPT-11 70mg/m²	休薬	CPT-11 70mg/m²	休薬

↑ CDDP 80mg/m² 点滴静注

4週間ごと繰り返す

③CPT-11＋CDDP療法（2週間ごと）

day1		day15
CPT-11 60mg/m²	休薬	

↑ CDDP 30mg/m² 点滴静注

2週間ごと繰り返す

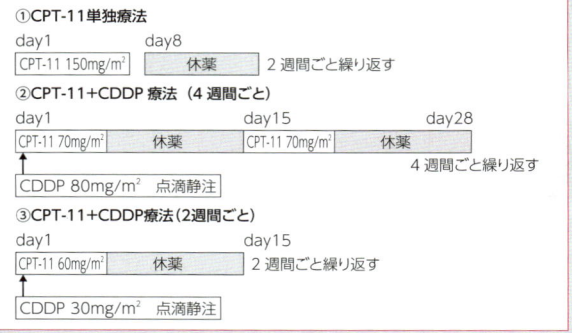

■図3　イリノテカン系の抗がん剤治療法

①パクリタキセル療法（毎週法）

day1	day8	day15	day22
TXL 80mg/m²	TXL 80mg/m²	TXL 80mg/m²	休薬

4週間ごと繰り返す

②パクリタキセル療法（3週法）

day1	day8	day15
TXL 210mg/m²	休薬	休薬

3週間ごと繰り返す

③ドセタキセル療法（3週法）

day1	day8	day15
DXL 60mg/m²	休薬	休薬

3週間ごと繰り返す

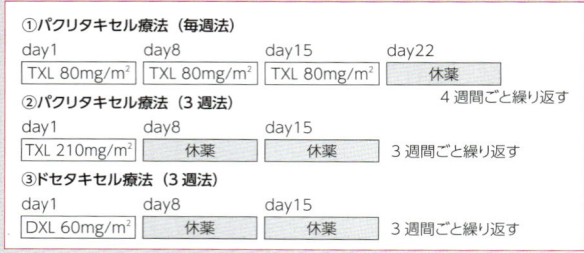

■図4　タキサン系の抗がん剤治療法

抗がん剤治療（化学療法）

■表4 主なレジメンと特に注意すべき副作用

レジメン	投与方法	投与量	特に注意すべき副作用
S-1	S-1：1日2回，4週内服2週休薬（6週間＝1コース）	S-1：40mg/m^2×2回/日	・粘膜炎（口内炎，結膜炎，下痢など） ・悪心，食欲不振 ・腎機能障害 ・末梢神経障害
S-1+CDDP	S-1：1日2回，3週内服2週休薬 CDDP：第8日目に点滴（5週間＝1コース）	S-1：40mg/m^2×2回/日 CDDP：60mg/m^2	
ゼローダ®+CDDP	ゼローダ®：1日2回，2週内服1週休薬 CDDP：第1日目に点滴（3週間＝1コース）	ゼローダ®：1,000mg/m^2×2回/日 CDDP：80mg/m^2	・手足皮膚症候群 ・粘膜炎
ハーセプチン®	3週間ごとに点滴（3週間＝1コース）	初回：8mg/kg 2回目以降：6mg/kg	・心障害 ・アナフィラキシー
CPT-11	2週間ごとに点滴（2週間＝1コース）	CPT-11：150mg/m^2	・下痢 ・悪心，食欲不振 ・脱毛 ・骨髄抑制（白血球減少，好中球減少など） ・腎機能障害
CPT-11+CDDP（2週法）	2週間ごとに点滴（2週間＝1コース）	CPT-11：60mg/m^2 CDDP：30mg/m^2	
CPT-11+CDDP（4週法）	CPT-11：第1，15日目に点滴 CDDP：第1日目に点滴（4週間＝1コース）	CPT-11：60mg/m^2 CDDP：30mg/m^2	
パクリタキセル（毎週法）	週に1回点滴 3週間連続投与，1週間休薬（4週間＝1コース）	PTX：80mg/m^2	・脱毛 ・過敏症 ・末梢神経障害 ・間質性肺炎 ・骨髄抑制
パクリタキセル（3週法）	3週間ごとに点滴（3週間＝1コース）	PTX：210mg/m^2	
ドセタキセル	3週間ごとに点滴（3週間＝1コース）	DTX：60mg/m^2	

> **ココがポイント！** 胃がんは病態が多様なため，病状に応じた治療を行うことが大切！

抗がん剤治療（化学療法）

■術後補助化学療法（アジュバント [adjuvant]）
- 術後補助化学療法は，治癒切除後の微小遺残腫瘍による再発予防を目的としている．
- 2007年，ASCO-GI（消化器がんシンポジウム）にて，治癒切除が行われたStage Ⅱ/Ⅲの胃がん術後補助化学療法としてS-1を1年間内服する群と手術単独群と比較する臨床試験（ACTS-GC）の結果がわが国より報告され，5年生存率（71.7％ vs 61.1％），5年無再発生存率（65.4％ vs53.1％）と，S-1内服群が手術単独群より優れ，術後のS-1を1年間内服することはわが国で標準治療と位置づけられている．

■術前補助化学療法（ナック [NAC]）
- 術前補助化学療法（NAC）は，再発の一因となる微小転移の消滅を図り，その後，遺残した原発巣や転移巣を切除する集学的治療法である．
- 一般的に術後補助化学療法より強力な抗がん剤治療が可能であるため奏効率が高く，ダウンステージによる切除率の向上や腫瘍縮小による他臓器合併切除の回避などが期待されている．
- その一方で，効果が得られない場合は病変がさらに進行し手術時期を逸する危険性や，抗がん剤による副作用など，デメリットも考えられる．
- わが国では術前補助化学療法が明らかな全生存割合の改善効果を得たという信頼できる試験結果がないため，日常臨床としていまだ推奨できる治療という認識はされていない．
- 現在，試験治療として術前にS-1＋CDDP併用療法などが試されており，今後期待されている治療戦略の一つと考えられている．

疾患と治療

> **ココがポイント！** リスクとベネフィットのバランスをとりながら，患者にとって何がベストか考える！

福冨　晃

膵がん

疫学とリスクファクター

■疫学
- 膵がんはきわめて予後不良ながんの一つである（罹患率と死亡率がほぼ等しい）[1].
- わが国での年間死亡数は年々増加しており，2009年には2万6,791人であった．これは，悪性新生物による死亡の7.8％を占め，肺がん，胃がん，大腸がん，肝がんに次いで第5位である[1].
- 高齢者が多く，75歳以上が半数以上を占める．男女比は1.1対1とやや男性に多い[1].
- 占居部位として膵頭部約60％，体尾部約30％，2区域以上（全体がん含む）約10％に発生する[2].

■リスクファクター
- 膵がん患者の病歴調査から，**表1**に示すリスクファクターがあげられている．

■表1　膵がん発症のリスクファクター

①家族歴	膵がんの家族歴，遺伝性膵がん症候群（家族性大腸腺腫ポリポーシスやPeutz-Jeghers症候群など）
②合併疾患	糖尿病，肥満，慢性膵炎，遺伝性膵炎，膵管内乳頭粘液性腫瘍
③嗜好	喫煙

（日本膵臓学会膵癌診療ガイドライン改訂委員会編：科学的根拠に基づく膵癌診療ガイドライン；2009年版．金原出版；2009．p49より）

診断

- 膵がんの初発症状には，腹痛，黄疸，腰背部痛，体重減少などがあり，急激な糖尿病（糖代謝障害）の発症や悪化も，膵がんを疑う．
- 膵がんを疑った場合，血中膵酵素・腫瘍マーカーの測定やUSによるスクリーニングを行う．
- 異常所見があれば，造影CTを行う．
  - 病変の位置，大きさ，広がりを客観的に確認でき，造影剤の使用により病変の血流動態も把握できる．
  - 最近の診断装置の発達により，小さいスライス幅での撮像やdynamic CTが可能となり，その分解能はUSに劣らないレベルにまで向上している．
- 必要に応じ，MRCP，EUS，ERP，PETを組み合わせる．
- 化学療法を行う前には，画像診断にて悪性との判別が困難な良性病変の除外や，化学療法の治療戦略がまったく異なる疾患（悪性内分泌腫瘍や悪性リンパ腫など）との確実な鑑別のために，病理組織学的な診断の確定が望ましい．

診断

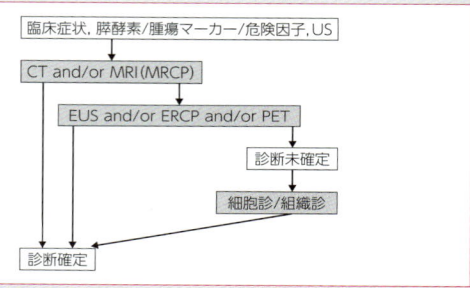

```
臨床症状,膵酵素/腫瘍マーカー/危険因子,US
        ↓
   CT and/or MRI(MRCP)
        ↓
   EUS and/or ERCP and/or PET
        ↓
              診断未確定
                ↓
           細胞診/組織診
        ↓           ↓
      診断確定←
```

■図1 膵がん診断のアルゴリズム
(日本膵臓学会膵癌診療ガイドライン改訂委員会編:科学的根拠に基づく膵癌診療ガイドライン;2009年版.金原出版;2009. p44より)

予後因子

- 切除不能膵がんの予後因子として,PS,進行度(遠隔転移の有無),CA19-9,CRPなどが報告されている.

組織型分類

- 『膵癌取扱い規約』(第6版)では,膵腫瘍は上皮性腫瘍と非上皮性腫瘍に分類され,上皮性腫瘍は主に外分泌腫瘍と内分泌腫瘍に大別されている(表2).
- 外分泌腫瘍はさらに細かく分類されており,通常,膵がんといえば「浸潤性膵管癌」をさす.

■表2 膵腫瘍の組織型分類

[1] 上皮性腫瘍

A. 外分泌腫瘍 　1. 漿液性嚢胞腫瘍 　2. 粘液性嚢胞腫瘍 　3. 膵管内乳頭粘液性腫瘍 　4. 異型上皮および上皮内癌 　5. 浸潤性膵管癌 　　a) 乳頭腺癌　　e) 粘液癌 　　b) 管状腺癌　　f) 退形成癌 　　c) 低分化腺癌　g) その他 　　d) 腺扁平上皮癌 　6. 腺房細胞腫瘍	B. 内分泌腫瘍 C. 併存腫瘍 D. 分化方向の不明な上皮性腫瘍 E. 分類不能 F. その他

[2] 非上皮性腫瘍

血管腫　リンパ管腫　平滑筋肉腫　悪性線維組織球腫　悪性リンパ腫　傍神経節腫　その他

(日本膵臓学会編:膵癌取扱い規約.第6版.金原出版;2009. p21-22をもとに作成)

病期分類（TNM分類）

- 膵がんの進行度分類は，国際的にはInternational Union Against Cancer（UICC）のTNM分類（第7版）が汎用されている．
- わが国では日本膵臓学会（JPS）による『膵癌取扱い規約』（第6版）の進行度分類が用いられている．
- 両者ともT（原発腫瘍），N（リンパ節），M（遠隔転移）に基づきStageが決定されるが，その詳細は異なっており，注意が必要である．

■表3 膵がんの進行度分類（Stage分類）

UICC分類

	M0		M1
	N0	N1	
Tis	0		
T1	ⅠA	ⅡB	
T2	ⅠB	ⅡB	
T3	ⅡA	ⅡB	Ⅳ
T4	Ⅲ		

(Sobin LH, et al: TNM Classification of Malignant Tumours. 7th ed. Wiley-Blackwell; 2010. p135より)

膵癌取扱い規約の進行度分類

	M0				M1
	N0	N1	N2	N3	
Tis	0				
T1	Ⅰ	Ⅱ	Ⅲ		
T2	Ⅱ	Ⅲ	Ⅲ		
T3	Ⅲ	Ⅲ	Ⅳa		Ⅳb
T4	Ⅳa				

(日本膵臓学会編：膵癌取扱い規約．第6版．金原出版；2009．p11より)

■表4 UICC分類でのTNMの定義

Tis	上皮内がん
T1	膵内に限局，≦2cm
T2	膵内に限局，＞2cm
T3	膵外に進展
T4	腹腔動脈幹または上腸間膜動脈に浸潤
N1	所属リンパ節転移あり
M1	遠隔転移あり

治療の選択

- 外科切除が唯一，根治を期待できる治療法である．しかし，診断時すでに局所の浸潤や遠隔転移のために，切除不能であることが多い．
- 治療方針は，その進行度から切除可能例，局所進行例，遠隔転移例の3つに分類して決定される（図2）．

■切除可能例

- 遠隔転移を認めず，切除不能な局所浸潤＊もない症例．
  - ＊ 切除不能な局所浸潤とは，一般に「腹腔動脈，上腸間膜動脈，総肝動脈への浸潤」や「門脈・上腸間膜静脈への高度な浸潤」などである．

治療の選択

- UICC分類のStage ⅡB以下が外科切除の対象となる．StageⅢは腹腔動脈幹や上腸間膜動脈に浸潤を認める（T4）ため，多くは切除不能であるが，腹腔動脈合併切除（Appleby手術）が可能な場合がある．
- 術前の画像診断にて切除可能と判断しても，開腹時に微小な遠隔転移や局所浸潤が判明し，切除不能と判断されることも少なくない．この場合，遠隔転移例あるいは局所進行例として治療を検討する．
- 外科切除しえた場合でも，再発率は高いため，術後補助療法が推奨されている．

■局所進行例

- 明らかな遠隔転移はないが，局所浸潤のために切除不能と判断される症例．
- UICC分類の StageⅢ にほぼ相当する．また，Stage ⅡB以下でも「門脈・上腸間膜静脈への高度な浸潤」を伴う場合などでは，切除不能と判断される．
- 局所進行例には化学放射線療法あるいは全身化学療法が選択される．

■遠隔転移例

- 遠隔転移を有する症例．遠隔転移の部位としては，肝，リンパ節，腹膜播種，肺が多い．
- UICC分類のStageⅣである．
- 遠隔転移例に対しては局所治療の適応はなく，全身化学療法の適応となる．
- ただし，全身状態不良例（PS3以上）では化学療法の適応自体を考慮し，BSCも含めて治療方針を検討すべきである．

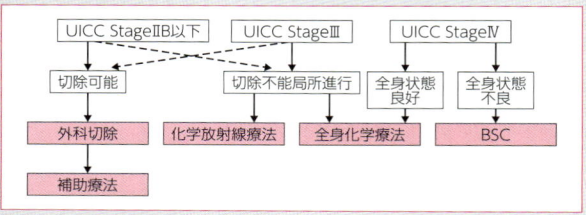

■図2　UICC分類と治療方針の選択

全身化学療法

- 遠隔転移例，局所進行例，および術後再発例に対して適応となる．
- 標準治療はゲムシタビン（GEM）単独療法である．わが国ではS-1単独療法も用いられる．
- 外科切除後の補助療法としては，GEM単独療法を6コース（6か月）行う．

全身化学療法

■ゲムシタビン（GEM）単独療法

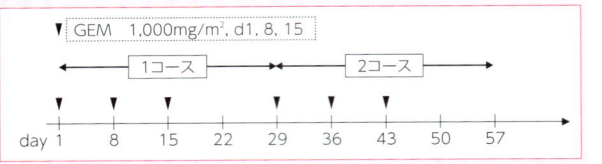

▼ GEM 1,000mg/m², d1, 8, 15

←―1コース―→　　←―2コース―→

day 1　8　15　22　29　36　43　50　57

- 用法・用量
  - 1回量1,000mg/m²を生理食塩水に溶解し，30分かけて点滴静注する．
  - 週1回3週続けて投与し，1週休薬する（3投1休）．これを1コースとして繰り返す．
  - 副作用の状況により減量やスケジュール変更（2投1休など）を行う場合がある．
- 副作用
  - 主な副作用は，骨髄抑制（白血球減少，好中球減少，血小板減少など），消化器症状（悪心，食欲不振など），疲労，発熱，発疹，肝機能障害など．
  - 多くは一過性で，比較的軽度であり，外来での投与が可能．
  - まれに，重篤な骨髄抑制や間質性肺炎などによる死亡例が報告されており，注意が必要．
- 禁忌
  - 間質性肺炎または肺線維症のある患者．
  - 胸部への放射線療法との同時併用．
- 注意
  - GEMの投与時間が長くなると，副作用が増強する可能性があり，30分を大幅にずれないように注意する．

■S-1単独療法

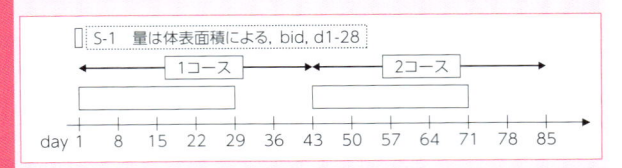

S-1 量は体表面積による，bid, d1-28

←―1コース―→　　←―2コース―→

day 1　8　15　22　29　36　43　50　57　64　71　78　85

- 用法・用量
  - 体表面積に基づいた投与量（表5）を朝食後と夕食後の1日2回，内服する．

■表5　投与量

体表面積	S-1投与量
1.25m²未満	40mg/回を1日2回
1.25m²以上1.5m²未満	50mg/回を1日2回
1.5m²以上	60mg/回を1日2回

全身化学療法

- 28日間連続して内服し，14日間休薬する（4週内服2週休薬）．これを1コースとして繰り返す．
- 副作用の状況により減量やスケジュール変更（2週内服1週休薬など）を行う場合がある．
- 副作用
  - 主な副作用は，骨髄抑制（白血球減少，好中球減少，血小板減少など），消化器症状（悪心，食欲不振，下痢など），疲労，色素沈着，口内炎，発疹，肝機能障害，流涙など．
  - 多くは一過性で，比較的軽度であり，外来での投与が可能．
- 禁忌
  - 他のフッ化ピリミジン系抗悪性腫瘍薬やフルシトシンとの併用（致命的な骨髄抑制を発現する可能性がある）．
- 注意
  - フェニトイン，ワルファリンカリウムは，S-1との併用にて作用が増強するため，注意が必要．
  - 腎機能障害のある患者では副作用が増強する可能性がある（クレアチニンクリアランス値30mL/分未満では投与不可とされている）．

化学放射線療法

- 局所進行例に対して，全身化学療法とともに治療選択肢の一つとなっている．
- 放射線療法は総線量50.4Gy（1.8Gy/回を28回照射）が一般的に用いられる．
- 併用する化学療法は5-FU®が標準的に用いられてきた．最近ではS-1併用による良好な成績も報告され，5-FU®に代わり用いられつつある．ただし，どちらの薬剤も国際的に標準化された投与法はない．以下に最も一般的に行われる治療レジメンを示す．
- GEMと放射線の併用は副作用のコントロールが難しく，最適な治療法は確立されていない．

> **ココがポイント！** 膵がんはがん性疼痛の頻度が高く，化学療法を十分行うためにも適切な疼痛緩和が重要！

■5-FU®併用放射線療法

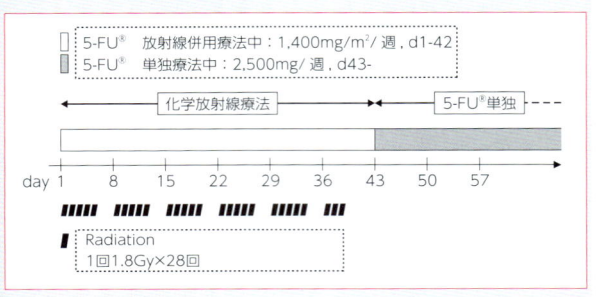

```
5-FU®  放射線併用療法中：1,400mg/m²/週, d1-42
5-FU®  単独療法中：2,500mg/週, d43-
```

化学放射線療法 ← → 5-FU®単独 - - -

day 1 8 15 22 29 36 43 50 57

Radiation
1回1.8Gy×28回

- 用法・容量
  - 放射線照射期間中は，200mg/m²/日の5-FU®を持続的に静注する．
  - 中心静脈にカテーテルを留置し，携帯型の注入ポンプを用いれば，外来での治療が可能．
  - 化学放射線療法終了後の維持化学療法は，従来は5-FU®（2,500mg/body/週）を継続していた．最近はGEM単独療法も選択されている．
- 副作用
  - 主な副作用は，骨髄抑制（白血球減少，好中球減少，血小板減少など），消化器症状（悪心，嘔吐，食欲不振，下痢など），疲労，皮膚炎，胃炎，胃・十二指腸潰瘍，出血，肝機能障害など．
  - 遅発性の副作用として，難治性胃・十二指腸潰瘍，出血，腎機能障害の可能性がある．
- 注意
  - カテーテルを用いる場合，カテーテル感染にも注意する．

■S-1併用放射線療法

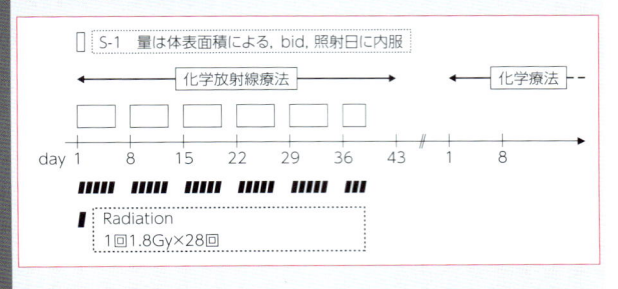

```
S-1  量は体表面積による．bid, 照射日に内服
```

化学放射線療法 ← → 化学療法 - -

day 1 8 15 22 29 36 43 // 1 8

Radiation
1回1.8Gy×28回

化学放射線療法

- 用法・容量
  - 放射線照射日にのみ，体表面積に基づいた投与量（表6）を朝食後と夕食後の1日2回，内服する．

■表6　投与量

体表面積	S-1投与量
1.25m²未満	40mg/回を1日2回
1.25m²以上1.5m²未満	50mg/回を1日2回
1.5m²以上	60mg/回を1日2回

  - カテーテルを留置する必要がなく，QOLの良好な外来治療が可能．
  - 化学放射線終了後の維持化学療法は，GEM単独療法，あるいはS-1単独療法が選択される．
- 副作用
  - 主な副作用は，骨髄抑制（白血球減少，好中球減少，血小板減少など），消化器症状（悪心，食欲不振，下痢など），疲労，皮膚炎，胃炎，胃・十二指腸潰瘍，出血，肝機能障害，色素沈着，口内炎，発疹，流涙など．
  - 遅発性の副作用として，難治性胃・十二指腸潰瘍，出血，腎機能障害の可能性がある．
- 禁忌，注意
  - S-1単独療法の項を参照．

看護のポイント

- 膵頭部がんでは閉塞性黄疸を合併し，減黄処置を必要とすることが多い．治療中は，胆道ドレナージトラブルに伴う胆管炎（発熱，黄疸）に注意する．
- 食欲不振や悪心・嘔吐は，化学療法の副作用だけでなく，がんの進行（十二指腸狭窄やがん性腹膜炎による腸閉塞）やがん性疼痛に対するオピオイドの影響などにも注意する．
- 膵がんは進行すると，腹水の出現・増加により全身状態が急速に悪化する．体重増加や腹部膨満に注意する．

今後の治療の動向

- GEM単独療法を上回る治療法を開発するため，数多くの臨床試験が進められてきた．第Ⅲ相試験にてGEM単独療法よりも有意な延命効果を示した治療法は，GEM＋エルロチニブ（EGFRチロシンキナーゼ阻害薬）療法と，FOLFIRINOX療法（ロイコボリン®，5-FU®，イリノテカン，オキサリプラチンの併用療法）の2つである．
- GEM＋エルロチニブ療法は，GEMを上回る延命効果を示したものの，生存期間中央値（MST）の差は小さく（MST6.24vs5.91か月），有害事象や費用の面からも，標準治療とするコンセンサスは得られていない．わが国では，2011年7月1日に保険適応が承認されたが，どのような患者に使うべきかは今後の検討が必要である．

今後の治療の動向

- FOLFIRINOX療法は，GEMを大きく上回る延命効果（MST 11.1vs6.8か月）を示した．しかし，Grade3/4の副作用の発現頻度が高く，胆汁排泄障害が発生した場合のイリノテカンによる毒性増強も危惧される．膵頭部がん患者に対する本療法の適応には十分な配慮が必要であると考えられる．
- わが国において保険適用が承認されているGEMとS-1の両者を用いたGEM＋S-1併用療法による治療成績の向上が期待されてきた．しかし，わが国と台湾の共同で行われたGEST試験の結果，GEMを上回る延命効果は証明されなかった．一方，S-1単独療法はGEMに劣らぬ生存期間が得られることが証明され，わが国における標準治療の選択肢の一つに加わった．今後はS-1を中心とした治療開発が進む可能性がある．
- 局所進行膵がんに対しては，治療の簡便さ，副作用の点から，全身化学療法が選択されることが多い．一方，実臨床においては化学放射線療法による長期生存例も経験され，放射線併用による長期生存割合の向上も期待されている．現在，「全身化学療法を先行した後に遠隔転移の出現を認めない症例に化学放射線療法を行う」といった治療戦略も検討されている．

文献
1) 厚生労働省大臣官房統計情報部：平成21年人口動態統計（確定数）の概況．
2) 日本膵臓学会：膵癌登録報告2007．膵臓，2007；22：e1-427．

大腸がん

疫学[1)]

- わが国の大腸がんの罹患数は10万4,734人（2005年）と胃がんに次いで2番目，死亡数は4万2,800人（2009年）と肺がん，胃がんに次いで3番目に多い．
- 年齢別にみた大腸がんの罹患率は50歳より増加し，高齢になるほど高くなり，年齢調整罹患・死亡率は男性が女性の約2倍である．

リスクファクター

- 大腸がんの発生には遺伝性因子と環境因子とが複雑に関与することが示唆されている．
- 遺伝性のものは家族性大腸腺腫症（FAP）と遺伝性非ポリポーシス性大腸がん（HNPCC），環境因子として肥満，脂肪の過剰摂取，低繊維食，胆汁酸，飲酒，喫煙などがリスクを増大させると考えられている．

組織分類

- 多くは腺がん（adenocarcinoma）であり，全体の95％を占める．

診断（症状と検査）

■スクリーニング

- 免疫法を用いてヒトヘモグロビンを検出する（食事や薬剤に影響されない）便潜血検査が普及している．
- 日本では40歳以上を対象に，便潜血検査の2日法を毎年受ける方法が標準的である．

■臨床症状

- 大腸がんの臨床症状は，腫瘍の大きさと存在部位に深く関連する．
- 右側結腸は腸管腔が広く内容物が液状であり症状が発現しにくい．腫瘤触知，腹部鈍痛や倦怠感，体重減少，貧血より発見されることがある．
- 左側結腸は管腔が狭く内容物は固形化するため通過障害が出現しやすく，腹痛，便通異常や便の狭小化，顕出血，腸閉塞などがみられる．

■腫瘍マーカー

- CEA，CA19-9はしばしば進行がんで上昇するが，早期発見の有用性は報告されておらず，術後再発・転移や化学療法の効果判定などを画像診断で行う際に，補助的に用いられている．

■画像診断

- 存在診断
  - 注腸検査，下部消化管内視鏡検査により診断される．
  - 最近では内視鏡検査や注腸検査と類似した画像が得られるCTコロノグラフィを用いる場合もある．

診断（症状と検査）

- **質的診断**
  - 生検にて確定診断される．
- **進行度（深達度，転移）診断**
  - 超音波内視鏡検査：深達度，腸管周囲のリンパ節転移の診断．
  - CT，MRI：多臓器転移，リンパ節転移，周囲臓器への浸潤の診断．
  - 胸部X線：肺転移の診断．
  - 腹部超音波検査：肝，リンパ節転移の診断．
  - FDG-PET：他の画像検査で診断困難な場合の病巣の検出に有用．

病期分類（進行度）

■表1 大腸がんの進行度（Stage）

転移 がんの深達度	遠隔転移なし			遠隔転移あり
	N0*	N1*	N2，N3*	
粘膜内にとどまる	0			
固有筋層内にとどまる	I	Ⅲa	Ⅲb	Ⅳ
固有筋層を越えて浸潤している	Ⅱ			

* リンパ節転移
N0：リンパ節転移なし．
N1：腸管傍リンパ節，中間リンパ節転移が計3個以下．
N2：腸管傍リンパ節，中間リンパ節転移が計4個以上．
N3：主リンパ節，側方リンパ節転移あり．
（大腸癌研究会編：大腸癌取扱い規約．第7版補訂版．金原出版；2009．p16より一部改変）

臨床病期と治療方法[2]

■Stage0～Ⅰ大腸がんの治療方針

1．内視鏡的治療：リンパ節転移の可能性がほとんどない大腸がんを内視鏡的に切除し回収する方法．
1）適応：下記すべてを満たす病変．
　①Stage0，またはStageⅠで粘膜下層への浸潤が軽度と考えられる病変．
　②一括切除が可能な大きさの病変（ガイドラインでは径2cm未満）．
2）方法
　①ポリペクトミー：病巣茎部にスネアをかけて高周波電流によって焼灼切除する方法．
　②EMR（内視鏡的粘膜切除術）：粘膜下層に生理食塩水などを局注し，病巣を挙上させた後に，スネアで焼灼切除する方法．
　③ESD（内視鏡的粘膜下層剥離術）：粘膜下層にヒアルロン酸ナトリウム溶液などを局注し，専用のナイフを用いて粘膜下層を剥離する方法．EMRでの切除が困難な大きい

腫瘍の一括切除が可能.
2．外科的切除術
- 適応：以下のいずれかを満たす病変.
  ①内視鏡的治療の適応外病変.
  ②内視鏡的治療後に追加手術が必要な病変.
  - 内視鏡的切除後に回収した腫瘍組織を病理学的に検討し，下記のいずれかのリンパ節転移危険因子がある場合には，外科的切除術を追加する.
    ⅰ）粘膜下層への浸潤が1,000μm以上.
    ⅱ）脈管侵襲陽性.
    ⅲ）低分化腺がん，印環細胞がん，粘液がん.
    ⅳ）浸潤先進部の簇出Grade 2/3.

■StageⅡ〜Ⅲ大腸がんの治療方針
1．外科的切除術
1）適応：StageⅡ〜Ⅲ.
2）方法
- 開腹または腹腔鏡*下腸管切除術＋リンパ節郭清（深達度に応じて）.
  * ガイドラインではStage0〜Ⅰ結腸がん，直腸S状部がんがよい適応とされている.

2．術後補助化学療法（化学療法レジメンは後述）：治癒切除の行われた症例に対して，再発を抑制し，予後を改善する目的の全身化学療法.
1）適応：StageⅢ大腸がん
- 再発高リスクStageⅡ大腸がん（多臓器浸潤例，穿孔例，腸閉塞発症例，低分化がん，脈管浸潤例，リンパ節検索不十分例［11個以下］）に対しても行う場合がある.
2）方法：術後8週ごろまでに開始することが望ましく，投与期間は6か月間.
- FOLFOX（5-FU®/ロイコボリン®［LV］＋オキサリプラチン［L-OHP］）療法と5-FU®系薬剤単剤療法（5-FU®/LV，カペシタビン，UFT/LV）がある.
- FOLFOX療法は5-FU®系薬剤単剤療法よりも有効.
- 5-FU®系薬剤単剤療法は，どの治療法も効果は同程度と考えられている（StageⅢ結腸がんの3年無再発生存率は，FOLFOX療法，5-FU®/LV療法で各々72％，65％，5年生存率は76％，72％）.

■StageⅣ，再発大腸がんの治療方針

1．外科的転移巣切除術

1）肝転移，肺転移巣の手術適応：肝転移，肝転移などの転移巣切除後の5年生存率は肝転移で20～50％，肺転移で30～60％と良好な成績が報告されており，下記の条件を満たす切除可能な症例は，外科切除が推奨．
① 耐術可能．
② 原発巣が制御されているか，制御可能．
③ 転移巣を遺残なく切除可能．
④ 肝，肺以外の転移がないか，制御可能．
⑤ 十分な残肝機能，残肺機能．

2）腹膜転移の手術適応：腹膜播種が限局していて容易に切除可能なものは，原発巣切除とともに完全切除を考慮．

3）脳転移の手術適応：手術適応は少なく，放射線治療（後述）が行われることが多いが，下記の条件を満たす症例には切除術を施行することがある．
① 数か月以上の生命予後．
② 切除により重大な神経症状をきたさない．
③ 他臓器の転移がないか，制御可能．

※術後補助化学療法（レジメンは後述）
- StageⅣ，再発大腸がん治癒切除後の補助化学療法については，StageⅢおよび切除不能例に対する化学療法の効果が証明されていることから，術後補助化学療法が行われていることが多いが，手術単独と比較して再発抑制効果は報告されているものの，延命効果は明らかではない．
- 米国のNCCN（National Comprehensive Cancer Network）ガイドラインでは推奨されているが，わが国では一定の見解が得られていない．

2．化学療法
- 腫瘍の進行を抑制することによる延命，症状緩和が目的であるが，治療開始後，腫瘍縮小により転移巣切除が可能になる場合もある．
- 肝転移巣に対する局所治療である肝動注化学療法は，奏効率は高いが延命効果は不明であり，現時点では標準治療が行えない場合や他の治療法がない場合に選択される治療法の一つと位置づけられている．

1）適応
① PS0～2．
② 臓器機能が保たれている．
③ 重篤な合併症を有さない．

2) 治療アルゴリズム

```
<一次治療>                    <二次治療>                              <三次治療>

①  FOLFOX±ベバシズマブ*   →  FOLFIRI±ベバシズマブ**
    or                          or                                  <KRAS野生型>
    CapeOX±ベバシズマブ*       CPT-11                              CPT-11+セツキシマブ
                                                                    or
                              <KRAS野生型>                       ***  セツキシマブ/パニツムマブ
                              FOLFIRI±セツキシマブ/パニツムマブ         単独療法
                              or
                              CPT-11±セツキシマブ

②  FOLFIRI±ベバシズマブ*   →  FOLFOX±ベバシズマブ**
                              or                                   <KRAS野生型>
                              CapeOX±ベバシズマブ**                CPT-11+セツキシマブ
                                                                    or
                                                                ***  セツキシマブ/パニツムマブ
                                                                    単独療法

③  <KRAS野生型>           →  FOLFIRI±ベバシズマブ*
    FOLFOX±セツキシマブ/パニツムマブ  or                         ***
                              CPT-11

④  <KRAS野生型>           →  FOLFOX±ベバシズマブ*
    FOLFIRI±セツキシマブ/パニツムマブ  or
                              CapeOX±ベバシズマブ*

⑤  5-FU®+LV±ベバシズマブ* →  状態をみて判断．可能なら①，②     <KRAS野生型>
    or                          or                                  CPT-11+セツキシマブ
    UFT+LV                    CPT-11                                or
                                                                    セツキシマブ/パニツムマブ
                                                                    単独療法
```

*　ベバシズマブの投与が推奨されるが，投与の適応でないと判断した場合はその限りではない．

**　一次治療においてベバシズマブを投与していない場合，および一次治療の効果が持続しているが CPT-11 や L-OHP の毒性のために投与を中止した場合は，二次治療でベバシズマブの投与が推奨される．

***　二次治療までに抗 EGFR 抗体薬を未使用の場合．

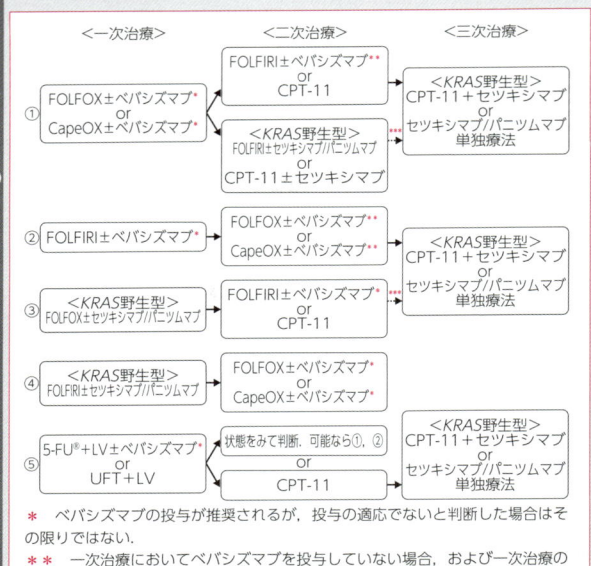

■**図1　治療アルゴリズム**
(大腸癌研究会編：大腸癌治療ガイドライン：医師用2010年版．大腸癌研究会；2010. http://www.jsccr.jp/guideline2010/guideline01.htmlより)

3) 治療レジメン

(1) 5-FU®系薬剤単剤療法

【5-FU®/LV療法】

- 5-FU®/LV療法には5-FU®を急速静注する方法と持続静注する方法がある．
- 生存期間に差は認めないものの，無増悪生存期間，奏効率は，持続静注法で良好な傾向で，血液毒性は急速静注法で，手足皮膚反応は持続静注法で高い傾向にある．
- 持続静注法では生存期間中央値（MST）：14.7か月，無増悪生存期間（PFS）：6.0か月，奏効率（RR）：22.3％，副作用（Grade 3以上）：好中球減少5.3％，悪心2％，嘔吐2％，下痢5.3％，粘膜炎1.5％．

臨床病期と治療方法[2)]

① 5-FU®急速静注法（RPMI療法）：6週投与，2週休薬．

```
day 1
①l-LV 250mg/m² 2時間点滴静注
②5-FU® 400mg/m² 急速静注
```

② 5-FU®持続静注法（sLV5FU2療法）：2週ごとに繰り返す．

```
day 1                              day 2
①l-LV 200mg/m² 2時間点滴静注   ③5-FU® 2,400mg/m² 46時間持続静注
        ②5-FU® 400mg/m² 急速静注
```

【UFT/LV療法】 4週内服，1週休薬．
- 5-FU®/LV療法と効果は同程度，下痢の頻度が高い傾向にある．
  UFT 300mg/m²/日．分3．
  LV 75mg/日．分3．

【カペシタビン療法】 2週内服，1週休薬．
- 5-FU®/LV療法と効果は同程度，手足症候群の頻度が高い傾向にある．
  カペシタビン 2,500mg/m²/日．分2．

(2) FOLFOX療法
- 5-FU®/LV持続静注法にL-OHPを併用した治療法．
- さまざまな変法があるがsLV5FU2療法を用いたmFOLFOX6療法が汎用されている．
- 5-FU®/LV療法と比較してMST，PFS，RRが有意に良好であることが示されている．
  - MST：20.6か月，PFS：8.0か月，RR：54％，副作用（Grade 3以上）：好中球減少44％，血小板減少5％，悪心3％，嘔吐3％，下痢11％，粘膜炎1％，末梢神経障害34％，脱毛（Grade 1/2）28％．

【mFOLFOX6】 2週ごとに繰り返す．

```
day 1                              day 2
①L-OHP 85mg/m² 2時間点滴静注
②l-LV 200mg/m² 2時間点滴静注   ④5-FU 2,400mg/m² 46時間持続静注
        ③5-FU 400mg/m² 急速静注
```

(3) CapeOX療法：3週ごとに繰り返す．
- カペシタビンにL-OHPを併用した治療法．

- day1にL-OHP投与後，夕方より2週間（day15の朝）までカペシタビンを内服し，3週ごとに繰り返す．
- 有効性はFOLFOX療法と同程度，副作用はFOLFOXと比較し好中球減少は少ないが，下痢，手足皮膚反応が多い．
  - MST：19.8か月，PFS：8.0か月，RR：47％，副作用（Grade 3以上）：好中球減少6％，血小板減少6％，悪心5％，嘔吐5％，下痢19％，粘膜炎1％，末梢神経障害4％，知覚異常5％，手足皮膚反応6％．

day 1	day 1夕～day15朝
①L-OHP 130mg/m² 2時間点滴静注	②カペシタビン 2,000mg/m²/日 分2

(4) FOLFIRI（5-FU®/l-LV＋イリノテカン[CPT-11]）療法：2週ごとに繰り返す．
- sLV5FU2にCPT-11を併用した治療法．
- FOLFOX療法と同等の治療成績であることが示されている．
  - MST：21.5か月，PFS：8.5か月，RR：56％，副作用（Grade 3以上）：好中球減少24％，悪心13％，嘔吐10％，下痢14％，粘膜炎10％，脱毛（Grade 1/2）60％．
- 海外におけるFOLFIRI療法のCPT-11は 180mg/m²だが，わが国の承認用量は150mg/m²．

day 1	day 2
①CPT-11 150mg/m² 1.5時間点滴静注	
②l-LV 200mg/m² 2時間点滴静注	④5-FU 2,400mg/m² 46時間持続静注
③5-FU 400mg/m² 急速静注	

(5) CPT-11単独療法：2週ごとに繰り返す．
- 初回治療例に対する有効性は証明されていないが，5-FU®抵抗例に対する有効性が示されている．
  - MST：14.7月，PFS：4.0か月，RR：15％，副作用（Grade 3以上）：好中球減少40％，悪心24％，嘔吐21％，下痢30％．

day 1
①CPT-11 150mg/m² 1.5時間点滴静注

(6) 分子標的治療薬

【ベバシズマブ（抗VEGF（血管内皮増殖因子）抗体）】
- 単剤での効果は乏しく，5-FU®/LV療法，カペシタビン療法，FOLFOX療法，CapeOX療法，FOLFIRI療法との併用で上乗せ効果が示されている．
- 初回治療例では2週ごとの5mg/kg，3週ごとの7.5mg/kg

が承認されているが，二次治療以降でFOLFOX療法との併用の場合は10mg/kgも選択可能.
- 投与方法は，併用する化学療法投与前に30～90分で点滴静注する.
- 副作用（Grade 3以上）：高血圧4.6%，蛋白尿0.7%，出血2.6%，創傷治癒遅延1.0%，動脈塞栓症1.1%，消化管穿孔1.7%.

day 1	
①ベバシズマブ 5mg/kg 30～90分点滴静注, 2週ごと	②併用する化学療法
①ベバシズマブ 7.5mg/kg 30～90分点滴静注, 3週ごと	*10mg/kgは二次治療以降でFOLFOX療法
①ベバシズマブ 10mg/kg 30～90分点滴静注, 2週ごと	と併用する場合に選択可能

【抗EGFR（上皮細胞増殖因子受容体）抗体】

- 抗EGFR抗体にはセツキシマブ，パニツムマブがあり，KRAS遺伝子野生型[*1]の切除不能進行・再発大腸がんに対して，FOLFOX療法，FOLFIRI療法，CPT-11（セツキシマブのみ）との併用および単剤での有効性が示されている.

  [*1] 抗EGFR抗体はKRAS遺伝子変異を有する大腸がん（約4割）に対しては無効と考えられている．抗EGFR抗体を投与する前には腫瘍組織を用いてKRAS遺伝子検査を行い変異がないことを確認する．

- キメラ型抗体のセツキシマブは，インフュージョンリアクション予防目的に，抗ヒスタミン薬やステロイドの前投薬が必要である．5-FU®，L-OHP，CPT-11すべてにおいて，抵抗性または治療が困難な症例に対して，単剤よりもCPT-11との併用で効果が高い．
  - 単剤ではMST：6.1か月，PFS：1.9か月，RR：8.0%，副作用（Grede 3以上）：悪心5.6%，嘔吐5.6%，倦怠感33%，ざ瘡様発疹11.8%[*2].
  - 併用ではMST：8.6か月，PFS：4.1か月，RR：22.9%，副作用（Grede 3以上）：悪心・嘔吐7%，下痢21%，倦怠感14%，ざ瘡様発疹9%，好中球減少9%[*2].
- 完全ヒト型抗EGFR抗体のパニツムマブは，インフュージョンリアクションはまれ（1%以下）と報告されている．5-FU®，L-OHP，CPT-11すべてにおいて，抵抗性または治療が困難な症例に対する単剤の治療成績はMST：約7か月，PFS：2.0か月，RR：10%，副作用（Grede 3以上）：悪心1%，嘔吐2%，倦怠感4%，ざ瘡様発疹7%[*2].

  [*2] KRAS遺伝子変異を有する症例も含んだ成績．

day 1	
①セツキシマブ 250mg/m² 1時間点滴静注,毎週 ＊初回は400mg/m² 2時間点滴静注	②併用する化学療法 ＊他の化学療法と併用する場合

day 1	
①パニツムマブ 6mg/kg 1時間点滴静注,2週ごと	②併用する化学療法 ＊他の化学療法と併用する場合

3．放射線療法
1) 補助放射線（化学）療法
- 直腸がん術後の局所再発抑制や術前の腫瘍量減量,肛門温存目的に行われる．
- 欧米では局所再発が多いことから,StageⅡ,Ⅲ直腸がんに対する周術期放射線（化学）療法が標準治療とされているが,わが国では局所再発が少ないことより,一般的には行われていない．

2) 緩和的放射線療法
- 適応,目的
  ①骨盤内腫瘍による疼痛,出血,排便障害の緩和．
  ②骨転移による疼痛の軽減,病的骨折の予防,脊椎麻痺の予防と治療．
  ③脳転移による脳神経症状,頭蓋内圧亢進症状の緩和,および局所制御．

文献
1) 国立がん研究センターがん対策情報センター：がん情報サービス．
   http://ganjoho.jp/public/
2) 大腸癌研究会編：大腸癌治療ガイドライン；医師用2010年版．2010

食道がん

對馬 隆浩

疫学
- わが国のがん罹患者における食道がんの割合は2.7％（地域がん登録全国推計値2005年），日本人のがん死亡における食道がん死亡者の割合は3.4％で，男性のがん死亡では7番目に多い（肺，胃，大腸，肝，膵，前立腺に次ぐ．人口動態統計2009年）．

リスクファクター
- 表1に示すようなリスクファクターが報告されている．
- 喫煙と飲酒は確実な因子とされている．

■表1　発症のリスクファクター

扁平上皮がん	**喫煙** **飲酒** Nニトロソ化合物（ある種のピクルスなど） 熱い飲食物 アカラシア
腺がん	**喫煙** 胃・食道逆流症 肥満

組織分類
- 食道学会食道癌全国登録によると，わが国における食道がんの多く（92.6％）は扁平上皮がんである．
- 他に腺がん（1.6％），未分化がん（＜1.0％），がん肉腫（＜1.0％）などがある．

病期分類（進行度）
- 日本の食道癌取扱い規約と，国際対がん連合のTNM分類がある．
- いずれも原発巣の壁深達度（T），リンパ節転移の度合い（N），遠隔転移の度合い（M）により進行度が決定される．
- 両者でそれぞれの定義が異なることに注意が必要である．

■表2　進行度（食道癌取扱い規約．第10版）

	N0	N1	N2	N3	N4	M1
T0, T1a	0	I	II	III	IVa	IVb
T1b	I					
T2						
T3						
T4	III					

病期分類（進行度）

■表3 Stage（TNM分類．第6版）

	N0	N1	M1a	M1b
Tis	0			
T1	Ⅰ	ⅡB	ⅣA	ⅣB
T2	ⅡA			
T3		Ⅲ		
T4				

■表4 Stage（TNM分類．第7版）

	N0	N1	N2	N3	M1
Tis	0				
T1	ⅠA	ⅡB	ⅢA	ⅢC	Ⅳ
T2	ⅠB				
T3	ⅡA	ⅢA	ⅢB		
T4a	ⅢA				
T4b					

臨床病期と治療方法

- 2009年にTNM分類第7版が発表されStageが細分化されたが，昨今の治療開発は主にTNM分類第6版に基づいて行われてきたため，本稿ではTNM分類第6版のStageに基づき，それぞれの標準的な治療を記載する．

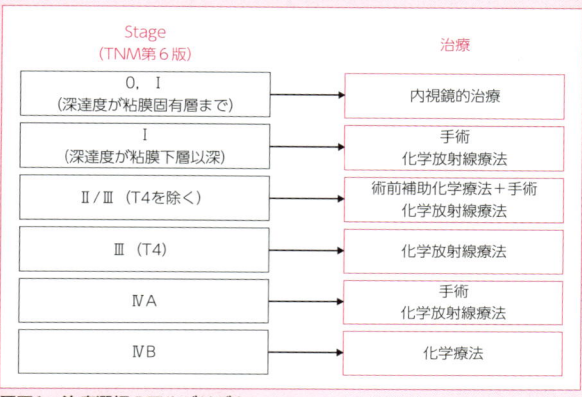

Stage（TNM第6版）	治療
0，Ⅰ（深達度が粘膜固有層まで）	内視鏡的治療
Ⅰ（深達度が粘膜下層以深）	手術／化学放射線療法
Ⅱ/Ⅲ（T4を除く）	術前補助化学療法＋手術／化学放射線療法
Ⅲ（T4）	化学放射線療法
ⅣA	手術／化学放射線療法
ⅣB	化学療法

■図1 治療選択のアルゴリズム

■Stage0，Ⅰ（深達度が粘膜固有層まで）

- 壁深達度が粘膜固有層までの病変はリンパ節転移がほとんどなく，局所治療である内視鏡的治療（「治療内容」の項参照）の絶対適応である．

臨床病期と治療方法

■Stage I（深達度が粘膜下層以深）

- 粘膜下層以深に浸潤する食道がんではリンパ節転移の可能性が高いため，リンパ節郭清を伴う手術が標準治療である．
- ただし手術による侵襲は小さいとはいえ，手術に耐えられないと判断された場合，化学放射線療法が選択される．
- 現在，手術と化学放射線療法の成績を比較する臨床試験（JCOG0502）が進行中である．
  - 根治的内視鏡的粘膜切除の適応とならないT1bN0M0の胸部食道扁平上皮がんに対する5-FU®+シスプラチン（CDDP）と放射線療法を同時併用した化学放射線療法が，現在の標準治療である食道切除術と比較して生存にて劣っていないことを検証するランダム化比較試験．
- 深達度が粘膜下層の上2/3までの病変に対する内視鏡的治療＋予防的化学放射線療法に関する臨床試験（JCOG0508）も進行している．
  - 粘膜下層への浸潤が疑われる臨床病期I期食道扁平上皮がんに対する，EMRと化学放射線療法を組み合わせた非外科的治療の有効性と安全性を評価する第II相試験．

■Stage II/III（T4を除く）

- わが国における大規模臨床試験（JCOG9907）の結果から，フルオロウラシル（5-FU®）＋CDDPによる術前補助化学療法2コース＋手術が標準治療である．
- しかし十分に満足できる治療成績とはいえず，強化した術前化学療法や術前化学放射線療法の臨床試験が行われている．

■Stage III（T4）

- 周囲臓器に浸潤する腫瘍（T4）に対しては手術の成績が悪く，術死や術後合併症の頻度が高いことから，化学放射線療法が標準的に行われている．
- 現在この対象に，化学放射線療法前に導入化学療法を施行する臨床試験が進行中である．

MEMO
食道がんの占居部位
食道がんの占居部位は，頸部食道（4.4％），胸部食道（89.0％），腹部食道（4.2％）に大別され，その頻度は胸部食道が最も多い（食道学会食道癌全国登録）．食道がんの臨床研究は主に胸部食道がんを対象として行われ，頸部および腹部食道がんの治療に関するエビデンスは乏しい．

臨床病期と治療方法

■Stage ⅣA
- 遠隔転移を有する状態であるが，遠隔転移が一部のリンパ節のみ（M1a）の場合，根治切除または根治的化学放射線療法の対象となる．

■Stage ⅣB
- 根治不能であり，延命／症状緩和目的の化学療法が行われるが予後不良であり，効果の高い治療法の開発が望まれる．
- 現在，標準治療である5-FU®＋CDDPに，ドセタキセルを併用するDCF療法の臨床試験（JCOG0807）の集積が終了した．

診断（症状と検査）

■症状
- 胸部違和感，胸焼け，胸痛，通過障害（嚥下障害），体重減少，貧血，嗄声，気管／気管支瘻による呼吸器症状など．

■検査
- 血液検査：主要臓器機能（骨髄，肝，腎など）および栄養状態の評価や，腫瘍マーカー（SCC，CEAなど）を測定する．
- 内視鏡検査：腫瘍の肉眼型，深達度の診断を行う．また生検による組織診断を行う．
- 画像検査（食道造影，エコー，CT，PET）：腫瘍の局在，深達度，転移の有無などに関する診断を行う．

治療内容

■内視鏡的治療
- 内視鏡的粘膜切除術（EMR）が行われる．腫瘍が一括切除できる大きさと範囲にあることが適応条件である．
- 一括切除の必要性から，従来法であるEMRに代わり，内視鏡的粘膜下層剥離術（ESD）が選択されることがある．
- EMRの適応とならない場合，またはEMR後の病理所見で治癒切除と判定されなかった場合には，手術や化学放射線療法による追加治療を考慮する．手術やEMRの適応とならない症例に対し，アルゴンプラズマ凝固法や光線力学的療法が行われる場合がある．
- 主な合併症として潰瘍形成，穿孔，感染，通過障害などがある．

■外科手術
- 占拠部位により，術式やリンパ節郭清範囲，再建法が異なる．
  - 頸部食道がん：腫瘍口側の範囲により喉頭温存または咽頭喉頭食道切除を行い，一般的には遊離腸管再建を行う．
  - 胸部食道がん：右開胸を行い，胸腹部食道を全摘することが一般的である．再建臓器としては胃が最も多く用いられている．
  - 腹部食道がん：胸部食道がんと同様に右開胸による食道切除と胃管再建が一般的であるが，左開胸開腹や経腹的に食道裂孔から下縦隔に到達する方法も行われる．

治療内容

- 主な合併症
  - 気管／気管支粘膜の虚血，胸腔内合併症（血胸，気胸，膿胸，乳糜胸），不整脈，縫合不全などがある．
  - 喉頭合併切除例では発声機能が失われる．

■ **化学放射線療法**（図2）

- 全身化学療法と局所療法である放射線療法との併用である．
- 全身化学療法は5-FU®＋CDDPが標準である．
- 放射線療法として，わが国では60Gyの照射が行われてきたが，遅発性有害事象（治療開始後90日を超えて発症した有害事象）としての心嚢液貯留・心不全や胸水貯留の発生が問題となった．これらの有害事象を軽減するため，多門照射により心臓への照射体積を減少させたり，StageⅡ/Ⅲ胸部食道がん（T4を除く）においては照射線量を海外の標準である50.4Gyとすることが標準治療として受け入れられつつある．
- StageⅡ/Ⅲ胸部食道がん（T4を除く）では，化学放射線療法後に奏効と判断された場合，後治療として2コースの化学療法を追加する．

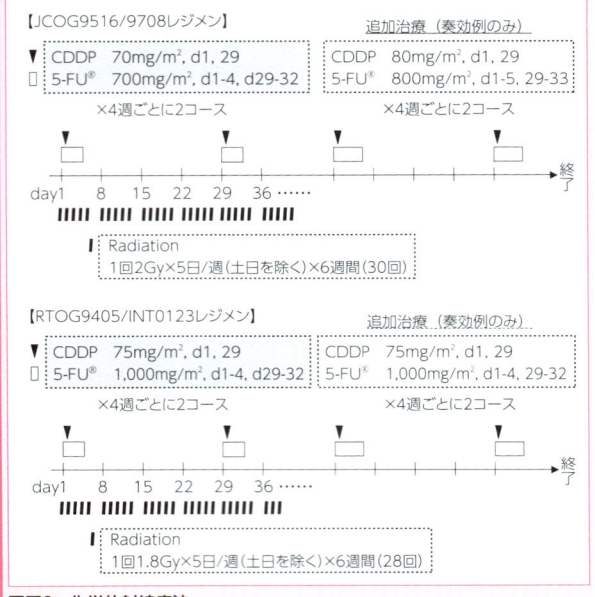

【JCOG9516/9708レジメン】

- CDDP　70mg/m², d1, 29
- 5-FU®　700mg/m², d1-4, d29-32

×4週ごとに2コース

追加治療（奏効例のみ）
- CDDP　80mg/m², d1, 29
- 5-FU®　800mg/m², d1-5, 29-33

×4週ごとに2コース

day1 8 15 22 29 36 ……　終了

Radiation
1回2Gy×5日/週（土日を除く）×6週間（30回）

【RTOG9405/INT0123レジメン】

- CDDP　75mg/m², d1, 29
- 5-FU®　1,000mg/m², d1-4, d29-32

×4週ごとに2コース

追加治療（奏効例のみ）
- CDDP　75mg/m², d1, 29
- 5-FU®　1,000mg/m², d1-4, 29-32

×4週ごとに2コース

day1 8 15 22 29 36 ……　終了

Radiation
1回1.8Gy×5日/週（土日を除く）×6週間（28回）

■図2　化学放射線療法

- 主な副作用／合併症：骨髄抑制，腎機能障害，食欲不振，悪心，粘膜炎，下痢および，放射線照射による遅発性有害事象として胸水貯留，心嚢液貯留，肺臓炎などがある．

■ **化学療法**

- 以下の3つが行われる．
  ①術前補助化学療法．
  ②化学放射線療法後の追加治療．
  ③根治不能例に対する延命／症状緩和目的の化学療法．
- 具体的な治療例は次のとおり．
  ①5-FU® (800mg/m^2, day 1〜5) ＋CDDP (80mg/m^2, day1)，3週ごと，2コース．

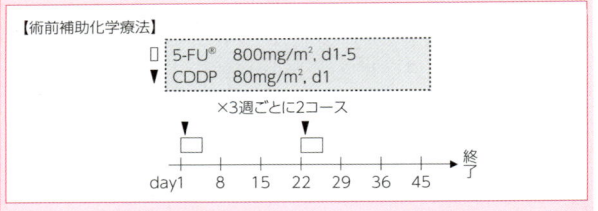

【術前補助化学療法】
- 5-FU® 800mg/m^2, d1-5
- CDDP   80mg/m^2, d1

×3週ごとに2コース

day1　8　15　22　29　36　45　終了

  ②化学放射線療法の項を参照．
  ③①と同用量の5-FU®＋CDDP療法（4週ごと）が頻用されている．

【ポイント】

- CDDPは高度催吐性リスクの薬剤であり，制吐療法としてアプレピタント＋5HT$_3$受容体拮抗薬＋デキサメタゾン併用が推奨される[1]．
- CDDPによる腎障害を予防するため，投与前後の十分な輸液が必須である．
- 主な副作用／合併症：骨髄抑制，腎機能障害，食欲不振，悪心，粘膜炎，下痢などがある．

MEMO
遺残・再発例への治療
化学放射線療法後の遺残または再発例に対し，可能な場合手術または内視鏡的治療による救済治療を行う．

MEMO
シスプラチン（CDDP）を変更するケースとは
CDDP投与に伴う輸液負荷が不適切な患者の化学療法においては，CDDPをネダプラチンに変更することがある．

治療内容

- 根治不能例の2次治療
  - 根治不能食道がんにおいて，5-FU®＋CDDP不応後の治療として確立されたレジメンはない．静岡県立静岡がんセンターにおいてはドセタキセル単独療法を選択することが多い．
  - ドセタキセルの治療方法：$70mg/m^2$を3週ごとに投与する．
  - 特に注意を要する副作用：骨髄抑制，過敏反応（アナフィラキシーショック），間質性肺炎．
  - 投与上の注意事項：過敏反応の予防を目的としてデキサメタゾンを前投与する．

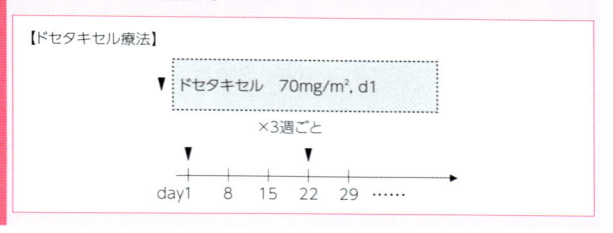

【ドセタキセル療法】

▼ ドセタキセル $70mg/m^2$, d1

×3週ごと

day1　8　15　22　29　……

文献
1) 日本癌治療学会編：制吐薬適正使用ガイドライン．金原出版；2010．p10

頭頸部がん

定義
- 頭頸部がんは，鎖骨より上から頭蓋底より下の多臓器の集合体のがんのことをさし，その原発部位と進行度によって治療方針や予後が大きく異なる（図1）．

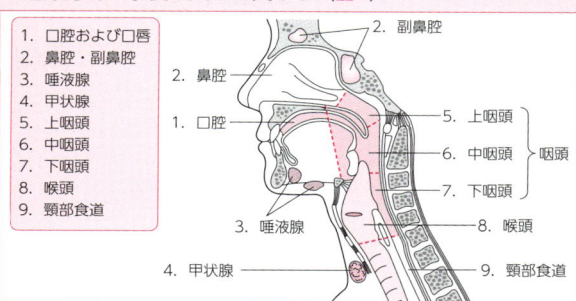

```
1. 口腔および口唇
2. 鼻腔・副鼻腔
3. 唾液腺
4. 甲状腺
5. 上咽頭
6. 中咽頭
7. 下咽頭
8. 喉頭
9. 頸部食道
```

■図1 頭頸部がんの亜部位

疫学とリスクファクター

■疫学
- 2009年のがん統計では，頭頸部がんの10万人あたりの総死亡率は，口腔咽頭がんが男性7.6，女性2.9，喉頭がんが，男性1.5，女性0.1である．
- 男性において頭頸部がんは，死亡数，罹患数が7番目に多い．
- 重複がんの合併が多い．特に食道がんは，頭頸部がんの約10％に合併．

■リスクファクター
- 喫煙，アルコール，HPV（ヒトパピローマウイルス），不衛生な口腔内．
- 上咽頭がん：EBV（EBウイルス）．

診断
- ほとんどの頭頸部がんは，かなり進行するまで無症状であり，60％以上はStageⅢ，Ⅳの進行がんである．
- 最近，内視鏡でnarrow band imaging（NBI：狭帯域光観察）技術の進歩があり，今まで通常観察で認識できなかった咽頭・喉頭領域の表在がんが，検診の上部消化管内視鏡でみつかるようになった．

臨床症状

■表1　部位別の臨床症状

部位	症状
口唇，口腔がん	無痛性の潰瘍・腫瘤，びらん
上顎がん	鼻閉塞，鼻出血，顔面の知覚低下，眼球運動障害
上咽頭がん	頸部腫瘤，滲出性中耳炎，鼻出血，脳神経麻痺
中咽頭がん	頸部腫瘤，嚥下困難，咽頭痛，咽頭腫瘤，開口障害
下咽頭がん	頸部腫瘤，嚥下困難，嚥下時痛，嗄声
喉頭がん	嗄声，嚥下時痛
耳下腺がん	耳下腺腫脹
唾液腺がん	無痛性腫瘤

原発部位と頻度

■表2　原発部位と頻度

原発部位	頻度	原発部位	頻度
鼻腔・副鼻腔がん	6.9%	口腔がん	35.8%
上咽頭がん	3.8%	喉頭がん	25.0%
中咽頭がん	12.1%	唾液腺がん	0.1%以下
下咽頭がん	16.3%		

組織分類

● ほぼ90％が扁平上皮がんである．

■表3　組織分類

扁平上皮がん	92.7%	粘表皮がん	0.8%
未分化がん	1.5%	悪性黒色腫	0.7%
腺様囊胞がん	1.2%	腺がん	0.6%

> **ココがポイント！** 喫煙は発がんのリスクファクターであるが，治療中の喫煙は予後不良因子になる．それゆえ禁煙は重要である！

> **ココがポイント！** 化学放射線療法では重篤な口内炎や咽頭炎が起こり，嚥下障害を伴う，治療中肺炎を起こすため口腔内を清潔に保つことは（治療前の歯科受診，口腔ケア）重要である！

病期分類（進行期分類）

- TNM分類（進行期分類），UICC-TNM分類（第7版），『頭頸部癌取扱い規約』（改訂第4版）[1] に基づく．

頭頸部がんの進行期分類は，原発巣の臓器が多数あり，他臓器のがんと比較すると非常に複雑である．そのため，いくつか代表的なもののみ紹介する．

副鼻腔がんのうち，前頭洞がんは進行期分類がない．

■上咽頭がん

■表4　上咽頭がんの病期分類

T因子：原発腫瘍
- Tis：上皮内がん
- T1：上咽頭に限局
- T2：軟部組織に浸潤
- T2a：中咽頭，鼻腔に進展する腫瘍で傍咽頭間隙への進展なし
- T2b：傍咽頭間隙への進展あり
- T3：骨組織または副鼻腔に浸潤
- T4：頭蓋内，脳神経，側頭下窩，下咽頭，眼窩，咀嚼筋間隙に進展

N因子：所属リンパ節
- N0：所属リンパ節に転移なし
- N1：最大径≦6cmで鎖骨窩より上方の片側性リンパ節転移
- N2：最大径≦6cmで鎖骨窩より上方の両側性リンパ節転移
- N3a：最大径>6cm
- N3b：鎖骨上窩リンパ節への転移

M因子：遠隔転移
- M0：遠隔転移なし
- M1：遠隔転移あり

■Stage分類

Stage	T	N	M
0	Tis	N0	M0
I	T1	N0	M0
IIA	T2a	N0	M0
IIB	T2b	N0-1	M0
	T1-2a	N1	M0
III	T3	N0-2	M0
	T1-2b	N2	M0
IVA	T4	N0-2	M0
IVB	any T	N3	M0
IVC	any T	any N	M0

（日本頭頸部癌学会編：部位別臨床病期分類および付属事項［日本頭頸部癌学会編：頭頸部癌取扱い規約］．改訂第4版．金原出版；2005．p29-30より）

■口唇・口腔がん,中咽頭がん

病期分類(進行期分類)

■表5 口唇・口腔がん,中咽頭がんの病期分類

T因子：原発腫瘍
Tis：上皮内がん
T1：最大径≦2cm
T2：2cm<最大径≦4cm
T3：最大径>4cm
T4a：
- 口唇：骨髄質,下歯槽神経,口腔低,皮膚(頸または外鼻)に浸潤
- 口腔：骨髄質,舌深層の筋肉/外舌筋,上顎洞,顔面皮膚に浸潤
- 中咽頭：喉頭,舌深層の筋肉/外舌筋,内側翼突筋,硬口蓋,下顎骨に浸潤

T4b：
- 口唇・口腔：咀嚼筋間隙,翼状突起,頭蓋底に浸潤もしくは内頸動脈を全周性に囲む
- 中咽頭：外側翼突筋,翼状突起,上咽頭側壁,頭蓋底に浸潤もしくは内頸動脈を全周性に取り囲む

N因子：所属リンパ節
N0：所属リンパ節に転移なし
N1：最大径≦3cmの同側単発性リンパ節転移
N2a：3cm<最大径≦6cmの同側単発性リンパ節転移
N2b：最大径≦6cmの同側多発性リンパ節転移
N2c：最大径≦6cmの両側／対側リンパ節転移
N3：最大径>6cmのリンパ節転移

M因子：遠隔転移
M0：遠隔転移なし
M1：遠隔転移あり

■Stage分類

Stage	T	N	M
0	Tis	N0	M0
I	T1	N0	M0
II	T2	N0	M0
III	T3	N0	M0
	T1-3	N1	M0
IVA	T4a	N0	M0
	T1-3	N2	M0
IVB	T4b	any N	M0
	any T	N3	M0
IVC	any T	any N	M0

(日本頭頸部癌学会編：部位別臨床病期分類および付属事項［日本頭頸部癌学会編：頭頸部癌取扱い規約］.改訂第4版.金原出版；2005.p23-25, p31-33より)

予後因子

- 一般的には,Hb,Stage,PS,N因子.
- 上咽頭がん：組織型(WHO分類1型が悪い).
- 中咽頭がん：Stage,HPV関連中咽頭がん(予後がいい).
- 喉頭がん：Hb,Stage.

治療方針

■上咽頭がん
- 解剖学的な位置関係より外科的根治切除が困難であること，放射線や抗がん剤の感受性がよいことより，（化学）放射線治療がメインになる．
- 遠隔転移例は抗がん剤単独療法になる．

■上咽頭がん以外のがん
- Stage I / II：切除または放射線療法．
- Stage III/IVの根治切除可能例：切除±術後（化学）放射線療法．
- Stage III/IVの根治切除不能例，または喉頭温存希望例：化学放射線療法．
- Stage IVC：化学療法，緩和医療．

■再発例
- 局所およびリンパ節再発
  - 切除可能：切除±術後（化学）放射線療法．
  - 切除不能：化学療法，または（化学）放射線療法．
- 遠隔転移再発：化学療法．

■切除不能局所進行頭頸部がん，喉頭温存希望例
- CDDP＋RT療法
  - シスプラチン（CDDP）100mg/m² 2〜3時間で点滴静注．day1, 22, 43．
  - 放射線1日1回2Gy．週5回．総線量66〜70Gy．
- FP-RT療法
  - CDDP 80mg/m², day1, 29．
  - 5-FU®400mg/m², day1〜5, day29〜34．
  - 放射線1日1回2Gy．週5回．総線量66〜70Gy．

■術後補助化学放射線療法
- 術後再発のハイリスク症例に対して行う．
- CDDP＋RT療法
  - CDDP100mg/m². day1, 22, 43．
  - 放射線1日1回2Gy．週5回．総線量60〜66Gy．

【ポイント】
- いわゆるEBMでは，CDDP単剤による化学放射線療法が局所進行頭頸部扁平上皮がんにおける標準治療と位置づけられるが，日本ではあまり浸透していない．
- 頭頸部がんの化学放射線療法を行う場合，照射範囲の関係で，高頻度に重篤な口内炎や咽頭炎（粘膜障害）が起こり，嚥下機能低下もこれに伴うため，長期間にわたり経口摂取が困難になることが多い．そのため，治療前に胃瘻を造設することがある（栄養療法として経管栄養を行うため）．また，経管栄養ができない症例に対しては中心静脈栄養を行う．
- 口内炎などの粘膜炎に対しては，適宜，含嗽薬および消炎

治療方針

鎮痛薬を用いる．疼痛コントロールが困難であれば麻薬性鎮痛薬の使用も考慮する．
- 高用量のCDDPを使うので，high riskの悪心・嘔吐に対する制吐薬の予防投与を行う．

■**導入化学療法**
- 欧米では，エビデンスはないが放射線治療前に腫瘍を縮小させること，遠隔転移を抑えることをねらった導入化学療法が行われている．わが国でもかなりの施設がこれを行っている．
- TPF療法
  - CDDP75mg/m^2　day1．
  - ドセタキセル 75mg/m^2　day1．
  - 5-FU®750mg/m^2　day1〜5．
  - 抗生剤の予防投与
  - 予防投与なしだと発熱性好中球減少症の頻度が高いため，原著ではシプロフロキサシン500mgを1日2回，day5〜15に投与している[2]．

■**放射線単独療法**

■**遠隔転移例，放射線照射不能の局所再発切除不能例**
- FP療法
  - CDDP80mg/m^2　day1．
  - 5-FU®800mg/m^2　day1〜5．3〜4週ごと．

新規薬剤
- 頭頸部がんにおいては，上皮成長因子受容体（EGFR）が高頻度に発現している．
- 抗EGFR抗体セツキシマブ（アービタックス®）は，頭頸部がんに対しても抗腫瘍効果を認められていた．前治療歴のない遠隔転移・再発の頭頸部扁平上皮がんを対象にCDDP＋5-FU®±セツキシマブのランダム化比較試験が行われセツキシマブ群のほうが全生存期間を有意に延長した．また局所進行頭頸部扁平上皮がんを対象に放射線治療±セツキシマブのランダム化比較試験が行われ，全生存期間でセツキシマブ群のほうが有意に延長していた．わが国でも承認申請の治験が終了している．

文献
1) 日本頭頸部癌学会編：部位別臨床病期分類および付属事項（日本頭頸部癌学会編：頭頸部癌取扱い規約）．改訂第4版．金原出版；2005．p22-33
2) Vermorken JB, et al：Cisplatin, fluorouracil, and docetaxel in unresectable head and neck cancer. N Engl J Med, 2007；357：1695-1704

池田 宇次

白血病

疫学
- 1年間に人口10万人あたりの急性白血病は5～6人,慢性白血病は2～3人の発症とされる.
- 発症のピークは高齢者にあるが,若年者の発症も多い.

リスクファクター
- 一般的には,日常生活のなかでの明らかなリスクファクターはない.
- 成人T細胞白血病についてはHTLV-I感染が必要条件であり,HTLV-Iキャリアの1～10％に発症する.
- 慢性骨髄性白血病や骨髄異形成症候群には,広島,長崎などでの強い放射線被曝がリスクとなる.

病態と症状
- 白血球または白血球になろうとする細胞ががん化して無尽蔵に増殖することが,疾患の本態である.
- 白血病細胞が増殖すること自体よりも,腫瘍細胞によって骨髄が占拠されるために,正常造血が妨げられることが問題となる.
- 正常白血球減少による感染,赤血球減少による貧血,血小板減少による出血が症状として現れる.
- 白血病細胞の増殖による骨痛や発熱を生じることがある.
- 播種性血管内凝固を併発することも多い.特に急性前骨髄球性白血病には線溶亢進の強い播種性血管内凝固が必発である.
- 中枢神経浸潤も多くみられる.

診断と検査
- 白血球数の増加または減少,貧血,血小板減少,LDHや尿酸値の上昇,凝固異常などをきたしていることが多い.
- 一般的な採血でもおよそ診断がつくこともあるが,骨髄有核細胞に占める白血病細胞の割合が20％を超えている場合に診断が確定するため,骨髄穿刺検査が必須である.
- 骨髄穿刺検査においては,塗抹標本の検鏡のほかに,白血病細胞の表面抗原解析や染色体解析が不可欠である.
- PCR法やFISH法により原因遺伝子を特定できる場合も多く,疾患の確定や治療法の選択,リスク分類,残存微少病変の検出などにきわめて重要である.

分類
- 急性白血病は,腫瘍細胞の起源と分化段階および原因遺伝子によって分類される.
- 大きくは急性骨髄性白血病と急性リンパ性白血病に分けられ,それぞれがさらにいくつかに細分される.
- 従来はFAB分類という形態学的分類が行われてきたが,現在は主としてWHO分類が用いられる.この細分類は,白血病の原因遺伝子を加味して分類することで,より病因に基

分類

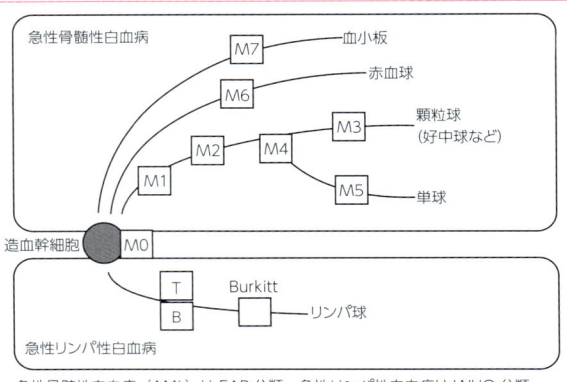

づいたものになっている（図1）．

```
急性骨髄性白血病
                    ┌─ M7 ──── 血小板
                    ├─ M6 ──── 赤血球
                    │    ┌─ M3 ──── 顆粒球
                    ├─ M2 ─ M4       （好中球など）
                    ├─ M1    └─ M5 ──── 単球
造血幹細胞 ─ M0
                    ┌─ T ── Burkitt
                    └─ B ──────── リンパ球
急性リンパ性白血病
```

急性骨髄性白血病（AML）はFAB分類，急性リンパ性白血病はWHO分類
M3＝急性前骨髄球性白血病，M4＝急性骨髄単球性白血病，M5＝急性単球性白血病，M6＝赤白血病，M7＝巨核球性白血病，Burkitt＝バーキット型（成熟B細胞型）

■図1　急性白血病における血球分化と疾患分類の関連イメージ

病期分類

- 急性白血病に病期分類という概念はない．
- 原因遺伝子や診断・治療時の状況によりリスク分類が行われる．
  - いくつかあるリスク分類のうち，代表的なものを表1に示す．
  - リスク分類は治療選択で大きな要因となる．
- 慢性骨髄性白血病は，慢性期，移行期，急性転化期に分かれる．
- 慢性リンパ性白血病はRai分類などにより，慢性期，活動期に分けられる．

■表1　急性白血病のリスク分類の例

急性骨髄性白血病
- 予後良好群：t（8；21），inv（16），t（15；17）などの染色体異常
  - 化学療法での5年生存率は55〜60％
  - t（15；17）をもつAPLは約85％の長期生存
  - 初回治療時は原則として移植は行わない
- 中間群：正常核型，＋8，＋6など
  - 化学療法での5年生存率は約40％
  - 移植ドナーの条件や患者の希望などを加味して個別に判断する
- 予後不良群：複雑核型，11q異常，t（6；9），－5など
  - 化学療法での5年生存率は約10％
  - ドナーがいる限り初回寛解時に移植を行う

病期分類

■表1 急性白血病のリスク分類の例（つづき）

急性リンパ性白血病
・以下のどれかにあてはまれば，5年生存率は30%以下
　・30歳以上
　・初診時白血球30000以上
　・寛解到達まで4週以上
　・t（9；22），t（4；11），t（1；19）などの染色体異常
・ドナーがいる限り初回寛解時に移植を行う

治療

■化学療法・分子標的療法

- 急性白血病治療の基本は多剤併用化学療法である．寛解導入療法として強力な化学療法が行われ，初回寛解が得られた場合は地固め療法が行われる．大まかな治療の流れを図2に示す．

- 骨髄塗抹標本を検鏡して腫瘍細胞がみられないものを「血液学的寛解」とよび，腫瘍特異的な遺伝子をPCR法で検出するなど，分子生物学的な高感度検査でも残存腫瘍が検出できないものを「分子生物学的寛解」とよぶ．

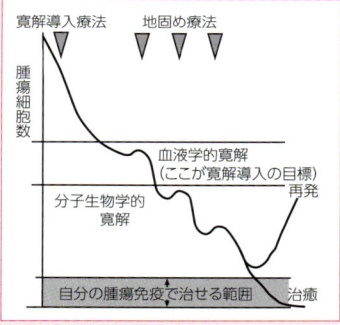

■図2 急性白血病治療の流れ

- 急性骨髄性白血病は，アントラサイクリン系抗がん剤とシタラビンを用いた化学療法が標準的で，初回寛解が得られれば，地固め療法までで治療が完遂する．

- 急性リンパ性白血病の場合は，アントラサイクリンやシタラビンに加えて，シクロホスファミド，ビンカアルカロイド，ステロイド，L-アスパラギナーゼ，メトトレキサートなども併用する．寛解を得て地固め療法を行った後も，引き続いて維持療法を行う必要がある．

- フィラデルフィア染色体陽性白血病（慢性骨髄性白血病，急性リンパ性白血病の一部）に対しては，チミジンキナーゼ阻害薬（イマチニブ，ニロチニブ，ダサチニブ）が分子標的治療薬として用いられる．

- PML/RARα融合遺伝子が原因となっている急性前骨髄球性白血病（AML/M3）に対しては，ATRA（ベサノイド®）が分子標的治療薬として用いられる．

■造血幹細胞移植

- 通常の化学療法・分子標的療法以外の治療法として造血幹

治療

細胞移植があり，急性白血病に対しては，主として同種移植（他人の造血幹細胞を用いる移植）が行われる．
- 同種移植の基本的な考え方は，強力な化学療法に加えて，移植された造血幹細胞が構築した免疫による免疫療法の効果（移植片対腫瘍効果［GVT］効果）を期待するものである（図3）．

■図3　同種移植の治療効果

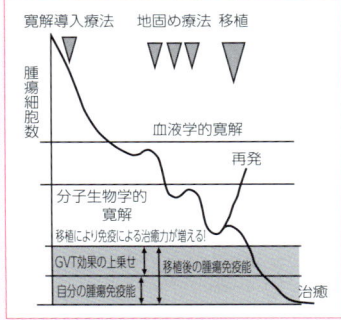

- 高齢者や臓器予備能が低下している症例などに対しては，前処置の強度を下げて毒性を回避し，より免疫療法の効果に的を絞った骨髄非破壊的移植が選択される．
- 同種移植は，移植片対宿主病（GVHD）やウイルス感染などの合併症により，30％程度が命を落とす，きわめて危険な治療である．通常の化学療法だけでは再発する可能性が高く，移植そのものの危険性を差し引いても，寛解後の再発予防として行うほうがよいと考えられる症例だけに検討すべき治療である（表1）．

合併症

- 白血病治療に伴う合併症は致死率も高く，ICU的な管理・観察が求められる．しかしそれを乗り越えれば治癒を期待できる疾患であり，合併症管理の重要度はきわめて大きい．
- 治療開始早期は腫瘍崩壊症候群，播種性血管内凝固が生じやすく，尿量（水分バランス）や出血傾向の有無，バイタルサインの変化が観察ポイントとなる．
- 疾患そのものによる正常血球の減少があるうえに，強力な化学療法を行うため，骨髄抑制は他の疾患治療時とは比較にならないほど強い．したがって感染症，貧血，出血が主たる合併症となる．特に骨髄抑制期の感染症を乗り切れるかどうかが，治療成功のカギとなる（図4）．
- 敗血症などの重症感染症を生じる可能性が高く，時間単位で病状が急激に変化するため，感染徴候やバイタルサインの変化を見逃さずに治療を開始・変更することがきわめて重要となる．
- 薬剤に特徴的な合併症として，出血性膀胱炎（シクロホスファミド），心機能障害（アントラサイクリン，シクロホスファミド），末梢神経障害（ビンカアルカロイド），粘膜障

合併症

害（シタラビン，メトトレキサート），腎障害（メトトレキサート），高血糖（ステロイド）などがある．

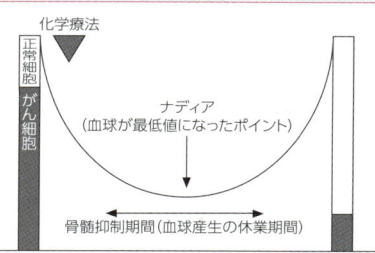

化学療法の成功の条件
1．がん細胞自体が抗がん剤に反応して死んでいくこと
2．正常細胞のほうが，がん細胞よりも元気に回復すること
3．正常細胞・正常臓器が抗がん剤の毒性に耐えられること
4．骨髄抑制期を安全に乗り切ること

対応策
1．無菌室やアイソレーターによる気道感染対策
2．抗菌薬やセルフケアによる日和見感染対策
3．輸血による貧血・出血予防
4．骨髄抑制時の重症感染症への早急な対処

■図4　化学療法合併症の管理

白血病治療・看護の特殊性

- 急性白血病は進行がきわめて急速なため，初診当日に緊急入院となり，即日化学療法が開始されることも多い．さらに入院期間は数か月に及ぶ．患者は突然の悪性疾患告知と治療への参加，長期の入院生活を余儀なくされるため，心理的サポートが重要となる．
- 長期予後が期待でき，若年者にも多い疾患であるため，治療開始前の配偶子保存の検討や，社会復帰を視野に入れた指導が必要となる．
- 同種幹細胞移植の適応判断には，リスク分類などによる予後予測以外に，ドナーの条件がきわめて重要である．さらにフローチャートでは表せない，患者の価値観や家族背景などを加味した総合的判断が必要となる．

> **ココがポイント！** 患者にとっては突然の出来事で，緊急対応を余儀なくされるため，心理的サポートは必須！

> **ココがポイント！** 長期予後が期待できるため，社会復帰等を視野に入れた患者対応が必要！

池田 宇次

悪性リンパ腫

疫学
- 最も多い造血器悪性腫瘍で，年々増加傾向にある．1年間に人口10万人あたり15〜20人の発症とされる．
- わが国ではホジキンリンパ腫は少なく，その大多数は非ホジキンリンパ腫である．特に，びまん性大細胞型リンパ腫が最多を占める．
- 絶対数は高齢層に多いが，若年発症も多く，特にホジキンリンパ腫では20歳前後にも発症のピークがある．

リスクファクター
- 一般的には，日常生活のなかでの明らかなリスクファクターはない．
- 成人T細胞リンパ腫についてはHTLV-Ⅰ感染が必要条件であり，HTLV-Ⅰキャリアの1〜10％に発症する．

病態と症状
- 未成熟なリンパ球が骨髄でがん化したものが急性リンパ性白血病であるが，一定の分化段階まで成熟したリンパ球が骨髄の外でがん化した場合が，悪性リンパ腫となる（図1）．

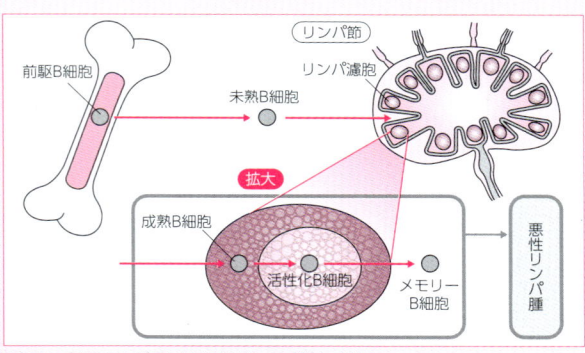

■図1 悪性リンパ腫（B細胞性）の起源・病態

- どのリンパ球が，どの成熟段階でがん化したかによって組織型が異なり，悪性リンパ腫の多様性を生み出している．
- 成熟リンパ球は主としてリンパ組織に分布するため，体表リンパ節の腫大を主訴に受診することが多いが，全身のどの臓器にどのような形態で出現してもおかしくない．
- したがって，症状はきわめて多彩である．特殊な例としては，胸水や腹水だけが出現する場合や，血管内でのみ増殖する場合，脳腫瘍や骨腫瘍としてみつかる場合，皮膚や眼に生じる場合などもある．
- ホジキンリンパ腫は，一般的に病変が連続性に進展するこ

病態と症状

- とが特徴とされる.
- 腫瘍に随伴する症状として,発熱,盗汗(寝汗),体重減少が生じることがある.これらをB症状とよび,臨床病期分類の際に併記する.これらの症状は治療を急ぐべき目安の一つとなる.

診断と検査

- 組織型ごとに疾患の性質や進行速度,治療法が大きく異なるため,悪性リンパ腫という疾患名はあくまで総称的な初期診断名にすぎない.
- 吸引細胞診では診断がつかないことが多く,腫瘍組織の生検による組織型診断が必須である.可能な限り腫脹リンパ節全体か,皮膜を含んだくさび状の組織を採取する.
- 採取した検体は,病理検査のみでなく,腫瘍細胞の表面抗原解析や染色体解析に提出することが重要である.
- 病勢や病状を知るうえで,血清LDH,CRP,血球数をはじめとする一般的な検査に加えて,免疫グロブリンや凝固異常,EBウイルスやHIVウイルス,HTLV-Ⅰの感染の有無などを調べる必要がある.
- 腫瘍マーカーとして,可溶性インターロイキン-2受容体が上昇していることがあるが,これのみで診断が確定するわけではない.
- 化学療法の選択・管理のために,臓器予備能を評価する検査が必要である.

分類

- 病型分類はきわめて複雑で多岐にわたるため,代表的なものだけを**表1**に示す.

■表1 悪性リンパ腫の主要な組織病型

ホジキンリンパ腫
- 結節性リンパ球優位型ホジキンリンパ腫
- 古典的ホジキンリンパ腫
  - リンパ球優位型
  - 結節硬化型
  - 混合細胞型
  - リンパ球減少型

非ホジキンリンパ腫
- 低悪性度群:年単位で緩徐に進行する
  - 濾胞性リンパ腫
  - MALTリンパ腫
  - リンパ形質細胞性リンパ腫 など
- 中等度悪性群:最も多い病型で,月の単位で進行する
  - びまん性大細胞型B細胞リンパ腫
  - マントル細胞リンパ腫
  - 濾胞性リンパ腫の一部
  - 末梢性T細胞リンパ腫
  - 未分化大細胞型リンパ腫 など
- 高悪性群:週の単位で急速に進行する

分類

■表1 悪性リンパ腫の主要な組織病型（つづき）

- バーキット型リンパ腫
- リンパ芽球性リンパ腫　など

- 非ホジキンリンパ腫は，「リンパ腫細胞がB細胞とT細胞のどちらに由来するか」と「疾患が進行する速度」の2つの観点でグループ分けされる．一般的には，低悪性度群は「年」の単位，中等度悪性群は「月」の単位，高悪性度群は「週」の単位で進行する．
- 非ホジキンリンパ腫の病型分類は治療法の選択に必須であるが，ホジキンリンパ腫の場合は病型による治療法の違いはない．

病期分類

- 臨床病期は，病変が存在するリンパ領域と随伴症状によって，図2のように決定する．
- 病期分類は，予後予測のためのリスク（表2）を決定する一つの因子にはなるが，直接予後を規定するわけではないので，注意が必要である．

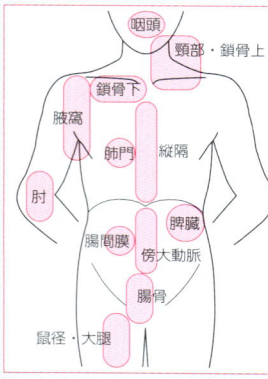

Stage I
- 1つのリンパ領域

Stage II
- 横隔膜を越えない2つのリンパ領域

Stage III
- 横隔膜をまたぐ複数のリンパ領域

Stage IV
- リンパ組織外臓器へのびまん性浸潤
- 肝臓・骨髄・中枢神経への浸潤

B症状
- 原因不明の38度以上の発熱
- 盗汗・寝汗
- 6か月で10％以上の体重減少

（部位ラベル：咽頭，頸部・鎖骨上，鎖骨下，腋窩，肘，肺門，縦隔，腸間膜，脾臓，傍大動脈，腸骨，鼠径・大腿）

■図2　悪性リンパ腫の病期診断（Ann Arbor分類）

■表2　悪性リンパ腫の予後因子

ホジキンリンパ腫
- 予後因子
  - 血清アルブミン<4mg/dL　・ヘモグロビン<10.5g/dL
  - 45歳以上　・男性
  - 臨床病期IV　・白血球>15,000/μL
  - リンパ球減少（600/μL以下，または白血球の8％未満）
- 予後因子の該当数と長期生存率
  - 0，1： 90％
  - 2，3： 80％
  - 4： 65％
  - 4〜： 50％

病期分類

■表2 悪性リンパ腫の予後因子（つづき）

非ホジキンリンパ腫
・予後因子
　・61歳以上
　・臨床病期Ⅳ
　・PS：3～4
　・血清LDHの上昇
　・節外病変2か所以上
・予後因子の該当数と長期生存率
　・0, 1： 75％
　・2： 50％
　・3： 40％
　・4： 25％

治療

■治療方法
- 標準的R-CHOP療法
  - リツキシマブ：375mg/m^2, day1 div
  - エンドキサン：750mg/m^2, day2 div
  - ドキソルビシン：50mg/m^2, day2 div
  - ビンクリスチン：1.4mg/m^2 (max 2mg), day2 iv
  - プレドニゾロン：60mg/m^2, day2～5 po

■ホジキンリンパ腫
- ABVD療法（ドキソルビシン，ブレオマイシン，ビンブラスチン，ダカルバジン）が最も標準的である．本治療法は点滴を2週間ごとに繰り返し，2回で1コースとするものである．
- 臨床病期がⅠまたはⅡAの場合（限局期）は，ABVD療法を6コース施行するか，4コース施行したうえで局所放射線照射を追加するのが一般的だが，放射線照射だけで化学療法を不要とする考え方もある．
- 臨床病期ⅡB以上の場合（非限局期）は，ABVD療法を6～8コース施行する．原発巣が巨大な場合には放射線照射の追加を検討する．

■非ホジキンリンパ腫
- 中等度悪性非ホジキンリンパ腫の治療としては，CHOP療法（シクロホファミド，ドキソルビシン，ビンクリスチン，プレドニゾロン）が標準的で，3週間ごとに6～8コースを施行する．
  - 臨床病期がⅠまたはⅡの場合は，3コース施行後に局所放射線照射を追加しても，同等の治療効果が期待できる．
  - 高齢者には，原法を減量して投与するのが一般的である．
- 非ホジキンリンパ腫の多数を占めるB細胞リンパ腫は，CD20という表面抗原を発現していることが多い．これらの腫瘍に対してはリツキシマブ（抗CD20抗体）を治療に用いることができる．

治療

- リツキシマブは他の血球や毛髪，消化管粘膜などを傷害することなく，CD20を発現する腫瘍細胞を治療することができる．非常に治療効果が高く，前出のCHOP療法と組み合わせたR-CHOP療法が，CD20陽性B細胞リンパ腫の標準的治療となっている．
- 低悪性度非ホジキンリンパ腫に対しても，R-CHOP療法が標準的治療となるが，病型・病状によっては，経過観察やヘリコバクター・ピロリの除菌，局所放射線照射，リツキシマブ単独治療なども選択肢となる．
- マントル細胞リンパ腫や高悪性度非ホジキンリンパ腫に対しては，CHOP療法ではなく，Hyper-CVAD/MA間歇療法などの強力な化学療法が選択される．

■再発例など

- 再発例に対してはサルベージ療法が行われるが，中等度悪性群以上ではCHASE療法，ESHAP療法，ICE療法などが用いられる．低悪性度群に対しては，フルダラビン，ベンダムスチン，イットリウム-90-イブリツモマブ（ゼヴァリン®）などが用いられる．
- 中等度悪性群の化学療法反応性の再発例や高リスク群の若年者では，再寛解を得られた場合の追加治療として，自己造血幹細胞移植療法（予め自分の造血幹細胞を取っておいて，治療後に戻すことで骨髄の死滅を回避することにより，抗がん剤の用量を極限まで高める治療）を行うことが多い．
- T細胞リンパ腫や再発を繰り返す低悪性度リンパ腫に対しては，同種造血幹細胞移植の有用性が高い．特に成人T細胞性白血病リンパ腫をはじめとするT細胞リンパ腫に対しては，積極的に検討すべき治療である．

合併症

- リツキシマブは，初回投与時に高い確率でアレルギー症状を引き起こすため，抗ヒスタミン剤やNSAIDs，ステロイドなどを前投薬として用いる必要がある．
- 他の薬剤に特徴的な合併症として，出血性膀胱炎（シクロホスファミド），心機能障害（アントラサイクリン，シクロホスファミド），末梢神経障害（ビンカアルカロイド），高血糖・夜間せん妄（ステロイド）などがある．
- 放射線照射では，照射野に含まれる臓器に合併症が生じる．たとえば口腔〜頸部照射での唾液分泌不全や甲状腺機能低下，肺野を含む照射での放射線肺臓炎などがある．

> **ココがポイント！** 標準的初期治療は外来で行うことが多く，副作用のポイントを押さえた生活指導が重要！

乳がん

■疾患の特徴

- 女性がん罹患率の第1位で，年間約3万5,000人が乳がんを発症し，約1万人が死亡．
- 欧米では2000年代からやや減少傾向．
- わが国では乳がんはまれな疾患であったが，ライフスタイルの変化（肥満，高脂肪食，初経年齢の低下，閉経年齢の上昇，経口避妊薬，喫煙など，多くは「西洋化」の結果）により増加．
- 家族歴は約10%，男性乳がんは0.5%．
- 卵巣がんにも関連するBRCA1/2遺伝子の変異を認める場合，濃厚な家族歴もあり．
- 発症時期は閉経後が2/3，ピークは57.9歳．

■組織分類と病期分類（表1）

- 乳管がん（腺がん）が最も多く，全体の約9割．
- がん細胞が乳管内にとどまる非浸潤がん（DCIS）と乳管外へ浸潤する浸潤がん（IDC）があり，多くは後者．
- IDCで最も多いものは硬がんと乳頭腺管がん，続いて充実腺管がん．
- 診断・治療においてホルモン・HER2受容体の発現状況は必須．
- エストロゲン受容体（ER）陽性率は約75％，プロゲステロン受容体（PR）陽性率は約60％．
- HER2受容体陽性率は約15％．
- 細胞増殖マーカーのKi-67が 10〜20％以上を示すものは増殖能が高い．

■表1　UICC分類（2003年改訂版）

0期	非浸潤がん	
Ⅰ期	腫瘍径1.0〜2.0cm**かつ**同側腋窩リンパ節転移なし	早期乳がん (EBC)
Ⅱ期	ⅡA期：①腫瘍径0.5〜2cm**かつ**同側腋窩リンパ節転移なし，または②腫瘍径0.5cm以下**かつ**同側腋窩リンパ節転移あり	早期乳がん (EBC)
Ⅱ期	ⅡB期：①腫瘍径2.0〜5.0cm**かつ**同側腋窩リンパ節転移なし，または②腫瘍径0.5〜2.0cm**かつ**同側腋窩リンパ節転移あり	早期乳がん (EBC)
Ⅲ期	ⅢA期：腫瘍径5.0cm以上でⅢB・C期以外	転移性乳がん (MBC)
Ⅲ期	ⅢB期：腫瘍径にかかわらず胸壁固定または皮膚浸潤あり	転移性乳がん (MBC)
Ⅲ期	ⅢC期：腫瘍径にかかわらず①同側鎖骨上リンパ節転移あり，②鎖骨下リンパ節転移あり，または③同側腋窩リンパ節＋傍胸骨リンパ節転移あり	転移性乳がん (MBC)
Ⅳ期	遠隔転移を有する（同側鎖骨上リンパ節転移はⅢC期に相当する）	転移性乳がん (MBC)

早期乳がん（EBC）

■症候と診断
- 症候として腫瘤触知，皮膚の陥凹・発赤，疼痛など．
- 自己発見が2/3，乳がん検診での発見は1/3．
- マンモグラフィ・超音波検査ののち，core needle biopsyにより確定診断．
- 造影CTと骨シンチで病期決定．

■治療方針

病期	0	I	IIA, IIB	IIIA, IIIB	IIIC, IV

リンパ節転移：IIA,IIB→なし／あり，IIIA,IIIB→術前化学療法

IIIC,IV→緩和的化学療法・内分泌療法・放射線療法

→手術（各病期）

リスク：I→低／高

高リスク→術後化学療法

ER・PR陽性例→術後内分泌療法
HER2陽性例→術後トラスツズマブ療法

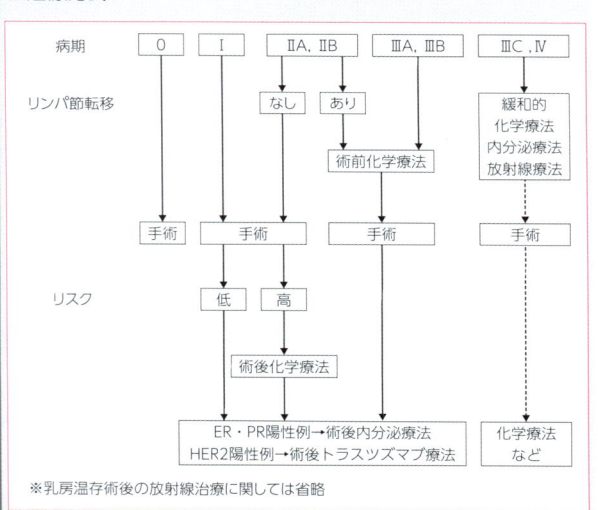

IIIC,IV 手術後→化学療法など

※乳房温存術後の放射線治療に関しては省略

■図　静岡県立静岡がんセンターにおける病期ごとの治療方針（概略）

■治療の実際と看護のポイント
- 術前・術後化学療法のレジメンとして頻用されるものは，以下のとおり（詳細は表2）．
  - EC（AC）療法．
  - FEC療法．
  - 3週ごとパクリタキセル療法3wPAC（PTX）．
  - 3週ごとドセタキセル療法3wDOC（DTX）．
  - ドセタキセル＋シクロホスファミド療法（TC）．
- HER2陽性の場合は3週ごとトラスツズマブ療法3wHERを1年（タキサン系薬剤と併用の場合は，併用で12週の後HER単独で）継続．
- 「化学療法は初体験」であり，嘔気・脱毛への恐怖心が強いため，**治癒をめざした治療として最初で最後のチャンス**であることを十分説明．

■表2　主な化学療法のレジメン（EBC・MBC）

レジメン	間隔(日)	薬剤	投与量	投与(day)	経路	点滴時間/内服方法	適応 EBC	適応 MBC	催吐性
EC	21	EPI	70(90)mg/m²	1	div	30分	○	△	高
		CY	600mg/m²			60分			

- 病態によりEPIの投与量を決定する
- MBCにおいてはEPIの累積投与量が800〜900mg/m²を超えないよう注意する

レジメン	間隔(日)	薬剤	投与量	投与(day)	経路	点滴時間	適応 EBC	適応 MBC	催吐性
FEC	21	EPI	75(100)mg/m²	1	div	30分	○	△	高
		CY	500mg/m²			60分			
		5-FU®	500mg/m²			10分			

- 留意点はECに同じ

| 3wPAC | 21 | PAC | 175mg/m² | 1 | div | 3時間 | ○ | △ | 低 |

- HER2陽性EBCの術後療法では、3wHERと組み合わせて投与する

| 3wDOC | 21 | DOC | 60(75)mg/m² | 1 | div | 60分 | ○ | △ | 低 |

- HER2陽性EBCの術後療法では、3wHERと組み合わせて投与する

| TC | 21 | DOC | 75mg/m² | 1 | div | 60分 | ○ | × | 中 |
| | | CY | 600mg/m² | | | 60分 | | | |

- 術後療法では4サイクルが基本であり、6サイクルの優越性は証明されていない
- 浮腫、倦怠感の副作用は蓄積性があるため、MBCには不適

| 3wHER | 21 | HER | 初回8mg/kg 以降6mg/kg | 1 | div | 初回90分 以降60分* | ○ | × | 無 |

- HER2陽性EBCの術後療法では、HERの総投与期間は52週（1年）となる

| wPAC | 28 | PAC | 80mg/m² | 1, 8, 15 | div | 60分 | △ | ○ | 低 |

- MBCでは治療期間が長くなるため、副作用（末梢神経障害、耐糖能障害）の蓄積に注意する

| GT | 21 | GEM | 1,250mg/m² | 1, 8 | div | 30分 | △ | ○ | 低 |
| | | PAC | 175mg/m² | 1 | | 3時間 | | | |

- GEMにより高頻度に発熱・発疹をみるが、通常は治療継続可能である

| XT | 21 | XEL | 1,250mg/m² | 1 | po | 分2, day 15〜21休薬 | △ | ○ | 低 |
| | | DOC | 50mg/m² | | div | 60分 | | | |

- 毒性（爪囲炎、手足症候群、浮腫）が比較的高いので、注意する
- 爪囲炎の予防として、当センターではフローズングローブを試みている

wPAC +HER	28	PAC	80mg/m²	1, 8, 15	div	60分	×	○	低
		HER	初回4mg/kg 以降2mg/kg	1, 8, 15, 22		初回90分 以降60分*			
wVNR +HER	21	VNR	25mg/m²	1, 8	div	5分	×	○	低
		HER	初回4mg/kg 以降2mg/kg	1, 8, 15		初回90分 以降60分*			

- 血管炎を高頻度に合併するため、中心静脈ポート留置が望ましい

| LAP +CAP | 21 | LAP | 1,250mg/日 | 1〜21 | po | 分1, 満腹時を避けて | × | ○ | 低 |
| | | CAP | 2,000mg/m² | 1〜14 | | 分2, day 15〜21休薬 | | | |

- 減量よりも休薬が治療を継続するためのコツである

○よい適応である、△使用されることもある、×保険適応がない、または副作用の面から行うべきでない
＊忍容であれば30分も可

転移性乳がん（MBC）

■ **症候と診断**
- 転移の部位により症候はさまざま.
- 診断には適切な画像診断で全身状態を把握すること（MEMO「画像診断」参照）.
- HER2陽性や肝転移を認める場合，中枢神経系転移のリスクが高くなるため，スクリーニングが必要.

■ **治療方針**
- MBCに対する治療の目標はcure（疾患の治癒）ではなくcare（症状の改善・余命の延長）であるため，以下のアセスメントがきわめて重要.
  ①少なくとも3か月以上の余命が期待できるか.
  ②ECOG PSが2以下か.
- 具体的にどのような薬剤を使用すべきかにあたっては，以下の情報をもとに判断.
  ③現時点で生命を脅かす病変・症候（多発肝転移，肺がん性リンパ管症，高カルシウム血症など）.
  ④がん細胞におけるER, PR, HER2の発現状況.
  ⑤薬剤投与歴と最良効果.
  ⑥蓄積性の副作用の有無（特にアントラサイクリン系薬剤の累積投与量は必ず把握）.
- ①および②を満たさない場合，化学療法の適応なし.
- ③〜⑥を総合的に判断し，レジメンを決定.

MEMO
トリプルネガティブ乳がん（TNBC）
・ER・PR・HER2とも陰性の乳がんで，その治療抵抗性から，近年注目されている．乳がん全体の約10％を占める．ゲムシタビン＋カルボプラチン療法が比較的有効とされるが，わが国では後者の乳がんに対する保険適用がない．
・TNBCの治療抵抗性にはDNA修復酵素であるPARP1/2が関与している場合があり，PARP1の阻害薬であるイニパリブが有望視されている．

MEMO
画像検査
・局所診断にはマンモグラフィと超音波検査があるが，若年者や乳房の小さい人は後者が適する．
・全身状態を把握するためには造影CTと骨シンチの組み合わせが基本．
・PETは得られる情報が少なく，標準的とはいえない．
・脳転移の評価はCTではなく造影MRIが適する．

転移性乳がん（MBC）

- 術前術後療法の普及によりアントラサイクリン・タキサン系薬剤既治療例が増加しているため，可能な限り非交叉耐性の薬剤を選択．
- MEMO「減量・投与延期の基準」を参照．

■**治療の実際と看護のポイント**

- 術前・術後化学療法のレジメンとして頻用されるものは，以下のとおり（詳細は表2）．

①**Weekly-PAC療法（毎週投与パクリタキセル療法）**
- 適応と禁忌
  - ○：HER2陰性MBCの第一次治療．
  - ×：アルコール不耐症，アレルギー，高度の末梢神経障害合併，慢性ウイルス肝炎合併．
- **ポイント**
  - 末梢神経障害（しびれ，便秘，味覚変化），脱毛，耐糖能異常（併用するステロイドによる）．
  - アルコール含有製剤であり，自動車で来院しないよう指導．
  - 便秘の頻度は高く，早期から出現するため，緩下薬を併用．
  - 末梢神経障害は足底の異常感覚または指尖部のしびれから自覚される．
  - ステロイドによる体重増加に注意（経過によりステロイドの減量を考慮）．

②**GT療法（ゲムシタビン-パクリタキセル療法）**
- 適応と禁忌
  - ○：HER2陰性MBCの第一次（第二次）治療，特にDOC既治療例．
  - ×：PACの禁忌に準ずる．
- **ポイント**
  - 投与早期の筋肉痛（T）・発熱（G）・発疹（G），後期の末梢神経障害（T）・間質性肺炎（G）．
  - ※T：パクリタキセルによる副作用，G：ゲムシタビンによる副作用．

MEMO
減量・投与延期の基準（静岡県立静岡がんセンターにおける考え方，抜粋）
- Grade 4の血液毒性・発熱性好中球減少症・Grade 3の非血液毒性を観察した場合，次コースより20％減量（再増量はしない）．
- 上記の場合，非血液毒性がGrade 2以下（可能であればGrade 1以下）に回復したことを確認してから投与を再開．
- 超高齢者（75歳以上）や臓器機能が低下している場合，初回から20〜25％の減量を検討．
- MBCではさらに柔軟な（たとえば投与間隔の延期）運用を心がける．

転移性乳がん（MBC）

- 3wPAC療法におけるポイントに加え，発熱・発疹の頻度が高いことを指導．

③ＸＴ療法（カペシタビン-ドセタキセル療法）
- 適応と禁忌
  - ○：MBCの第一次（第二次）治療，特にPAC既治療例．
  - ×：高度の末梢神経障害合併，慢性ウイルス肝炎合併．
- ポイント
  - 好中球減少（Ｔ），手足症候群（Ｘ），体液貯留（Ｔ），鼻涙管閉塞（Ｔ）．
  - ※Ｘ：カペシタビンによる副作用，Ｔ：ドセタキセルによる副作用．
  - 手足症候群は保湿による予防が重要であり，セルフケアを指導．

④Weekly-PAC＋HER療法（毎週投与パクリタキセル＋トラスツズマブ療法）
- 適応と禁忌
  - ○：HER2陽性MBCの第一次治療．
  - ×：PAC，HERに準ずる．
- ポイント
  - PAC，HERに準ずる．

⑤Weekly-VNR＋HER療法（毎週投与ビノレルビン＋パクリタキセル療法）
- 適応と禁忌
  - ○：HER2陽性MBCの第二次（第三次）治療．
  - ×：化学療法による血管炎の既往，静脈アクセスが困難な例．
- ポイント
  - 血管炎・間質性肺炎（Ｖ）．
  - ※Ｖ：ビノレルビンによる副作用．
- 血管炎は高頻度であるので，あらかじめ中心静脈ポート留置を推奨．

⑥ラパチニブ＋カペシタビン療法
- 適応と禁忌
  - ○：HER2陽性MBCの第二次（第三次）治療．
  - ×：心機能障害例．
- ポイント
  - 皮疹・下痢・肝機能障害（Ｌ），手足症候群（Ｃ）．
  - ※Ｌ：ラパチニブによる副作用，Ｃ：カペシタビンによる副作用．
- 未経験の副作用が多いため，資料を用いて指導．
- 内服方法が複雑で剤型も大きいため，コンプライアンス維持が重要．

【フローズングローブ】
- DOCやPACによる爪甲変形・爪周囲炎を軽減する目的で、点滴中の手指を冷却することが試みられている．
- 特にMBCで治療が長期化する場合に考慮すべきである．

【骨転移のマネジメント】
- 溶骨性（または混合性）骨転移が出現した場合、無症状であってもゾレドロン酸（ゾメタ®）の適応と考えられる．
- ゾレドロン酸の副作用として、投与後数日にみられる発熱、骨痛などが代表的であるが、看過できない副作用として顎骨壊死および腎機能障害がある．
- 現在、より高い効果と安全性を求め、骨破壊に関与する破骨細胞を抑制するデノスマブが米国で承認され、わが国でも近い将来承認の予定である．

【新規抗がん剤】
- 本稿執筆時点では未承認であるが、近い将来使用可能と考えられる薬剤を紹介する．
  - エリブリン（ハラヴェン®）：新規チュブリン合成阻害薬であり、アントラサイクリン・タキサン耐性MBCにおいて全生存期間の延長がみられた．主な副作用は好中球減少、末梢神経障害などである．点滴時間が短い（5分以内）点も特徴的である．
  - ベバシズマブ（アバスチン®）：すでに大腸がん、肺がんなどで使用されているので詳細は他項を参照されたいが、海外ではMBCに対し、パクリタキセルとの併用療法が認められている．

武隈 宗孝

子宮がん

婦人科臓器の構造

- 婦人科臓器は子宮体部，頸部，腟部，卵管，卵巣で構成されている．本稿では，子宮頸がん，および子宮体がんについて述べる（図1）．

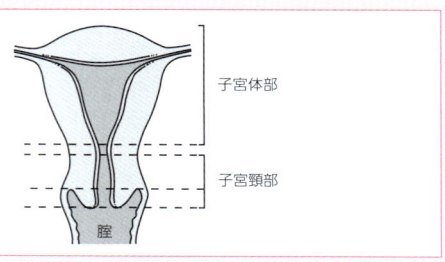

■図1　婦人科臓器の構造
(武田佳彦編：産婦人科手術のための解剖学．メジカルビュー社；1999．p39より)

疫学とリスクファクター

■疫学
- 子宮がんの罹患数は死亡数の2倍以上であり，生存率は比較的高い．
- 頸がんでは20歳代後半から40歳代前後まで増加した後，横ばいになり，70歳代後半以降再び増加するのに対し，体がんでは40歳代後半から増加し，50〜60歳代にピークを迎え，その後減少する．
- 子宮体がんの罹患数は急激に増加傾向である．
- 子宮頸がん/子宮体がん＝4.5/1（1985年）から2.1/1（1993年）．

■リスクファクター
- 子宮頸がん：経産回数，初回性交年齢，複数の性交パートナー，喫煙，経済的下層など．
- 子宮体がん：ホルモン療法，遅い閉経年齢，妊娠歴なし，多嚢胞性卵巣，肥満，糖尿病など．また家族性大腸がん症候群などの遺伝的素因．

子宮頸がん

- 子宮頸がんに対する細胞診スクリーニングは有効である．死亡率を70％低下させる．
- 近年，発生原因としてHPVとの関連が明らかになった．子宮頸がん患者の90％にHPV-DNAが検出される．

■症状
- 早期症状としては不正出血，特に接触出血が特徴的であるが，初期の場合は無症状のことも多く，検診が重要となる．

- 進行がんは，腰痛や膀胱，直腸への浸潤による血尿，血便がみられる．

■検査と診断法
- 早期病変に対しては内診，細胞診，コルポスコピー下生検，および診断的円錐切除術により診断を確定する．
- 臨床進行期分類はFIGOの分類（表1）が用いられる．

■表1　子宮頸がん臨床進行期分類

0期：上皮内がん
Ⅰ期：がんが子宮頸部に限局するもの（体部浸潤の有無は考慮しない）
　Ⅰa期：組織学的にのみ診断できる浸潤がん．肉眼的に明らかな病巣はたとえ表層浸潤であってもⅠb期とする．浸潤は，計測による間質浸潤の深さが5mm以内で，縦軸方向の広がりが7mmを超えないものとする．浸潤の深さは，浸潤がみられる表層上皮の基底膜より計測して5mmを超えないものとする．脈管（静脈またはリンパ管）侵襲があっても進行期は変更しない
　　Ⅰa1期：間質浸潤の深さが3mm以内で，広がりが7mmを超えないもの
　　Ⅰa2期：間質浸潤の深さが3mmを超えるが5mm以内で，広がりが7mmを超えないもの
　Ⅰb期：臨床的に明らかな病巣が子宮頸部に限局するもの，または臨床的に明らかではないがⅠa期を超えるもの
　　Ⅰb1期：病巣が4cm以内のもの
　　Ⅰb2期：病巣が4cmを超えるもの
Ⅱ期：がんが頸部を越えて広がっているが，骨盤壁または腟壁下1/3には達していないもの
　Ⅱa期：腟壁浸潤が認められるが，子宮傍組織浸潤は認められないもの
　Ⅱb期：子宮傍組織浸潤の認められるもの
Ⅲ期：がん浸潤が骨盤壁にまで達するもので，腫瘍塊と骨盤壁の間にcancer free spaceを残さない，または，腟壁浸潤が下1/3に達するもの
　Ⅲa期：腟壁浸潤は下1/3に達するが，子宮傍組織浸潤は骨盤壁にまでは達していないもの
　Ⅲb期：子宮傍組織浸潤が骨盤壁にまで達しているもの．または，明らかな水腎症や無機能腎をみとめるもの
Ⅳ期：がんが小骨盤腔を越えて広がるか，膀胱，直腸の粘膜を侵すもの．
　Ⅳa期：膀胱，直腸の粘膜への浸潤があるもの
　Ⅳb期：小骨盤腔を越えて広がるもの

（日本産科婦人科学会，他編：子宮頸癌取扱い規約．改訂第2版．金原出版；1997．p5-6より）

■病理組織分類
- 扁平上皮がんが約80％，腺がん15％，腺扁平上皮がん3～5％．

■治療
- 0期
  - 原則的に円錐切除術．
  - 子宮の完全温存の観点からは，光感受性物質を用いた光線力学療法（photodynamic therapy：PDT）も行われる．

- Ⅰa期
  - Ⅰa1期は単純子宮全摘術を行う．強く妊孕性温存を希望する場合には，円錐切除のみで経過観察することもある．
  - Ⅰa2期は骨盤内リンパ節郭清を含む準広汎子宮全摘術を行う．
- Ⅰb～Ⅳb期
  - 病期にあわせて手術，放射線療法，化学療法を含めた集学的に治療を行う．
  - 図2に治療アルゴリズムを示す．

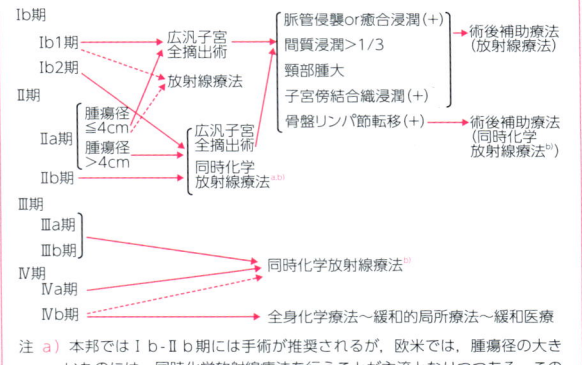

```
Ib期
 Ib1期 ─┐    ┌広汎子宮─┬─脈管侵襲or癒合浸潤(+)─┐→術後補助療法
 Ib2期 ─┤    │全摘出術  │間質浸潤>1/3          │  (放射線療法)
        ├──→┤          │頸部腫大              │
Ⅱ期    │    └放射線療法 │子宮傍結合織浸潤(+)   │
        │                │                      │
  Ⅱa期 ├腫瘍径  ┌広汎子宮└骨盤リンパ節転移(+)─→術後補助療法
        │≦4cm   │全摘出術                        (同時化学
        ├腫瘍径─┤                                放射線療法b))
        │>4cm   └同時化学
  Ⅱb期 ┘        放射線療法(a,b)

Ⅲ期
 Ⅲa期 ┐
 Ⅲb期 │
Ⅳ期   ├─→ 同時化学放射線療法a)
 Ⅳa期 ┘
 Ⅳb期 ─ ─→ 全身化学療法～緩和的局所療法～緩和医療
```

注 a) 本邦ではⅠb-Ⅱb期には手術が推奨されるが，欧米では，腫瘍径の大きいものには，同時化学放射線療法を行うことが主流となりつつある．このようなことから，選択肢として同時化学放射線療法を併記しておく
　　b) 同時化学放射線療法の本邦女性に対する認容性について十分検証されていないので，その施行には十分な注意が必要である．場合により，放射線単独療法も選択肢となりうる

■**図2　子宮頸がんⅠb-Ⅳ期の治療アルゴリズム**
(日本婦人科腫瘍学会編：子宮頸癌治療ガイドライン．2007年版．金原出版；2007. p9より)

- 薬物療法
  - プラチナ製剤をはじめとした薬物療法の開発により，子宮頸がんは薬物療法が有効ながん種の一つとなった．しかし，子宮頸がんに対する至適レジメンについては，コンセンサスはいまだ得られていない．
  - 子宮頸がんの薬物療法で最も重要な薬剤はシスプラチン（CDDP）である．米国婦人科腫瘍グループによる臨床試験の成績から，タキサン製剤＋プラチナ製剤を標準療法とする傾向にある．わが国でも現在，パクリタキセル/シスプラチン併用療法とパクリタキセル/パラプラチン®併用療法とのランダム化比較試験が進行中である．

子宮頸がん

- 実際の治療例：①シスプラチン単剤療法：シスプラチン50mg/m², 28日ごと．②パクリタキセル/シスプラチン併用療法：パクリタキセル135mg/m²＋シスプラチン50mg/m², 21日ごと．③パクリタキセル/パラプラチン®併用療法：パクリタキセル175mg/m²＋パラプラチン®AUC＝5, 21日ごと．
- 同時化学放射線療法で行われる化学療法は，シスプラチン40mg/m²を週1回投与する方法が標準療法とされている．

■予後（5年生存率）
- Ⅰa期89％，Ⅰb期77％，Ⅱ期60％，Ⅲ期37％，Ⅳa期23％，Ⅳb期2％．

子宮体がん

■症状
- 閉経後出血（閉経後出血を訴える女性が子宮体がんである確率は13〜16％と考えられる）．
- その他，血性帯下，腹痛さらに進行がんによる疼痛があげられる．

■検査と診断方法
- 問診，視診，内診，子宮内膜細胞診なども重要であるが，確定診断は子宮内膜組織診である．
- 原発巣の浸潤程度，進展様式，隣接臓器浸潤などの確認にはMRI検査，リンパ節転移，遠隔転移の有無などの確認にはCT検査を行い，診断および治療方針の決定を行う．
- 進行期の診断は術後所見による．
- 手術進行期分類はFIGOの分類（表2）が用いられる．

■表2　子宮体がん手術進行期分類

```
0期：子宮内膜異型増殖症
Ⅰ期：がんが子宮体部に限局するもの
　Ⅰa期：子宮内膜に限局するもの
　Ⅰb期：浸潤が子宮筋層1/2以内のもの
　Ⅰc期：浸潤が子宮筋層1/2を越えるもの
Ⅱ期：がんが体部および頸部に及ぶもの
　Ⅱa期：頸管腺のみを侵すもの
　Ⅱb期：頸部間質浸潤のあるもの
Ⅲ期：がんが子宮外に広がるが，小骨盤腔を越えていないもの，または所属リンパ
　　　節転移のあるもの
　Ⅲa期：漿膜ならびに/あるいは付属器を侵す，ならびに/あるいは腹腔細胞診陽
　　　　性のもの
　Ⅲb期：腟転移のあるもの
　Ⅲc期：骨盤リンパ節ならびに/あるいは傍大動脈リンパ節転移のあるもの
Ⅳ期：がんが小骨盤腔をこえているか，明らかに膀胱または腸粘膜を侵すもの
　Ⅳa期：膀胱ならびに/あるいは腸粘膜浸潤のあるもの
　Ⅳb期：腹腔内ならびに/あるいは鼠径リンパ節転移を含む遠隔転移のあるもの
```

（日本産科婦人科学会，他編：子宮体癌取扱い規約．改訂第2版．金原出版；1996. p5より）

■病理組織分類
- 類内膜腺がんが75〜80％．その他，漿液性腺がん，明細胞腺がん，粘液性腺がんなど．

■治療
- 手術療法
  - 子宮摘出術（主に単純子宮全摘術．腫瘍の進展の仕方により準広汎子宮全摘術あるいは広汎子宮全摘術を選択する場合もある）＋両側付属器摘出術±大網切除±後腹膜リンパ節郭清．
- 薬物療法
  - 進行・再発がん例に適応．
  - 術後再発リスク分類にて中・高リスク群例に対し，全身化学療法が推奨される．
  - レジメンはドキソルビシン/シスプラチン（AP）併用療法が標準とされている．
  - 至適レジメンについて，近年タキサン製剤も注目されている．2010年までにわが国で行われたランダム化第Ⅲ相比較試験（AP併用療法vsパクリタキセル/パラプラチン®[TC]併用療法vsドセタキセル/シスプラチン[DP]併用療法）の解析結果が待たれる．
  - 実際の治療例：①ドキソルビシン/シスプラチン併用療法：ドキソルビシン60mg/m^2＋シスプラチン50mg/m^2，28日ごと．②パクリタキセル/パラプラチン®併用療法：パクリタキセル175mg/m^2＋パラプラチン®AUC＝5，21日ごと．
  - ホルモン療法：ホルモン感受性早期子宮体がん，あるいは再発子宮体がんに対して行われることがある．
- 放射線療法
  - 手術不能例（高齢，多合併症など）に対する根治的照射，術後ハイリスク例に対する術後補助療法．

■予後（5年生存率）
- Ⅰ期78％，Ⅱ期70％，Ⅲ期30％，Ⅳ期14％．

■副作用・合併症
- 子宮がん治療は手術，化学療法，放射線療法による治療が行われ，治療から生じる副作用・合併症は多岐にわたる．そのうち主なものを列挙する．
  - 手術療法：感染症（腹腔内膿瘍，腎盂腎炎，創部感染など），術後腸閉塞，周囲臓器損傷，血栓塞栓症（下肢深部静脈血栓症，肺塞栓症など）．また広汎子宮全摘術による排尿障害や後腹膜リンパ節郭清による下肢リンパ浮腫などは，患者のQOLに著しくかかわる合併症であり，そのケアは

子宮がん治療における副作用・合併症

重要である.
- 化学療法：食欲不振・悪心・嘔吐（シスプラチン），腎機能障害（シスプラチン），骨髄抑制（パクリタキセル/パラプラチン®），脱毛（パクリタキセル），神経障害（パクリタキセル），アレルギー（パクリタキセル）．投与中は，バイタルサインの変化，尿量，点滴漏れの有無などに注意を払う．
- 放射線療法：食欲不振，悪心・嘔吐などの上部消化器症状，放射線性直腸炎による下痢，放射線性膀胱炎，不全骨盤骨骨折など．頻度は低いが腸管穿孔など重大な合併症が発症することもある．また腸閉塞などは晩期合併症として治療後1か月以上経過してからの発症が特徴的である．

> **ココがポイント！** 大量出血や急性疼痛など，主治療開始前に緊急性を要する症状緩和を行うことが多い！

> **ココがポイント！** 約70～80％が早期がんであるため，予後良好である．しかし，進行・再発例は根治困難！

平嶋 泰之

卵巣がん

■疫学

- わが国の卵巣がん罹患数は1999年には7,314人，2002年には7,418人と報告されている．
- 卵巣がんによる死亡者数は1996年に4,006人であったが，2007年には4,467人と増加傾向にあり，女性性器悪性腫瘍のなかでは最も死亡数が多い疾患である．

■リスクファクター

- 全上皮性卵巣がんのうち10％は家族性に発生し，その大部分がBRCA1，BRCA2の遺伝子の変異で説明できる．
- 他にリスク上昇の因子としては，年齢，家族歴，子宮内膜症がある．

■症状

- 卵巣は骨盤内臓器であるために初期にはほとんど症状はない．
- 検診などで偶然卵巣腫瘍を指摘される場合以外は，ある程度腫瘍が増大するか腹水が貯留するなど，がんが進行してから初めて，腹部膨満感，腹部腫瘤自覚などの症状が出る．

■診断

- 確定診断は開腹により採取した組織検査による．

卵巣がんの診断
（鑑別：囊腫・非腫瘍性疾患）

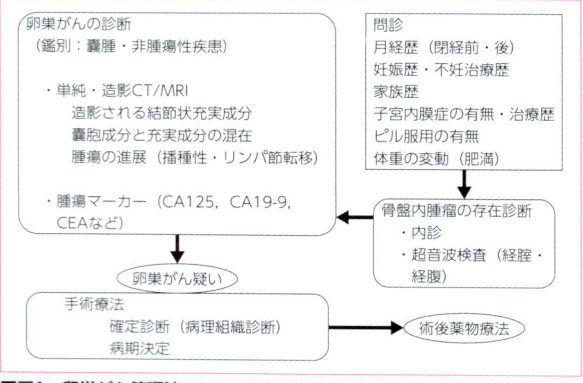

・単純・造影CT/MRI
　造影される結節状充実成分
　囊胞成分と充実成分の混在
　腫瘍の進展（播種性・リンパ節転移）

・腫瘍マーカー（CA125，CA19-9，CEAなど）

問診
月経歴（閉経前・後）
妊娠歴・不妊治療歴
家族歴
子宮内膜症の有無・治療歴
ピル服用の有無
体重の変動（肥満）

骨盤内腫瘤の存在診断
・内診
・超音波検査（経腟・経腹）

→ 卵巣がん疑い

手術療法
　確定診断（病理組織診断）
　病期決定

→ 術後薬物療法

■図1　卵巣がん管理法
（日本臨床腫瘍学会編：新臨床腫瘍学；がん薬物療法専門医のために．改訂第2版．南江堂；2009．p605より）

組織分類

- 上皮性卵巣がんの組織型発生頻度を示す（表1）．
- 漿液性腺がん，類内膜腺がんは化学療法の感受性が高いが，明細胞腺がん，粘液性腺がんは同感受性が低いことが知られている．
- わが国では明細胞腺がんの発生頻度が欧米に比較して高い．

■表1　卵巣がんの組織型発生頻度

組織型	n	%
漿液性	1,098	40.1
粘液性	359	13.1
類内膜	483	17.6
明細胞	662	24.2
未分化型	78	2.8
混合型	59	2.2

（日本婦人科腫瘍学会編：卵巣がん治療ガイドライン2010年版．金原出版；2010．p17より）

進行期分類

- Ⅰ期
  - 卵巣内限局発育．
- Ⅱ期
  - 腫瘍が一側または両側の卵巣に存在し，さらに骨盤内への進展を認めるもの．
- Ⅲ期
  - 腫瘍が一側または両側の卵巣に存在し，さらに骨盤外の腹膜播種ならびに/あるいは後腹膜または，鼡径部のリンパ節転移を認めるもの．
  - 腫瘍は小骨盤に限局しているが小腸や大網に組織学的転移を認めるものや，肝表面への転移の認められるものもⅢ期とする．
- Ⅳ期
  - 腫瘍が一側または両側の卵巣に存在し，遠隔転移を伴うもの．
  - 胸水の存在によりⅣ期とする場合には，胸水中に悪性細胞を認めなくてはならない．
  - 肝実質への転移はⅣ期とする．

初回治療の流れ

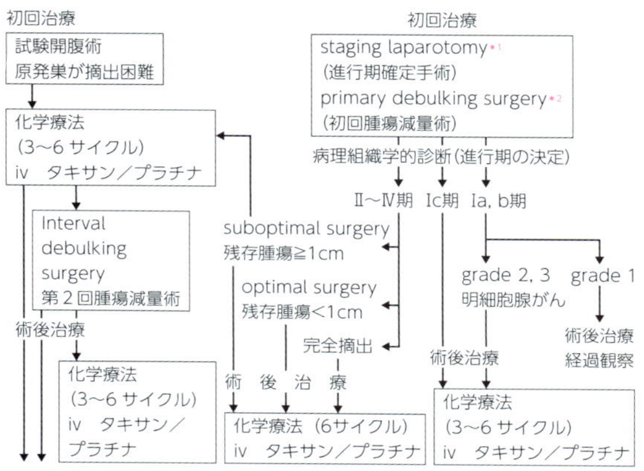

```
初回治療                        初回治療
試験開腹術                      staging laparotomy*1
原発巣が摘出困難                (進行期確定手術)
                                primary debulking surgery*2
化学療法                        (初回腫瘍減量術)
(3～6サイクル)
iv タキサン/プラチナ            病理組織学的診断(進行期の決定)
                                Ⅱ～Ⅳ期  Ic期   Ia,b期
Interval
debulking     suboptimal surgery
surgery       残存腫瘍≧1cm              grade 2,3  grade 1
第2回腫瘍減量術 optimal surgery                    明細胞腺がん
              残存腫瘍<1cm
術後治療      完全摘出                            術後治療
                                                 経過観察
化学療法      術後治療        術後治療
(3～6サイクル)
iv タキサン/   化学療法(6サイクル) 化学療法
  プラチナ    iv タキサン/プラチナ (3～6サイクル)
                                iv タキサン/プラチナ
```

*1 staging laparotomy とは進行期決定に必要な手技を含む術式。具体的には両側付属器摘出術、子宮全摘術、大網切除術、腹腔細胞診、腹腔内各所の生検、骨盤・傍大動脈リンパ節郭清(生検)、播種病巣の切除

*2 debulking surgery：進行がんではこれに加えて播種や転移病巣の可及的摘出を行う

■図2 治療フローチャート
(日本婦人科腫瘍学会編：卵巣がん治療ガイドライン2010年版. 金原出版；2010. p20より一部改変)

初回化学療法

- 初回治療は手術療法であり、卵巣がんでは術後の残存腫瘍径が予後と相関することから、手術は完全切除をめざす.
- しかし、進行がんでは腫瘍の可及的摘出に終わる場合もあるために、腹腔内腫瘍の状態および全身状態を考慮したうえで、腫瘍減量術の程度を考慮する.
- 大半の症例は手術のみでは治癒は望めず、初発から再発まで、化学療法との複合療法として治療が組み立てられる.
- 標準的化学療法は、タキサン製剤とプラチナ製剤の併用療法である.
- 代表的なものとしてパクリタキセル(PTX) 175mg～180mg/m^2+カルボプラチン(CBDCA) AUC5～6、3～4週間隔がある (図3).
- パクリタキセル→カルボプラチンの順で投与する.

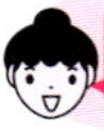

> **ココがポイント!** カルボプラチン→パクリタキセルの順に投与すると、高度の骨髄抑制が起きる!

初回化学療法

- カルボプラチンの投与量算出にはmg/m²ではなく血中濃度曲線下面積（AUC）を用いる．
- パクリタキセルやカルボプラチンには過敏性反応があるために，前投薬処置が必要である．
- 骨髄抑制，消化器症状，脱毛も出現するが，特徴的な副作用は末梢神経障害である．

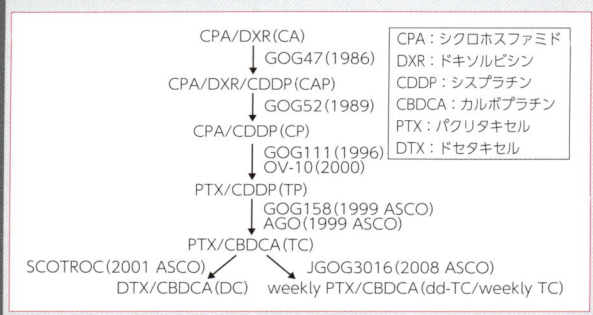

```
                CPA/DXR(CA)              CPA：シクロホスファミド
                    ↓ GOG47(1986)        DXR：ドキソルビシン
              CPA/DXR/CDDP(CAP)          CDDP：シスプラチン
                    ↓ GOG52(1989)        CBDCA：カルボプラチン
                CPA/CDDP(CP)             PTX：パクリタキセル
                    ↓ GOG111(1996)       DTX：ドセタキセル
                      OV-10(2000)
                 PTX/CDDP(TP)
                    ↓ GOG158(1999 ASCO)
                      AGO(1999 ASCO)
                 PTX/CBDCA(TC)
                    ↙        ↘
  SCOTROC(2001 ASCO)           JGOG3016(2008 ASCO)
  DTX/CBDCA(DC)                weekly PTX/CBDCA(dd-TC/weekly TC)
```

■図3　エビデンスに基づく初回化学療法の変遷
（日本婦人科腫瘍学会編：卵巣がん治療ガイドライン2010年版．金原出版；2010．p49より）

再発卵巣がんの治療

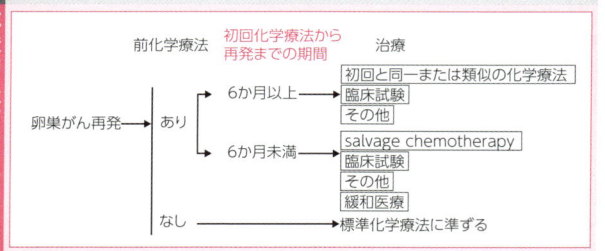

```
                          初回化学療法から
              前化学療法    再発までの期間         治療
                         →  6か月以上  → 初回と同一または類似の化学療法
                      あり                    臨床試験
                         ↘                   その他
卵巣がん再発 →              6か月未満  → salvage chemotherapy
                                            臨床試験
                                            その他
                                            緩和医療
              なし ─────────────→ 標準化学療法に準ずる
```

■図4　再発卵巣がん治療のフローチャート
（日本婦人科腫瘍学会編：卵巣がん治療ガイドライン2007年版．金原出版；2007．p67より）

- 初回化学療法から再発までの期間が6か月未満の再発では，初回治療と交差耐性のない単剤治療が推奨される．
- 多剤併用療法は単剤療法に比較して高い奏効率が報告されているが，必ずしも延命効果は得られず，毒性も強くなることから，現時点では臨床試験にとどめるべきである（**表2**）．

ココがポイント！ 　**過敏性反応：パクリタキセルは1～2回目投与，カルボプラチンは8回目投与に多い！**

■表2　再発卵巣がんに対する二次化学療法

薬剤	投与量	投与スケジュール
保険適応		
イリノテカン	100mg/m²	静注，day1, 8, 15, 4週ごと
ゲムシタビン	800〜1000mg/m²	静注，day1, 8, 15, 4週ごと
ドセタキセル	70mg/m²	静注，day1，3週ごと
トポテカン	1.5mg/m²	静注，day1〜5，3週ごと
パクリタキセル	180mg/m²	静注，day1，3週ごと
リポソーム化ドキソルビシン	40〜50mg/m²	静注，day1，4週ごと
保険適応外		
エトポシド内服	50mg/body	経口，day1〜21，4週ごと
パクリタキセル	80mg/m²	静注，毎週

(日本婦人科腫瘍学会編：卵巣がん治療ガイドライン2010年版．金原出版；2010．p89より一部改変)

■術前化学療法（NAC）
- 進行卵巣がんに対してわが国でもNACの臨床試験が現在行われている（JCOG0602）．

■腹腔内化学療法
- メタ・アナリシスでは無増悪生存期間，全生存期間の改善が報告され，2006年，米国のNCI（National Cancer Institute）は腹腔内化学療法を推奨するアナウンスを出した．
- わが国では初回化学療法としてパクリタキセル（PTX）／カルボプラチン（CBDCA）の静注療法と腹腔内投与の臨床試験が開始された（JGOG3019）．

■明細胞・粘液性腺がん
- 明細胞・粘液性腺がんは，標準的化学療法のタキサン製剤とプラチナ製剤併用療法では奏効率が低く，予後も不良であることが知られている．
- 明細胞腺がんに関しては初回化学療法として，パクリタキセル（PTX）／カルボプラチン（CBDCA）とイリノテカン／シスプラチン（CDDP）の国際共同比較試験が行われている（JGOG3017）．
- 粘液性腺がんに関しては，臨床的・病理学的に転移性消化器がんとの鑑別不能な症例が多く含まれていることが報告され，消化器がんに準じた化学療法が検討されている．

腎細胞がん

山下 亮

疫学とリスクファクター

■疫学
- 男性：女性の比率は，2：1で男性に多い．
- 発症年齢の中央値は65歳である．

■リスクファクター
- 喫煙，肥満，遺伝学的背景（von Hippel-Lindau病），長年に及ぶ血液透析など．

症状
- 古典的には，血尿，疼痛，腹部腫瘤が3徴とされていたが，現在は，検診で偶然発見されることが多い．
- その他，全身症状として体重減少，発熱，食思不振などがあり，遠隔転移部位の症状により発見されることもある．

検査
- CT画像にて造影効果を有する腎腫瘤を認めた場合，その約9割が悪性腫瘍である．
- 約1割に良性腫瘍が混在するが，画像的な鑑別診断は困難なことが多く，摘出後，病理学的診断により良悪性が判明している．
- 手術前に良性腫瘍の可能性について患者へ十分に説明しておくことは重要である．

組織分類

■表1 組織分類

80%	淡明細胞がん
10%	乳頭状腎細胞がん
5%	嫌色素細胞がん
1%未満	集合管がん
その他	分類不能がんなど

病期分類（進行度）

■表2 AJCCによるTNM分類（第7版，2010）

Stage Ⅰ	T1	N0	M0
Stage Ⅱ	T2	N0	M0
Stage Ⅲ	T1 or T2 T3	N1 N0 or N1	M0 M0
Stage Ⅳ	T4 Any T	Any N Any N	M0 M1

T因子：原発巣
 T1：最大径が7cm以下で腎に限局する腫瘍，T2：最大径が7cmを超え腎に限局する腫瘍，T3：主静脈または腎周囲組織に進展するが，同側の副腎への進展がなくGerota筋膜を越えない腫瘍，T4：Gerota筋膜を越えて浸潤する腫瘍（同側副腎への連続的進展を含む）
N因子：所属リンパ節
 N0：所属リンパ節転移なし，N1：1個の所属リンパ節転移
M因子：遠隔転移
 M0：遠隔転移なし，M1：遠隔転移あり

治療内容

- まず病期診断が重要である．
- 胸腹部骨盤造影CTを用いてステージングを行う．

■**遠隔転移のない腎細胞がん**
- 腎部分切除術，または根治的腎摘除術を検討する．

■**原発巣が摘除可能で遠隔転移を有する腎がん患者**
- 全身状態が良好で，臓器機能が保たれている患者は，(±転移巣切除) を積極的に検討する．
- 腎摘出後，摘出不能な遠隔転移に対しては，全身薬物治療を検討する．

■**手術不能，摘出不可能な進行腎がん患者**
- 全身薬物治療もしくはベストサポーティブケア (BSC) が選択される．
- わが国における遠隔転移を有する腎がん患者の生存期間 (中央値) は，21.5か月である．

全身薬物治療

■**薬剤**
- サイトカイン治療 (IFNα，IL-2)．
- 分子標的薬 (ソラフェニブ，スニチニブ，エベロリムス，テムシロリムス)．
- 上記いずれの薬剤によってもがんの完全消失を望むことは通常困難であり，薬剤投与による病状維持 (症状出現の先延ばし)，病状の安定が第一の目標となる．
- 薬物投与による毒性，QOL (生活の質) に十分配慮しながら薬剤の変更時期，中止時期，BSCへの移行について検討する．

MEMO
腎に発生する良性腫瘍
オンコサイトーマ，腎血管筋脂肪腫，複雑性囊胞，後腎腺腫などがある[1]．

MEMO
手術の予後
・片腎を全摘除した患者を術後，長期間観察すると，腎機能の悪化とともに心血管系疾患の罹患率が増加し，全生存率に影響を及ぼすといった報告がある．これらは，慢性腎疾患 (chronic kidney disease：CKD) とよばれている[2]．
・腎部分切除術は全摘除術と比較して制がん性は同等で，腎機能保持の観点からは優れており，小さなサイズの腎がんに対しては積極的に推奨されている．

全身薬物治療

■ 治療方法
- IFNα：1日1回300万～600万国際単位を皮下または筋肉内に投与．年齢，症状により適宜増減または隔日投与する．
- ソラフェニブ：1回400mgを1日2回経口投与．
- スニチニブ：1回50mgを1日1回投与．4週間連日投与し，その後2週間休薬，これを1コースとして繰り返す．
- エベロリムス：1回10mgを空腹時に経口投与．
- テムシロリムス：1回25mgを1週間に1回，30～60分かけて点滴静脈内投与．

■ 副作用
- サイトカイン治療（主にIFNαについて記載）
  - 感冒様症状（発熱，悪寒，倦怠感）を半数以上に認める．
  - 抑鬱症状（0.1～5％未満），間質性肺炎（0.1～5％未満）．
  - 重篤な肝機能障害（0.1～5％未満）など．
- 分子標的治療薬（主にスニチニブについて記載）
  - 手足症候群（65.4％）：手足に持続する湿疹や水泡を認め，疼痛を生じることもある．
  - 高血圧（49.4％）：投与が中長期にわたると出現頻度が増す．
  - 骨髄抑制（90％）：白血球減少，血小板減少は内服開始2週間ごろから出現する．
  - 創傷治癒遅延：抜歯等の外科治療を行う場合，1週間以上の休薬が望ましい．
  - 消化器症状：下痢，便秘，口内炎，食欲不振，まれながら消化管穿孔（0.2％）もあり．
  - 間質性肺炎（1.2％）．
  - 特に注意すべき副作用：エベロリムス，テムシロリムスの使用に際して注意すべきは，間質性肺炎の出現が比較的多いこと（エベロリムス11.7％，テムシロリムス17.1％），代謝内分泌系（高コレステロール血症，高血糖など）にも影響を与えることを認識する．また頻度は不明であるが，テムシロリムスの点滴投与の際，重度のインフュージョンリアクションがみられることがあり慎重な観察が必要である．

MEMO
治療法の選択
過去のランダム化比較試験の結果，腎がんにおける「原発巣の摘除＋全身薬物治療（IFNα）」は，「全身薬物治療単独（IFNα）」と比較して生存期間の延長（中央値で約6か月の延長）が示されており，積極的に考慮すべき治療法として位置づけられている[3]．

予後不良因子

■MSKCC分類
- 因子
  - Hbの基準値以下への低下.
  - Karnofsky performance scoreが不良（70以下）.
  - LDHが基準値上限より1.5倍以上上昇.
  - 補正Ca値が10mg/dLより高値.
  - 診断から全身薬物治療開始まで1年以上経過.
- 分類
  - 上記因子が0個：low risk.
  - 1, 2個：intermediate risk.
  - 3個以上：poor risk.

MEMO
わが国で選択されている薬剤

【肺転移のみの場合】
・IFNαでまず治療を開始することが多い.

【肺転移のほかに複数の臓器転移を有する場合】
・スニチニブもしくはソラフェニブが考慮される.
・エベロリムスは，ソラフェニブもしくはスニチニブで効果が得られなかった際に選択される.
・複数の予後不良因子を有する腎がんはテムシロリムスが選択されている.

文献
1) 山下亮, 他：腎良性腫瘍の臨床的検討. 日泌尿会誌, 2009；100：679-685
2) Weight CJ, et al：Partial nephrectomy is associated with improved overall survival compared to radical nephrectomy in patients with unanticipated benign renal tumours. Eur Urol, 2010；58（2）：293-298
3) Flanigan RC, et al：Cytoreductive nephrectomy in patients with metastatic renal cancer：a combined analysis. J Urol, 2004；171（3）：1071-1076

山下 亮

膀胱がん

疫学とリスクファクター

■疫学
- 男性：女性の比率は，3：1で男性に多い．
- 40歳以下の発症はまれで，診断時年齢の中央値は65歳である．

■リスクファクター
- 喫煙，慢性持続的な膀胱の感染症．
- 化学物質（芳香族アミン）を扱う職業や，印刷業，鉄およびアルミニウム製造業など[1]

症状，検査
- 肉眼的血尿を主訴に来院することが多い．
- 自然尿細胞診，膀胱鏡にて膀胱がんの有無を確認する．
- 必要時に胸腹部造影CTを行う（初発時は実施が望ましい）．
- CTは膀胱がんの評価，遠隔転移やリンパ節転移の診断，上部尿路（腎盂尿管がん）のチェックに用いる．

組織分類

■表1 組織分類

90%	尿路上皮がん*
3%	扁平上皮がん
2%	腺がん
1%	小細胞がん
その他	分類不能がんなど

*2004年度WHO分類改訂前は，移行上皮がんとよばれていた

進行度（病期分類）

■表2 AJCCによるTNM分類（第7版，2010）

Stage 0a	Ta	N0	M0
Stage 0is	Tis	N0	M0
Stage Ⅰ	T1	N0	M0
Stage Ⅱ	T2a or T2b	N0	M0
Stage Ⅲ	T3a-T4a	N0	M0
Stage Ⅳ	T4b	N0	M0
	Any T	N1-3	M0
	Any T	Any N	M1

T因子：原発巣
Ta：乳頭状非浸潤がん，Tis：上皮内がん，T1：粘膜上皮下結合織に浸潤する腫瘍，T2：筋層に浸潤する腫瘍，T3：膀胱周囲組織に浸潤する腫瘍，T4：前立腺間質，精囊，子宮，腟，骨盤壁，腹壁に浸潤する腫瘍（pT4a：前立腺間質，精囊，子宮，腟に浸潤，pT4b：骨盤壁，または腹壁に浸潤）

N因子：所属リンパ節
N0：所属リンパ節転移なし，N1：小骨盤腔内の1個のリンパ節転移，N2：小骨盤腔内の多発性リンパ節転移，N3：総腸骨動脈リンパ節転移

M因子：遠隔転移
M0：遠隔転移なし，M1：遠隔転移あり

治療内容

- まず経尿道的膀胱腫瘍切除術(TURBT)にて病理学的深達度を確認する.
- 胸腹部骨盤造影CTを行い遠隔転移,リンパ節転移の有無を確認する.
- 転移性病変のない患者は,病理学的深達度(T因子)の相違により表3の治療法を考慮する.

■表3 転移性病変のない患者の病理学的深達度別治療法

Ta	経過観察,またはTURBT後に抗がん剤膀胱内注入,またはBCG膀胱内注入療法を計画
Tis	BCG膀胱内注入療法
T1	2nd TURBTを行い,遺残腫瘍の有無を確認,正確な病期診断を行う →病理結果によりBCGまたは膀胱全摘術を検討
T2-T4a	標準治療は膀胱全摘(±尿道摘除)+尿路変更術 尿路変更は,回腸利用新膀胱,または回腸導管が選択されることが多い
T4b	通常,全身化学療法を選択する

■**転移性病変のない患者**(表3)

- 転移性病変のない患者は,TURBTによる病理学的深達度(T因子)の評価が重要である.
- 初発膀胱がん患者の約8割は,粘膜内(Ta,Tis),もしくは粘膜下(T1)にとどまる非筋層浸潤がんである[1].
- 異型度の低いTa膀胱がんである限り,生命予後に直結することはまれである.ただし再発が多くTURBT後,約5割の症例が術後2年以内に膀胱内に再発する.
- 再発予防として,TURBT後24時間以内の抗がん剤膀胱内注入療法があり,無治療群と比較して膀胱内再発率を約12%減少させることができる[1].
- 異型度の高い(がんの顔つきの悪い)Ta膀胱がんは,再発のみでなく,高次のT Stageへの進行も危惧され,BCG膀胱内注入療法が適応となる.

MEMO
膀胱内の腫瘍は99%,膀胱がんである
膀胱内に突出する腫瘍を認めた際,良性腫瘍(乳頭腫)の確率は1%以下で,ほぼすべての腫瘍が悪性腫瘍(膀胱がん)である.腎盂,尿管,膀胱,尿道(近位2/3)は同じ移行上皮粘膜であり,いずれの部位からも尿路上皮がんが発生しうる.なお膀胱がん患者が,腎盂尿管がんを同時性もしくは異時性に発症する可能性は,約5%にある.

治療内容

- Tis膀胱がんは，無治療で観察すると高率に浸潤がんへと進行する．BCG膀胱内注入療法を行い，奏効しない場合は膀胱全摘術を検討する．
- T1膀胱がんに対しては，遺残腫瘍を確認し正確な病期診断を行うため，2nd TURBTを行う．病理結果によりBCGまたは膀胱全摘術を検討する．
- 筋層浸潤がん（T2～T4a）に対しては，膀胱全摘＋尿路変更術が標準治療である．

■遠隔転移またはリンパ節転移を有する患者

- 摘出手術により根治治療を企図することが困難で，生存期間の延長もしくは病状安定を目的とした全身化学療法が適応となる．
- 化学療法は，歴史的にはM-VAC療法が第一選択であったが，2001年度に発表されたランダム化比較試験（M-VAC vs GemCis）の結果，粘膜障害や骨髄抑制など有害事象が比較的少ないGemCis療法が第一選択となっている．いずれもkey drugはCDDPである（表4）．
- 上記CDDPを有するレジメンに奏効しない患者に対して2ndlineの化学療法は現段階では確立されておらず，今後の臨床試験の結果が待たれる[2]．

■表4　化学療法のレジメン

レジメン	薬剤名	用量とスケジュール
GemCis	ゲムシタビン シスプラチン	1,000mg/m² day1, 8, 15 70mg/m² day2
M-VAC	メトトレキサート ビンブラスチン ドキソルビシン シスプラチン	30mg/m² day1, 15, 22 3mg/m² day2, 15, 22 30mg/m² day2 70mg/m² day2

- 上記レジメンの奏効率は50％と比較的高いものの，その奏効期間は短い．
- 遠隔転移を有する尿路上皮がんを有する患者の生存期間の中央値は現在も14か月である．
- 全身化学療法により根治を期待するのは通常困難であり，将来の緩和医療と現在のQOL維持を念頭に置いた診療が肝要である．

■注意を要する副作用

- M-VAC療法
  - MTX：胸腹水を有する患者は，毒性が増強して骨髄抑制が遷延するおそれがある．
  - ADM：総投与量500mg/m²以上の使用は重篤な心筋障害が出現しうる．

治療内容

- CDDP：腎障害を回避するため，十分な水負荷と尿量確保が必須である．300mg/m^{2}を超えると高音域の難聴，耳鳴り等が現れることがある．
- 放射線治療の既往がある場合，骨髄抑制が遷延する．
- GemCis療法
  - Gem：放射線治療との併用により，毒性が増強することが知られており，原則併用しない．重篤な副作用として間質性肺炎（1.5%）が報告されている．

文献
1) European Association of Urology：Guidelines on Bladder Cancer；Muscle-invasive and Metastatic. EAU；2010　http://www.uroweb.org/
2) National Comprehensive Cancer Network：NCCN Clinical Practice Guidelines in Oncology；Bladder Cancer. Version 2. NCCN；2011　http://www.nccn.org/index.asp

悪性骨軟部腫瘍

分類と頻度

- 悪性骨軟部腫瘍は，悪性骨腫瘍，悪性軟部腫瘍（軟部肉腫）に大きく分けられる．ここでは転移性骨軟部腫瘍を除き，すべて原発性の場合とする．
- 悪性骨腫瘍はWHO（世界保健機関）の分類では，細かいものを含めると30種類程度に分けられている．その頻度は人口10万人あたり，年に0.6～0.8人程度とされ，骨髄腫を血液がんとして除けば，骨肉腫が約半数程度を占め，年間日本全国で200～300例程度の発生とされる[1]．
- 悪性軟部腫瘍の分類はさらに複雑で，良悪性の中間とされる腫瘍を含めると，50種類程度になる．その頻度は人口10万人あたり，年に2～3人とされ，骨の3～4倍程度の発生頻度があると思われる[2]．
- 骨軟部腫瘍発生のリスクファクターには，はっきりとしたものがあまりない．関連性を指摘されているものとして，網膜芽細胞腫の既往，骨Paget病・線維性骨異型性・多発性骨軟骨腫・多発性内軟骨腫などの先行する骨病変，放射線照射の既往，外傷などがある．

■表1　頻度

骨原発悪性腫瘍		軟部原発悪性腫瘍	
骨肉腫	41%	脂肪肉腫	32%
軟骨肉腫	21.5%	悪性線維性組織球腫	21%
骨悪性リンパ腫	9.5%	平滑筋肉腫	7%
Ewing肉腫	7%	滑膜肉腫	5.5%
脊索腫	6.5%	粘液線維肉腫	5%
悪性線維性組織球腫	4.5%	悪性末梢性神経鞘腫瘍	4.5%
その他	6%	骨外性Ewing肉腫	2%
分類不能	4%	横紋筋肉腫	2%
		線維肉腫	1.5%
		隆起性皮膚線維肉腫	1.5%
		類上皮肉腫	1.5%
		その他	8.5%
		分類不能	8%

診断の手がかり

- 悪性骨軟部腫瘍の診断は，年齢，発生部位，経過，症状といった臨床所見，画像所見と，最終的に病理所見で決定される．
- 悪性骨腫瘍は，発生部位や好発年齢などの臨床所見と，画像所見に特徴がある．疼痛は多くの場合，参考にはならない．

診断の手がかり

血液検査では骨肉腫でのALP上昇，Ewing肉腫でのCRP上昇程度である．

■表2　好発年齢と部位

骨原発悪性腫瘍	骨肉腫	10～30歳	膝周囲，上腕近位
	軟骨肉腫	30～60歳	腸骨，肋骨，長管骨
	骨悪性リンパ腫	40～70歳	長管骨，脊椎
	Ewing肉腫	5～20歳	腸骨，肋骨，長管骨
	脊索腫	30～70歳	仙骨，頭蓋骨
	悪性線維性組織球腫	40～70歳	膝周囲，腸骨
	（転移性骨腫瘍）	40～80歳	脊椎，骨盤，肋骨，長管骨
	（多発性骨髄腫）	50～80歳	全身骨
軟部原発悪性腫瘍	脂肪肉腫	30～80歳	四肢，後腹膜
	悪性線維性組織球腫	40～70歳	四肢，体幹
	平滑筋肉腫	40～70歳	四肢，体幹
	滑膜肉腫	15～45歳	四肢，手足，頭頸部
	粘液線維肉腫	50～80歳	四肢，体幹
	悪性末梢性神経鞘腫瘍	20～50歳	四肢，体幹
	骨外性Ewing肉腫	10～30歳	四肢，体幹
	横紋筋肉腫	0～25歳	頭頸部，四肢，骨盤部
	線維肉腫	30～55歳	四肢，体幹
	隆起性皮膚線維肉腫	25～65歳	体幹，四肢
	類上皮肉腫	10～35歳	四肢，手足
	明細胞肉腫	20～40歳	四肢，手足
	胞巣状軟部肉腫	15～35歳	四肢，頭頸部

画像診断

■単純X線
- 悪性骨腫瘍の質的診断，特に骨溶解像や，硬化像の混在で，悪性かどうかが判断される．
- これらのX線による特徴的な所見に，年齢や部位，経過，症状を加えてみることで，診断はかなり絞り込まれる．
- 悪性軟部腫瘍では腫瘤陰影程度で，さほど有用ではない．

■CT
- 単純X線で見えない骨の所見や，軟部の腫瘤を描出できる．
- さらに造影剤の使用や3Dの画像構成を行うことで，腫瘍内の壊死や，血流の分布，大事な血管や神経と腫瘍の位置関係をつかめる．
- 体幹部を撮影することで，肺やリンパ節，その他の臓器への転移の有無を見ることができる．

■MRI
- CTと比較して骨の内部や軟部組織の描出に優れ，通常は

画像診断

T1/T2という異なった条件下で撮影し造影剤を使用する.
- 出血や壊死, 脂肪, 線維が多いか, 血流が豊富か, などがわかるので, 腫瘍の質的診断や, 治療による効果判定の助けになる.

■放射性同位元素（アイソトープ）検査
- 全身の描出が可能で, 転移の判断に有用である.
- 腫瘍の性格や, 治療による効果を判断することもできる.
- 一般的に骨シンチグラフィと, Tl（タリウム）シンチグラフィ, PET（ポジトロン断層撮影）などがあり, それぞれの用途で使用される.

■血管造影
- 最近は検査目的だけでは行わなくなっている.
- 腫瘍の血管に直接抗がん剤を投与する場合や, 血管を内側から詰めてしまう治療目的があるときに行われることが多い.

病理診断

- 特に骨腫瘍においては, 臨床所見や画像所見と合わせて判断することが重要で, 病理組織だけでは判断できないこともある.
- また, 悪性骨軟部腫瘍はまれであり, 種類が非常に多いので, 最終診断が困難なことがある.

■針生検
- 腫瘍を直接針で刺して, 細胞や組織の小片を採取して調べる検査で, 主に外来で, 診断を早く得たいときに行われる.
- ただし, 採取できる細胞や組織の量が少なく, 診断に十分な量が得られない場合がある.

■切開生検
- 麻酔をかけて, 腫瘍の一部を取り出して病理検査を行う方法である.
- 侵襲的で, 最終的な手術を妨げないように行わなければならないので, やや技術を必要とするが, 針生検より十分な組織の量が採れるので, より確実に診断が可能となる.

■最終診断
- 手術で切除した病巣を標本にして, 詳細に調べ, 生検の診断と一致するか, 手術前に行った化学療法や放射線治療が, その腫瘍にどの程度の効果があったのか, を最終判断する.
- 最近では, 採取した腫瘍組織から, 診断価値のある遺伝子常を調べることも可能になっており, まれで診断が困難な腫瘍についても, 診断が可能になってきている.

病期分類

- さまざまな病期分類があるが, ここでは原発性の悪性骨軟部腫瘍に共通したEnnekingのsurgical staging system[3]を紹介する.

病期分類

- 基本的に腫瘍の進展に対して抵抗を示す筋膜や，関節包，軟骨，靱帯などをバリアと呼び，これによって形成される閉鎖空間を区画（コンパートメント）と定義する．腫瘍を低悪性度と高悪性度，コンパートメント内か外か，さらに転移があるかないかで病期を分類したものである．

■表3 surgical staging system（Enneking）

病期	組織学的悪性度		腫瘍の局在・進展範囲		転移の有無	
ⅠA	低悪性	G1	コンパートメント内	T1	転移なし	M0
ⅠB	低悪性	G1	コンパートメント外	T2	転移なし	M0
ⅡA	高悪性	G2	コンパートメント内	T1	転移なし	M0
ⅡB	高悪性	G2	コンパートメント外	T2	転移なし	M0
Ⅲ	低〜高悪性	G1-2	コンパートメント内〜外	T1-2	転移あり	M1

(Wolf RE, Enneking WF: The staging and surgery of musculoskeletal neoplasms. Orthop Clin North Am, 1996; 27: 473-481より)

手術療法

- 悪性腫瘍を確実に，体から除去する最も有効な手段は手術と考えられている．
- 局所の再発をしないように手術を行うためには，腫瘍の性質と位置をよく知って手術を行う必要がある．

■切除

- 四肢の場合は切断・離断術と患肢温存術に分けられるが，最近の専門施設では，90％以上で患肢温存手術が行われている．
- 切除する際は，腫瘍の境界部に正常の組織を2〜3cm程度つけて切除をする必要がある．単純に切除してしまった後に悪性骨軟部腫瘍であることが判明した場合には，再発をきたしやすいので，速やかに，専門医によりもう一度手術を行う（切り足す）追加広範切除を行うことが必要である．

■再建

- 腫瘍を切除した後は，創を閉鎖し，機能を可能な限り再建する必要がある．
- 骨や関節を切除した場合は，人工関節での置換や，腫瘍を含んだ自分の骨を特殊な処理（体外での放射線照射，温水による熱処理，液体窒素による凍結処理など）を行って体内へ戻す方法，腓骨など他部位の自分の骨を利用する方法などで再建する．これらにはそれぞれの長所と短所があり，各々の状況で決定される．
- 皮膚・皮下・筋肉などは，周囲の組織を動かしたり，別の部位の組織を採取してきて，血管をつないだりして再建する．
- 血管や神経を合併切除した場合なども，人工血管や，自分の血管神経を別の部位からもってきて再建することもある．

化学療法

- 化学療法が手術の補助的な治療になったり，化学療法自体が治療の中心になったりすることもあるが，化学療法の効果が期待できない悪性骨軟部腫瘍も多くある．
  ① 化学療法が治療の中心となる場合→Ewing肉腫や横紋筋肉腫，骨悪性リンパ腫．PBSCT（末梢血幹細胞移植）を併用する場合もある．手術や放射線治療が補助的に行われることになる．
  ② 補助的化学療法→骨肉腫や高悪性度の悪性軟部腫瘍．手術前後に使用して，局所の腫瘍の縮小と，転移防止を主とした目的として行う．
  抗がん剤の投与方法としては静脈から投与する場合が一般的で，全身的に効果を期待するものである．他に腫瘍に分布する動脈に直接投与するやり方（動注療法）もあり，より局所の腫瘍に対する効果を狙った治療となる．
  ③ 緩和的化学療法→転移が存在する場合や，切除が不可能な腫瘍．通常は根治が期待できないので，抗がん剤投与によって，症状を和らげたり，病状の進行を抑えたりする目的で行われる．
- 原発性悪性骨軟部腫瘍で使用される抗がん剤は，シスプラチン（CDDP），ドキソルビシン（DOX），メトトレキサート（MTX），イホスファミド（IFM），ビンクリスチン（VCR），アクチノマイシンD（Act-D），エトポシド（VP-16），シクロホスファミド（CPM），カルボプラチン（CBDCA）などがある．いくつかを組み合わせて使用する場合が多い．
- 図1に骨肉腫に対するレジメンの例を紹介する．

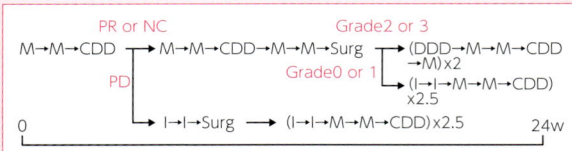

```
                 PR or NC              Grade2 or 3
M→M→CDD ┬→ M→M→CDD→M→M→Surg ┬→ (DDD→M→M→CDD
        │                    │      →M)×2
        │ PD                 │   Grade0 or 1
        │                    └→ (I→M→M→CDD)
        │                         ×2.5
        └→ I→I→Surg  ──→ (I→I→M→M→CDD)×2.5
0                                                        24w
```

M:MTX（メトトレキサート8〜12g/m² 1週ごと投与）　　　C:CDDP（シスプラチン120mg/m²）
D:DOX（ドキソルビシン30mg/m²）　　　　　　　CDD:CDDP120mg/m²+DOX60mg/m² 3週ごと
I:IFM（イホスファミド16g/m² 3週ごと投与）　　　DDD:DOX（ドキソルビシン90mg/m² 3週ごと）

- 最初に全例に対して，MTXを2回，CDDを1回投与する．その後，画像診断で効果判定を行い，PD（病状進行）群はIFMの投与へ変更する．PD群の術後はIFMとMTX，CDDの投与となる
- 画像診断でPR（効果あり）か，NC（不変）の群は，そのままMTXとCDD投与で手術となり，その後手術標本の組織学的壊死率により判定し，壊死率が90％未満の症例にはIFMを追加した化学療法とする

■図1　骨肉腫に対するNECO95-Jプロトコール

化学療法

■**注意するべき副作用**
- シスプラチンの遅発性悪心・嘔吐，腎毒性，聴力障害（耳鳴りを含む）．
- ドキソルビシンの心毒性，口内炎，血管外漏出による皮膚・軟部組織障害．
- メトトレキサートの排泄遅延による骨髄抑制，肝障害，口内炎．
- イホスファミドの出血性膀胱炎，中枢神経毒性，腎毒性．
- ビンクリスチン末梢神経毒性，便秘．
- アクチノマイシンDの血管外漏出による皮膚・軟部組織障害など．

■**投与上の注意事項**
- シスプラチン，イホスファミド，メトトレキサート投与時は，大量輸液（1日2,500mL以上）を必要とし，腎機能障害の出現によって，副作用が出やすくなるので，血中クレアチニン，腎血漿流量などをモニタリングする．
- ドキソルビシンの心毒性は容量依存性なので，繰り返し使用する場合は，心電図，心エコーなどで不整脈や心室駆出量をフォローする．
- メトトレキサートの大量療法では血中濃度のモニタリングを行い，排泄遅延がないかをチェックする．またロイコボリン®をレスキューとして使用するので，副作用の出現時は速やかに大量のロイコボリン®投与が可能となるようにしておく．
- エトポシド投与時は，可塑剤DEHPを含むポリ塩化ビニル製の点滴セットは使用しない．

■**治療におけるリスク**
- 上記副作用を考えると，特に心機能，腎機能に障害があるものには薬剤の減量や投与中止の判断が必要．
- 身長に比して肥満が強い場合，見かけの体表面積で計算すると薬剤投与量が多くなるので，標準体重を参考に上乗せ程度にするさじ加減が必要なことがある．

放射線治療

- 悪性骨軟部腫瘍では，一部の腫瘍（Ewing肉腫，横紋筋肉腫など）を除いては，感受性が高くないので，補助的に使用することが多い．
 ①治癒的放射線療法→Ewing肉腫や横紋筋肉腫，骨悪性リンパ腫．手術の代用として，局所の根治をめざして行うことがある．ただし，これらの腫瘍においても，可能であれば，局所の病変の切除を行うことが望ましい．
 ②補助的放射線療法→高悪性度の悪性軟部腫瘍．手術と組み合わせて，局所の根治性を高める目的で使用する．手

放射線治療

術前や，手術中に切除した部位に行う場合，手術後の創部付近に照射する場合がある．それぞれに利点と欠点があり，最近では術後照射の適応が多い．
③緩和的放射線療法→切除不能な腫瘍．腫瘍の増大を抑えたり，疼痛・症状の緩和をしたりすることを目的とする．

- 最近は切除困難な脊索腫など，骨盤発生の肉腫に対して，重粒子線という特殊な放射線を照射して，局所のコントロールをすることも行われている．

リハビリテーション

- 手術前の病巣以外の運動や筋力訓練に始まり，手術後の機能回復のための運動療法は，患者の社会復帰に向けて重要な役割を果たす．
- 特に悪性骨腫瘍で，手術を行った場合には，起き上がりから，患肢にどの程度の体重をかけるか，関節をどの程度まで曲げ伸ばしするかなど，徐々に機能回復を行うことが大切である．
- 装具や杖を使用する場合や，車椅子を使用する場合には，動かせる範囲での安全な機能獲得をめざすリハビリテーションとなる．

> **ココがポイント！** 整形外科の化学療法は，使用する薬剤量が多いので，副作用を未然に防ぐことが大事！

> **ココがポイント！** 骨軟部腫瘍は，集学的診断と集学的治療を組み合わせて行うことが特徴である！

文献
1) 日本整形外科学会骨軟部腫瘍委員会：全国骨腫瘍登録一覧表（平成20年度）．国立がんセンター；2008．p26-27
2) 日本整形外科学会骨軟部腫瘍委員会：全国軟部腫瘍登録一覧表（平成20年度）．国立がんセンター；2008．p21
3) Wolf RE, Enneking WF：The staging and surgery of musculoskeletal neoplasms. Orthop Clin North Am, 1996；27：473-481

5 経口抗がん剤, ホルモン療法剤, 併用薬の知識と指導のポイント

- 経口抗がん剤の特徴と薬剤指導のポイント
- 乳がんホルモン療法剤の特徴と薬剤指導のポイント
- 抗がん剤を使用する際に知っておきたい薬剤の知識

■経口抗がん剤の特徴と薬剤指導のポイント
● ゲフィチニブ塩酸塩／エルロチニブ塩酸塩
イレッサ®錠250／タルセバ®錠150, 100, 25mg

適応
- イレッサ®：手術不能または再発非小細胞肺がん．
- タルセバ®：切除不能な再発・進行性で，**がん化学療法施行後に増悪した非小細胞肺がん**．

用法用量
- イレッサ®：1日1回250mgを服用する（食後投与が望ましい）．
- タルセバ®：1日1回150mgを**食事の1時間以上前または食後2時間以降**に服用．なお，患者の症状により適宜減量する．

主な副作用
【イレッサ®，タルセバ®共通】
- 皮膚障害，下痢，肝機能障害，口内炎，食欲不振など．

服薬説明時のポイント
【イレッサ®，タルセバ®共通】
- 皮膚障害が最も高頻度かつ早期より継続的に発現する有害反応である（表1）．
- 皮膚障害のパターン（痤瘡様皮疹・脂漏性皮膚炎→皮膚乾燥→爪囲炎）と服用後の一般的な症状推移を事前に患者に説明したうえで，症状出現時に処方された対症療法薬の使用説明を通じて継続的なケアをしていく．
- 間質性肺疾患（ILD）の発現頻度および好発時期，初期症状の説明を正確に行う．ILDの投与早期の十分なモニタリングのため，週2回程度の胸部レントゲン撮影や採血などを行っていくことなどを説明し，患者の理解を深める．
- 薬剤指導で心がけること
  - ILDのように頻度は低いが起こると重篤化するものと，皮膚障害のように頻度は高いが必ずしも重篤化しないものがあることを認識してもらう．特に前者については，初期症状をよく説明する．
  - 説明の際は，副作用項目を羅列しないようにする．

■表1　エルロチニブ，ゲフィチニブの臨床試験時の皮膚障害の発現状況
【発現頻度および重篤度】

	エルロチニブ[※1]				ゲフィチニブ[※2]			
	All Grade	Grade 1	Grade 2	Grade 3	All Grade	Grade 1	Grade 2	Grade 3
発疹	98.1% (106/108)	24.1% (26/108)	69.4% (75/108)	4.6% (5/108)	62.7% (32/51)	29.4% (15/51)	31.4% (16/51)	1.9% (1/51)
皮膚乾燥	71.3% (77/108)	63.9% (69/108)	7.4% (8/108)	-	33.3% (17/51)	29.4% (15/51)	3.9% (2/51)	-

■表1　エルロチニブ，ゲフィチニブの臨床試験時の皮膚障害の発現状況

【発現頻度および重篤度】（つづき）

	エルロチニブ[*1]				ゲフィチニブ[*2]			
	All Grade	Grade 1	Grade 2	Grade 3	All Grade	Grade 1	Grade 2	Grade 3
瘙痒症	69.4% (75/108)	56.5% (61/108)	13.0% (14/108)	0% (0/108)	49.0% (25/51)	45.1% (23/51)	3.9% (2/51)	0% (0/51)
爪囲炎	29.6% (32/108)	22.2% (24/108)	6.5% (7/108)	0.9% (1/108)	7.8% (4/51)	3.9% (2/51)	3.9% (2/51)	0% (0/51)

[*1] 国内第Ⅱ相臨床試験（JO16565，JO18396試験）の計108例の集計値
[*2] 国際共同第Ⅱ相臨床試験（IDEAL1）の日本人51例の集計値

【発現時期】

発現日中央値 （範囲）	発疹（痤瘡様皮疹）	皮膚乾燥	爪囲炎
ゲフィチニブ[*3]	17日 （1～165日）	28日 （7～77日）	52日 （14～548日）
エルロチニブ[*4]	8日 （1～494日）	15日 （1～185日）	32日 （2～558日）

[*3] イレッサ®錠250皮膚障害管理についてより抜粋（市販後8施設26例からの集計値）
[*4] 特定使用成績調査の安全性解析対象症例3,488例からの集計値

その他注意事項

- イレッサ®：肝臓のCYP3A4により主に代謝される．
- タルセバ®：肝臓のCYP3A4，1A2により主に代謝される．
- タルセバ®はイレッサ®に比べて有害事象の発現が比較的早期かつ重篤化するケースがあり，より注意喚起が必要である[1]．
- イレッサ®においては，添付文書に「肺癌診療ガイドライン」を参考にすることと記載されているため，適正使用の観点からコメディカルスタッフもガイドラインの内容を理解しておくことが望ましい．
- 飲み忘れないための工夫として，高齢者で心配であれば家族に同席してもらい説明する．特にタルセバ®の飲み方が難しい場合もあるため，自宅での生活リズム（起床，食事時間や仕事の時間など）を聞き取り，無理のない時間を患者とともに設定する．

> **ココがポイント！** イレッサ®は，アドヒアランス向上のため，皮膚障害や下痢などの有害反応に対する早めの対処が重要！

文献
1) 大橋養賢，他：同一患者におけるGefitinib，Erlotinib使用時の有害事象発現の比較検討．癌と化学療法，2009；36：1327-1331

大橋 養賢

■経口抗がん剤の特徴と薬剤指導のポイント
● テガフール・ギメラシル・オテラシルカリウム配合剤
ティーエスワン®20mg, 25mg

適応
- 胃がん,結腸・直腸がん,頭頸部がん,非小細胞肺がん,手術不能または再発乳がん,膵がん,胆道がん.

用量用法
- 80mg/m²(体表面積)/日 朝・夕食後の1日2回,4週間連日経口投与し,その後2週間休薬する.

主な副作用
- 骨髄抑制(用量規制因子:DLT),悪心・嘔吐,下痢,口内炎,色素沈着,流涙,味覚異常など.

服薬説明時のポイント
- 添付文書上の4週間投薬,2週間休薬以外に多様な服用方法が知られている.カルテの記載を確認することはいうまでもないが,ティーエスワン®単剤であるのか,他の抗がん剤との併用療法であるのか,臨床試験下での投与なのか,などを把握することによって投与方法(治療スケジュール)が確認しやすく,正確な患者説明が可能となる.
- 東洋人には少ないとされる5-FU®の分解酵素であるジヒドロピリミジンデヒドロゲナーゼ(DPD)欠損症例を考慮するために,投与早期の口内炎を伴う激しい下痢や発疹などの有害事象の発現時の対応について十分に説明しておく必要がある.

代謝,排泄
- ティーエスワン®はテガフール・ギメラシル・オテラシルカリウムの3剤を配合した薬剤である.テガフールは活性本体である5-FU®のプロドラッグであり,その代謝にはCYP2A6が主に関与している.
- ギメラシルはDPDの可逆的な阻害薬であり,腎排泄型の薬剤である.腎機能低下症例では,ギメラシルの排泄が遅延することで5-FU®の血中濃度が高まり,副作用が増強される可能性がある.

その他注意事項
- 他のフッ化ピリミジン系抗がん剤(例:ゼローダ®,ユーエフティー®,フルツロン®など),あるいは抗真菌剤フルシトシンとの併用により,重篤な血液障害などの副作用が発現するおそれがあるので,ティーエスワン®との併用は禁忌である.ティーエスワン®投与中止後であっても,上述の薬剤投与を新たに開始する場合は少なくとも7日以上の間隔をあけることが必須とされており,前後の治療内容の確認も重要である.
- クレアチニンクリアランス推定値低値症例ほど副作用発現率が高く,かつその程度が重篤化していた.また,減量(主に1段階)して投与を開始した症例においては,基準量投与

その他注意事項

開始例に比べて副作用発現率が低下していたことから、腎機能低下症例においては減量投与が望ましく、投与前の用量の確認も重要である.

- カプセル製剤だけでなく、顆粒製剤も新たに加わっており、嚥下困難な患者への経管投与時や脱カプセルが必要な患者には製剤選択も可能である.

> **ココがポイント！** ティーエスワン®は、早期の有害反応（主に消化器症状）の確認と、休薬の必要性を患者に理解してもらうことが重要！

経口抗がん剤の特徴と薬剤指導のポイント

大橋 養賢

● カペシタビン
ゼローダ®錠300

適応
- 手術不能または再発乳がん（AorB法）．
- 結腸がんにおける術後補助化学療法（B法）．
- 治癒切除不能な進行・再発の結腸・直腸がん（C法）．
- 治癒切除不能な進行・再発の胃がん（C法）．

用法用量
- A法：1,657mg/m²/日　朝・夕食後に1日2回，3週間連日経口投与し，その後1週間休薬する．
- B法：2,500mg/m²/日　朝・夕食後に1日2回，2週間連日経口投与し，その後1週間休薬する．
- C法：2,000mg/m²/日　朝・夕食後に1日2回，2週間連日経口投与し，その後1週間休薬する．

主な副作用
- 手足症候群，悪心，食欲不振，下痢，骨髄抑制，口内炎，高ビリルビン血症など．

服薬説明時のポイント
- 使用するがん種や患者個々の状況により，併用薬剤を含めゼローダ®の投与方法も大きく異なるため，投与量や投与スケジュールの確認には必ず病歴を加味して行うべきである．
- 基本的な注意事項はティーエスワン®と同様であるが，手足症候群の頻度および重篤度がティーエスワン®に比較して高い傾向にあるため，初期症状とその際の対処方法（保湿剤などの使用）について患者指導をし，使用後のモニタリングを入念に行う．手足の持続する疼痛を自覚（CTCAE ver4.0 Grade2相当）した際には，重篤化する徴候であり，可能な限り早めに病院に連絡するよう説明する．

代謝・排泄
- 主に肝臓で代謝され，活性本体である5-FU®となり抗腫瘍効果を発揮する．
- 排泄は主に尿中であるが，腎機能障害時の明確な減量投与基準などはない．

その他注意事項
- ゼローダ®はティーエスワン®と最終的な薬効を発揮する薬剤としては5-FU®で同様である．しかし，ティーエスワン®は5-FU®の分解を抑制して血中濃度を高めて効果を期待するのに対して，ゼローダ®は腫瘍組織内の5-FU®濃度を高めることを目的とした製剤であり，特性が大きく異なる薬剤である．

> **ココがポイント！** ゼローダ®は，有害反応の確認（手足症候群等）と，休薬の必要性を患者に理解してもらうことが重要！

経口抗がん剤の特徴と薬剤指導のポイント
● イマチニブメシル酸塩
グリベック®錠100mg

大橋 養賢

適応
- 慢性骨髄性白血病（CML）．
- KIT（CD117）陽性消化管間質腫瘍（GIST）．
- フィラデルフィア染色体陽性急性リンパ性白血病（Ph+ALL）．

用法用量

■慢性骨髄性白血病
- 慢性期：1日1回400〜600mgを食後投与する．
- 移行期または急性期：1日1回600mg食後投与で開始し，1日2回800mg（400mgを1日2回）まで増量可能．

■KIT（CD117）陽性消化管間質腫瘍
- 1日1回400mgを食後投与．年齢・症状により適宜減量．

■フィラデルフィア染色体陽性急性リンパ性白血病
- 1日1回600mgを食後投与．年齢・症状により適宜減量．

主な副作用
- 悪心・嘔吐（DLT），骨髄抑制，発疹，下痢，浮腫（顔面，眼瞼など），筋けいれん，肝機能障害．

服薬説明時のポイント
- 悪心・嘔吐をはじめとする消化器症状は，投与後数時間から1週間程度と比較的早期に出現することが多いが，軽微で，服用の継続とともに消失することが多い．
- 浮腫，皮疹に関しても2週間程度で発現のピークを迎える．
- 肝機能障害は投与開始後100日前後，血液毒性に関しては2〜4週間ごろの出現が多くなっている．
- 有害事象によってある程度出現の好発時期があるため，初期症状や対症療法などを事前に患者へ説明し，重篤化を回避することが重要である．

その他注意事項
- 肝臓のCYP3A4で主に代謝される．
- グリベック®は慢性骨髄性白血病（CML）において一定の血中濃度以上を保つことで有効性が示唆されている薬剤である[1]．また，消化管間質腫瘍（GIST）において有効性のエビデンスのある投与量は300mg/日が下限である．
- 重篤な血液毒性からの回復時以外での300mg/日以下の投与は一般的ではなく，安易な減量投与がないよう投与量の確認と副作用マネジメントが重要である．

> **ココがポイント！** グリベック®は，有害反応の内容と好発時期を患者に理解してもらい，継続服用することが重要！

文献
1) Cortes JE, et al: Pharmacokinetic/pharmacodynamic correlation and blood-level testing in imatinib therapy for chronic myeloid leukemia. Leukemia, 2009; 23 (9): 1537-1544

大橋 養賢

■経口抗がん剤の特徴と薬剤指導のポイント
● スニチニブリンゴ酸塩
スーテント®カプセル12.5mg

適応
- イマチニブ抵抗性の消化管間質腫瘍，根治切除不能または転移性の腎細胞がん．

用法用量
- 1日1回50mgを4週間連日経口投与し，その後2週間休薬する．これを1コースとして投与を繰り返す．なお，患者の状態により適宜減量する．

主な副作用
- 血小板減少をはじめとする骨髄抑制，皮膚変色，手足症候群，食欲不振，下痢，口内炎，高血圧，左室駆出率低下など．

服薬説明時のポイント

■血液毒性
- 血小板減少が最も多く（約90％），投与2週間前後に最低値を示すことが多い．
- 血小板減少がGrade 3，4も25％程度認められるため，投与早期には定期的な採血による確認が重要である．

■非血液毒性
- 手足症候群，高血圧が高頻度に認められる．
- 手足症候群は圧迫される部位に多く出現し，かつ皮膚剥離がみられる場合もある．休薬期間に改善してくることが多いが，革靴を避ける，きつい靴下をはかないなどの生活上の注意を伝えることも重要である．
- 高血圧はスーテント®を減量しても継続する場合がある．降圧薬などの薬物治療はもとより，定期的な血圧測定による副作用モニタリングの重要性を患者に伝えていく必要がある．

■心毒性
- 心毒性（QT延長など）は頻度こそ5％未満と少ないものであるが，心不全症状の悪化に伴う死亡例も報告されている．
- 投与開始時の左室駆出率の確認，投与後の心不全徴候（息切れ，動悸），QT延長の際の前駆症状（めまい，心窩部痛など）についての患者への事前説明が早期発見のために重要である．

代謝
- 主にCYP3A4で代謝される．

その他注意事項

- スーテント®は，多数の分子標的を阻害するため，上記以外にも多種多様の有害事象が報告されている．
- 主なものに甲状腺機能低下，急性膵炎（リパーゼ上昇）や肝機能障害などがある．
- 有害事象としての疲労は，甲状腺機能低下に伴って出ている可能性もある．特に本薬剤は下痢を起こしやすいにもかかわらず，服用後に便秘症状を訴える患者にはそれを疑い，甲状腺機能検査を行うなどの対応が必要となる場合もある．

> **ココがポイント！** スーテント®は，多種多様の有害反応が起こりうるため，投与早期は頻繁のモニタリングが重要！

経口抗がん剤，ホルモン療法剤，併用薬の知識と指導のポイント

乳がんホルモン療法剤の特徴と薬剤指導のポイント

エストロゲンの分泌

■**閉経前女性の場合**
- 視床下部からのLH-RHにより下垂体を刺激し，LHやFSHが放出され，卵巣からエストロゲンの分泌が行われる．

■**閉経後女性の場合**
- 卵巣機能の低下により，卵巣からのエストロゲン分泌は低下する．一方，副腎皮質から分泌されるアンドロゲンが脂肪組織などに存在するアロマターゼによりエストロゲンへ変換される．

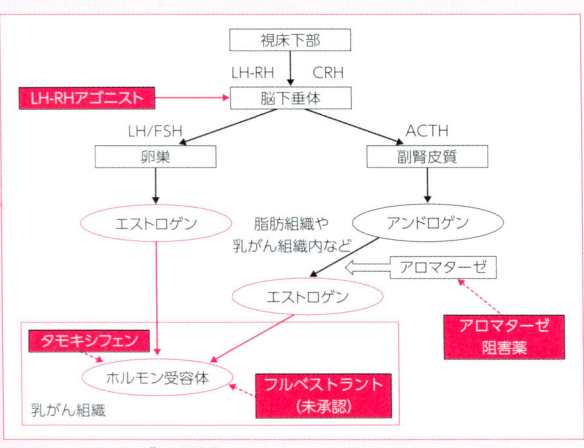

■**図1 エストロゲンの分泌**
(清水千佳子：5 薬物療法 C再発進行乳癌の薬物療法［福富隆志編著：乳癌診療ハンドブック］．中外医学社；2005．p165より一部改変)

ホルモン療法剤の特徴

■**LH-RHアゴニスト**
- ゾラデックス®，リュープリン®など．

【作用機序と特徴】
- 下垂体のLH-RH受容体に作用し，ゴナドトロピン（LH，FSH）を分泌させ，卵巣からのエストロゲン分泌を一時的に促進する．しかし，持続的なLH-RH受容体への作用により受容体の減少（ダウン・レギュレーション）を引き起こし，LHやFSHの分泌とエストロゲンの分泌が低下する．
- 一時的にエストロゲンレベルが上昇するため，骨痛や不正出血などの一過性のフレア現象がみられることがある．

ホルモン療法剤の特徴

【使用対象】
- 閉経前ホルモン受容体陽性乳がん（術後補助療法としては2〜3年［もしくは5年］）．
  - 術後療法としては，単独使用による有効性を示すエビデンスが乏しいことより，タモキシフェンとの併用により使用される．
  - 一般的には，若年者など卵巣機能抑制を追加する必要がある場合や化学療法後に月経が回復した場合に使用することが多い．

■ **タモキシフェン**
- ノルバデックス®など．

【作用機序と特徴】
- 乳がん細胞内のエストロゲン受容体とエストロゲンとの結合を阻害する．
- 選択的エストロゲン受容体修飾薬（SERM）とよばれ，たとえば，乳腺では抗エストロゲン作用を示すが，子宮内膜や骨ではエストロゲン作用を示す．そのため，乳がんに対する効果がある一方，子宮体がんへの影響を考慮する必要がある（後述）．

【使用対象】
- 閉経前および閉経後ホルモン受容体陽性乳がん（術後補助療法としては5年）．
  - 5年以上の有効性については，今後の大規模臨床試験の結果により明らかになる可能性がある．

■ **アロマターゼ阻害薬**
- アリミデックス®，アロマシン®，フェマーラ®など．

【作用機序と特徴】
- 閉経後女性は卵巣由来のエストロゲンは生成されなくなり，副腎皮質のアンドロゲンが脂肪組織などに存在するアロマターゼによってエストロゲンへ変換される．
- アロマターゼを阻害することにより，エストロゲンの生成を抑える．

【使用対象】
- 閉経後ホルモン受容体陽性乳がん．
  - 術後補助療法における再発抑制効果はタモキシフェンを上回る．
  - 術後から服用する初回投与（Initial）やタモキシフェン2〜3年間使用後に続けて服用する逐次投与（Switch）では，ホルモン療法として合計5年間使用する．
  - タモキシフェン5年間終了後に服用する場合，さらにアロマターゼ阻害薬を5年間(計10年間)延長投与（Extended）

ホルモン療法剤の特徴

することもある．
- 十分には確立していないが，非ステロイド性アロマターゼ阻害薬（アリミデックス®，フェマーラ®）を使用し，再発・進行を認めた場合は，種類の異なるステロイド性アロマターゼ阻害薬（アロマシン®）へ変更することもある．
- 表1にここで述べた3種類の薬剤について，閉経前後における使い分けを示す．

■表1 閉経前後における薬剤の使い分け

薬剤名	商品名（例）	閉経前	閉経後
LH-RHアゴニスト	ゾラデックス® リュープリン®	○	×
タモキシフェン	ノルバデックス®	○	○
アロマターゼ阻害薬	アリミデックス® アロマシン® フェマーラ®	×	○

ホルモン療法剤の副作用マネジメント

■ホットフラッシュ
- 更年期障害のような上半身のほてり感と，頭部の発汗が特徴的な症状．
- ほてり感に関しては，アルコール・カフェイン飲料などを控え，首回りの冷湿布の使用やリラクセーション，深呼吸などのセルフケアを推奨することもよい[1]．

注意 タモキシフェン服用時：SSRIはホットフラッシュに使用されるケースもあるが，タモキシフェン服用者はSSRI（特にパロキセチン）を併用することにより，タモキシフェンの効果を落とすことも示唆されており[2]，併用を避けることが望ましい．

■子宮への作用（子宮筋腫，子宮体がんなど）
- タモキシフェンを服用した場合，子宮体がんの発生率は高くなる傾向にある[3]．
- 少なくとも1年に1回の子宮検診を必要とすることや，性器からの不正出血などの異常な症状には相談をするように伝える．
- ただし，タモキシフェンによる乳がんの予防効果は，子宮体がんの発生率を上回る効果であることも伝える必要がある．

■骨塩量の減少
- 閉経前乳がん患者
  - 抗がん剤やLH-RHアゴニストなどにより早期に閉経をきたしやすくなる．
  - 将来的に骨粗鬆症や骨折のリスクが高くなるため，過度

のアルコール（1日2単位*以上）摂取や喫煙などの生活習慣の改善，およびカルシウムの摂取などを促す必要がある．

*2単位＝ビール350cc×3本，日本酒2合

- 閉経後乳がん患者
  - 骨塩量の低下している閉経後女性ではアロマターゼ阻害薬服用により，さらに低下が起こるため，注意を必要とする．
  - 服用開始時にカルシウムの摂取などを促し，年齢・喫煙歴・骨折歴や骨塩量などを考慮して，ビスホスホネート系薬剤の処方も検討する必要がある[4]．

■関節痛，関節のこわばり
- アロマターゼ阻害薬による関節痛の原因は不明であるが，服用継続を妨げる最も高い有害事象となっている[5]．
- 軽度な症状であることが多いため，NSAIDsなどで対応したうえで服用患者のQOLを著しく低下させていないか確認する．

■避妊の必要性
- ホルモン療法剤の使用中は避妊を行う必要がある．
- 乳がん診療ガイドラインには，タモキシフェンは服用期間および服用終了後2か月間は避妊することが推奨されている．
- 避妊効果の高いピル（経口避妊薬）は合成エストロゲンを含み，乳がんなどのエストロゲン依存性腫瘍には使用することができないため，避妊法についても確認する必要がある．

> **ココがポイント！** 閉経前患者と閉経後患者に対する薬剤の使い分けを理解する！

> **ココがポイント！** ホルモン療法剤は長期間使用されるため，患者の服薬意欲を損なわないような支援を行う！

文献
1) 桜田宏明：乳がん術後ホルモン療法での副作用対策の相談．月刊薬事，2010；52（12）：1836
2) Kelly CM, et al: Selective serotonin reuptake inhibitors and breast cancer mortality in women receiving tamoxifen: a population based cohort study. BMJ, 2010；340：c693
3) Matsuyama Y, et al: Second cancers after adjuvant tamoxifen therapy for breast cancer in Japan. Ann Oncol, 2000；11（12）：1537-1543
4) Hadji P, et al: Practical guidance for the management of aromatase inhibitor-associated bone loss. Ann Oncol, 2008；19（8）：1407-1416
5) 蒔田益次郎，他：閉経後乳癌に対するアロマターゼ阻害剤による内分泌療法の完遂率と関節痛．乳癌の臨床，2010；25（2）：149-155

鈴木賢一

■抗がん剤を使用する際に知っておきたい薬剤の知識
併用禁止薬剤や注意を要する薬剤

併用禁忌

■「イリノテカン」と「アタザナビル」
- アタザナビルは，イリノテカンの分解酵素UGT1A1を阻害するため，副作用増強の可能性がある．

■「テガフール・ウラシル配合剤」と「テガフール・ギメラシル・オテラシルカリウム配合剤（ティーエスワン®）」
- 骨髄抑制などが増強する可能性がある．
- テガフール・ギメラシル・オテラシルカリウム配合剤中止後にテガフール・ウラシル配合剤を服用開始する場合は，あけること．

■「カペシタビン」と「テガフール・ギメラシル・オテラシルカリウム配合剤（ティーエスワン®）」
- ギメラシルがフルオロウラシルの異化代謝を阻害し，血中フルオロウラシル濃度が著しく上昇し，副作用増強の可能性がある．

併用注意

■表1 併用注意薬と併用時のリスク

抗がん剤	併用注意薬	併用時のリスク
イリノテカン	・CYP3A4阻害薬（表2）	・イリノテカンの血中濃度が上昇し，副作用が増強することがある
	・CYP3A4誘導剤（表3）	・イリノテカンの効果が減弱することがある
	・ソラフェニブ	・イリノテカンの代謝酵素であるUGT1A1を阻害するため，イリノテカンおよび活性代謝物（SN38）の血中濃度が上昇し，骨髄抑制などの副作用が増強することがある
シスプラチン カルボプラチン	・アミノグリコシド系抗菌薬（ゲンタマイシンなど） ・バンコマイシン ・アムホテリシンB ・利尿薬（フロセミドなど）	・シスプラチンおよびカルボプラチンの腎障害を増強することがある
シスプラチン カルボプラチン	・アミノグリコシド系抗菌薬（ゲンタマイシンなど） ・バンコマイシン ・利尿薬（フロセミドなど） ・心不全治療薬（ピレタニド）	・シスプラチンおよびカルボプラチンの聴器障害を増強することがある
ドセタキセル	・CYP3A4阻害薬（表2）	・ドセタキセルの代謝が阻害され，副作用が増強することがある
	・CYP3A4で代謝される薬剤（シクロスポリン，ミダゾラムなど）	・ドセタキセルの代謝が阻害され，副作用が増強することがある

■表1 併用注意薬と併用時のリスク（つづき）

抗がん剤	併用注意薬	併用時のリスク
ペメトレキセド	・非ステロイド性抗炎症薬（イブプロフェン，アスピリン，ロキソプロフェンなど）	・ペメトレキセドの悪心嘔吐，貧血などの副作用が増強することがある
ソラフェニブ	・イリノテカン	・イリノテカンの項参照
	・CYP3A4誘導剤（表3）	・ソラフェニブの血中濃度が低下することがある
カペシタビン	・ワルファリン，フェニトイン	・カペシタビンがCYP2C9の酵素蛋白合成に影響し，酵素活性が低下することで，これらの薬剤の血中濃度が上昇している可能性がある
テガフール・ギメラシル・オテラシルカリウム配合剤（ティーエスワン®）	・ワルファリン	・機序は不明であるが，併用によりPT-INRの上昇を認めたとの報告がある[1] ・併用2週間後にPT-INRの上昇をきたすこともあり，継続的な抗凝固能の管理が必要となる
	・フェニトイン	・テガフールによってフェニトインの代謝が抑制され，血中濃度が上昇する可能性がある
ラパチニブ	・CYP3A4阻害薬（表2）	・ラパチニブの代謝が阻害され血中濃度が上昇する可能性がある
	・CYP3A4誘導剤（表3）	・ラパチニブの代謝が促進され，血中濃度が低下する可能性がある
ゲフィチニブ	・CYP3A4阻害薬（表2）	・ゲフィチニブの代謝が阻害され，血中濃度が上昇する可能性がある
	・CYP3A4誘導剤（表3）	・ゲフィチニブの代謝が促進され，血中濃度が低下する可能性がある
	・CYP2D6により代謝される薬剤（メトプロロールなど）	・ゲフィチニブはCYP2D6を阻害することが示唆されており，CYP2D6により代謝される他の薬剤の血中濃度を増加させる可能性がある
	・ワルファリン	・機序は不明であるが，PT-INR上昇や出血がみられることがある
	・プロトンポンプ阻害薬（オメプラゾールなど），H₂受容体拮抗薬（塩酸ラニチジンなど）	・ゲフィチニブは胃酸の分泌が極端に低下している状態が続くと吸収が低下する性質があるため，食物摂取後の胃酸が分泌されたあとに服用することが望ましい

■表1 併用注意薬と併用時のリスク (つづき)

抗がん剤	併用注意薬	併用時のリスク
エルロチニブ	・CYP3A4阻害薬（表2）	・エルロチニブの血中濃度が上昇する可能性がある
	・CYP3A4誘導剤（表3）	・エルロチニブの血中濃度が低下する可能性がある
	・塩酸シプロフロキサシン	・CYP1A2およびCYP3A4を阻害する薬剤との併用により，エルロチニブの代謝が阻害され，血中濃度が増加する可能性がある
	・プロトンポンプ阻害薬（オメプラゾールなど），H_2受容体拮抗薬（塩酸ラニチジンなど）	・持続的な胃内pHの上昇により，エルロチニブの溶解度が低下し，吸収が低下する可能性がある
	・喫煙	・喫煙によるCYP1A2の誘導により，エルロチニブの代謝が亢進し，血中濃度が低下する可能性がある
	・高脂肪食，高カロリー食	・AUCが増加する可能性があるため，影響を避けるよう，食事の1時間前から食後2時間までの間の服用は避けること
タモキシフェン	・ワルファリン	・タモキシフェンがワルファリンの肝臓での代謝を阻害する可能性がある
	・リトナビル	・タモキシフェンのAUCが上昇することが予想される
	・リファンピシン	・CYP3A4が誘導され，タモキシフェンの代謝が促進される可能性がある
	・選択的セロトニン再取り込み阻害薬（SSRI）（パロキセチン，セルトラリンなど）	・CYP2D6阻害作用により，タモキシフェンの活性代謝物の血中濃度が低下する可能性がある

併用注意

■表2　主なCYP3A4阻害薬

- アゾール系抗真菌薬：ミコナゾールなど
- マクロライド系抗菌薬：エリスロマイシン，クラリスロマイシンなど
- リトナビル
- ジルチアゼム
- ニフェジピン
- アプレピタント
- グレープフルーツジュースなど

■表3　主なCYP3A4誘導剤

- 抗てんかん薬：フェニトイン，カルバマゼピン，フェノバルビタール
- リファンピシン
- デキサメタゾン
- セイヨウオトギリソウ（セント・ジョーンズ・ワート）含有健康食品

MEMO
併用は慎重な判断を

抗がん剤との相互作用に関しては，その多くが理論的な推測や，血中濃度における変化であり，実臨床上の弊害が十分確認されているものはごくわずかである．またCYPの阻害作用に関しても，薬剤によってその強度は大きく異なる．したがって「併用注意」の組み合わせであっても，治療を優先する場合にはそれを承知のうえで使用することも少なくない．併用に問題がある場合には，あらかじめ医師，薬剤師と十分相談し，個々の対応についてチーム内で慎重に判断することが必要である．

文献
1）五十嵐弘幸，ほか：S-1とワルファリンの薬物相互作用についての検討．日本病院薬剤師会雑誌，2009；45（10）：1321-1324

鈴木 賢一

抗がん剤を使用する際に知っておきたい薬剤の知識
副作用管理時の薬剤調整のポイント

悪心・嘔吐

- 悪心・嘔吐・食欲不振管理が難渋した際のチェックポイントは次のとおり.

■悪心・嘔吐の出現状況

- 食物摂取後
  - モルヒネによる胃内容物の排泄抑制や胃噴門部の緊張の高まりが原因と考えられる.
  - 消化管運動促進薬(ドンペリドン,メトクロプラミド)が有効.
- トイレへの移動や歩行時,振り向く,起き上がる,眼球を動かすなどの体動時
  - 前庭器が過敏になっていることが考えられる.
  - 抗動揺病作用をもつ抗ヒスタミン薬が有効.
  - トラベルミン®などのジフェンヒドラミン配合剤:受診できない場合には市販薬でも代用可.
  - トラベルミン®は緑内障,前立腺肥大症には禁忌であり,高齢者の場合は注意を要する.
- 食事のにおいや,配膳車の音,前の治療時の嘔吐経験など
  - 予測性の要因が考えられる.
  - 推奨されている薬:
    アルプラゾラム:予測性悪心予防に有効[1].
    ロラゼパム:予測性悪心・嘔吐予防に有効[2].
    ※いずれもNCCNガイドライン2009,MASCCガイドライン2008で推奨されている.

■電解質の異常

- 低Na血症
  - 原因:シスプラチン(CDDP)の副作用(SIADH),大量輸液,食事摂取量低下,腫瘍随伴症候群(SIADH).低下するまでの期間が短いほど症状発現しやすい.
  - 症状:食欲不振,悪心,倦怠感など.
  - 抗がん剤投与後の悪心,食欲不振遷延時は血清Na値を要チェック.
  - 治療:水分制限,Na補正,モザバプタン投与.
- 高Ca血症
  - がん患者の10〜20%に生じる.肺がん,乳がん,多発性骨髄腫に多い.
  - 倦怠感,食欲不振,意識障害,脱力感など(抗がん剤投与後の食欲不振遷延時は要チェック).
  - 溶骨性骨転移のほか,腫瘍組織からのPTHrP(副甲状腺

悪心・嘔吐

ホルモン)産生が原因となる.

■口腔カンジダ
- 食欲不振が遷延する場合は口腔内の観察を行う.
  - 味覚異常,舌や口蓋の白苔,疼痛⇒口腔カンジダの疑い.
- 原因:高齢,ステロイド,免疫抑制剤,抗がん剤,広域抗菌薬,口腔内乾燥,義歯装着など.
  - 抗がん剤投与後の食欲不振遷延の原因となりうる.
  - 治療:ミコナゾールゲル塗布にて1,2日程度と比較的早期に改善を認めることが多い.
  - 症状が咽頭や食道にまで広がっている場合には,フルコナゾール,イトラコナゾール内服も考慮する.ただしいずれもCYP3A4阻害作用などを有するため,他の抗がん剤などとの相互作用に注意が必要となる.

■他の服用中薬剤の影響
- 抗がん剤による消化器症状にて,脱水傾向となることや,抗がん剤との相互作用などにより服用中の薬剤の副作用が発現しやすくなる可能性がある.
- テオフィリン,ジゴキシンなど,治領域の狭い薬剤における悪心・嘔吐など.
- コントロール良好であったモルヒネ製剤による眠気や悪心発現など.

便秘

■がん化学療法中の便秘の原因
- がん化学療法中には,抗がん剤の影響も含めさまざまな原因により便秘が生じる.
- 便秘の原因の一つに,制吐剤として頻用される5-HT$_3$受容体拮抗薬がある.

■5-HT$_3$(セロトニン)受容体拮抗薬による便秘
- 体内のセロトニンの90%が小腸粘膜のクロム親和細胞内に存在する.
- 主としてセロトニンの働きにより蠕動運動が行われるため,5-HT$_3$受容体拮抗薬により,セロトニンの働きが抑えられ,便秘傾向となることが考えられる.
- 5-HT$_3$受容体拮抗薬と便秘発現率は次のとおり[3].
  - グラニセトロン:15.6%
  - パロノセトロン:17.4%

■便秘の治療戦略
- 便の量を増やす.
- 便を軟らかくする.
- 蠕動運動を促進させる.

■下剤の分類と特徴
- 塩類下剤

便秘

- 酸化マグネシウム：腸管の浸透圧を高めることで，水分の移行を促し，便を軟化させ，便の量を増やす．腎障害時には蓄積による高マグネシウム血症に注意を要する．
- 大腸刺激性下剤
  - センノシド，センナ，ピコスルファートナトリウム：大腸の神経叢の刺激や，腸内細菌が刺激物質へ転換されて大腸粘膜を刺激することにより蠕動を促す．
- 小腸刺激性下剤
  - ヒマシ油：小腸内でグリセリンとレチノール酸に分解され，レチノール酸が小腸粘膜を刺激し，蠕動を促す．
- 膨張性下剤
  - カルメロースナトリウム：腸内で大量の水分を吸収し，便量を増やし，物理的な刺激で排便を促す．
- 浸潤性下剤
  - ジオクチルソジウムスルホサクシネート・カサンスラノール合剤：界面活性作用で便の表面張力を低下させ，便に水分を浸透させ，便を軟化させる．
- 坐薬
  - 炭酸水素ナトリウム・無水リン酸二水素ナトリウム配合剤：腸内ガスを発生させ，それが腸管壁を刺激して排便反射と蠕動運動を促す．
  - ビサコジル：蠕動運動を促進する．腸粘膜への直接作用により，排便反射を刺激する．結腸腔内における水分の吸収を抑制し，内容積を増大する．
- 浣腸剤
  - グリセリン浣腸：グリセリンが腸管壁の水分を吸収することによる刺激作用で腸蠕動を亢進させる．
- その他
  - モサプリドクエン酸，メトクロプラミドなど：下剤としての適応はないが，消化管の運動調整などにより，緩下効果が期待される．

■便秘対策のまとめ

- 酸化マグネシウム製剤をベースにコントロールすることが望ましいが，腸管蠕動運動が乏しい場合には，蠕動運動亢進作用をもつ薬剤の併用を考慮する．
- 悪心による食事摂取量の低下や運動量の減少から便秘になることがある．また便秘により悪心を助長することもあり，便秘だけにとらわれず，環境面や悪心管理へのアプローチも並行して行っていくことが重要となる．
- がん患者はオピオイド服用中のことも多いため，がん化学療法により便秘が増悪する場合には，腸管運動抑制効果の

便秘
少ないフェンタニル製剤へのローテーションも有効な場合がある.
- 新レシカルボン®坐剤（炭酸水素ナトリウム・無水リン酸二水素ナトリウム配合剤）使用後も排便が得られなければ，より多くの作用機序をもつテレミンソフト®坐剤（ビサコジル）へ変更すると，効果が得られる場合がある.

> **ココがポイント！** 悪心・嘔吐管理では，いつ・どのようなときに症状が発現するかによって治療薬が異なる！

> **ココがポイント！** 抗がん剤それ自体のみならず，支持療法に使用される薬剤も便秘の原因となる！

文献

1) Rzavi D, Delvaux N, Farvacques C, et al: Prevention of adjustment disorders and anticipatory nausea secondary to adjuvant chemotherapy: A double-blind, placebo-controlled study of assessing the usefulness of alprazolam. J Clin Oncol, 1993 ; 11 : 1384-1390
2) Malik IA, Khan WA, Qazilbash M, et al: Clinical efficacy of lorazepam in prophylaxis of anticipatory,acute, and delayed nausea and vomiting induced by high doses of cisplatin. A prospective randomized trial. Am J Clin Oncol, 1995 ; 18 : 170-175
3) Saito M, et al: Palonosetron plus dexamethasone versus granisetron plus dexamethasone for prevention of nausea and vomiting during chemotherapy: a double-blind, double-dummy, randomised, comparative phase III trial. Lancet Oncol, 2009 ; 10 (2) : 115-124

片岡 智美

抗がん剤を使用する際に知っておきたい薬剤の知識
疼痛コントロール薬併用時のポイント

痛みのメカニズムとアセスメント

■痛みの種類
- がん患者の経験する疼痛はさまざまであり,がんによる痛みだけではない場合もある.
- がんによる痛みは障害部位によって「体性痛」「内臓痛」「神経障害性疼痛」に分類され,鎮痛薬を選択する場合に有用な情報となる(表1)[1)].
- オンコロジーエマージェンシー(骨折,圧迫骨折,脳転移,硬膜外転移,感染症,イレウス,消化管穿孔など)による痛みと判断された場合には,鎮痛への対応だけではなく,痛みを生じている病態の把握と原因への対応が必要となる.

■表1 痛みの種類と特徴

	侵害受容性疼痛		神経障害性疼痛
	体性痛	内臓痛	
障害部位	皮膚,骨,筋肉,胸・腹膜	内臓・消化管	神経・脊髄
痛みを起こす刺激	機械的刺激(切る,刺す)	臓器被膜の伸展管腔の拡張・牽引	通常痛みを起こさない刺激(触るなど)
特徴	持続性の鈍痛 場所が明確 体動時増強あり	漠然とした鈍痛 腹部正中 関連痛あり	痺れを伴う痛み 電撃痛 知覚・運動障害

(日本臨床腫瘍学会編:新臨床腫瘍学.改訂第2版.南江堂;2009.p834より)

■痛みの評価
- 痛みは主観的なものであり,他者が理解することは困難な場合が多い.
- 痛みを評価するためには,詳細な問診により患者と医療者が情報を共有する必要がある(図1)[1)].
- 痛みの強さを評価するスケールを利用する方法が勧められる(図2)[1)].

> **ココがポイント!** 痛みの評価は継続的に行い,鎮痛薬の投与量,投与時間,投与方法,種類の妥当性を評価する!

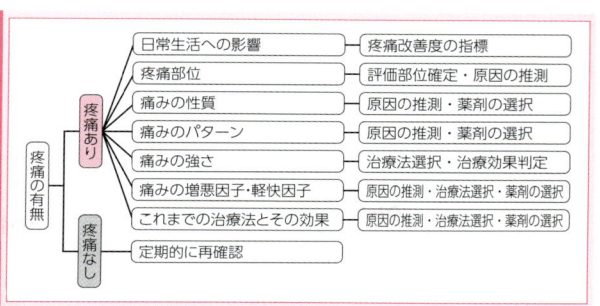

痛みのメカニズムとアセスメント

```
疼痛の有無 ─┬─ 疼痛あり ─┬─ 日常生活への影響 ───── 疼痛改善度の指標
           │             ├─ 疼痛部位 ─────────── 評価部位確定・原因の推測
           │             ├─ 痛みの性質 ────────── 原因の推測・薬剤の選択
           │             ├─ 痛みのパターン ──────── 原因の推測・薬剤の選択
           │             ├─ 痛みの強さ ────────── 治療法選択・治療効果判定
           │             ├─ 痛みの増悪因子・軽快因子 ── 原因の推測・治療選択・薬剤の選択
           │             └─ これまでの治療法とその効果 ── 原因の推測・治療選択・薬剤の選択
           └─ 疼痛なし ──── 定期的に再確認
```

■図1　がん疼痛の問診による評価項目
(日本臨床腫瘍学会編：新臨床腫瘍学．改訂第2版．南江堂；2009．p834より)

数値的評価スケール　numerical rating scale（NRS）
痛みのないのを数字の0として，想像できうる最高の強さの痛みを10とすると，この24時間以内に最も強い痛み（あるいは今の痛み）はいくつだと思いますか．数字で教えてください．

0　1　2　3　4　5　6　7　8　9　10

視覚的アナログスケール　visual analogue scale（VAS）

痛みなし |────────────────────────| 想像できる最高の痛み

100mmの直線の左端を「痛みなし」，右端を「想像できる最高の痛み」としたとき，感じている痛みの強さのところに印を記入してください．

フェイス・スケール　The Faces Pain Scale（FRS）
Wong-Baker Faces Pain Rating Scale
あなたの痛みにあてはまるものを一つ選んでください．

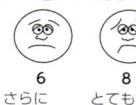

0	2	4	6	8	10
痛みなし	多少の痛み	もう少しひどい痛み	さらにひどい痛み	とてもひどい痛み	最悪の痛み

Copyright, Wong-Baker FACES Foundation, www.WongBakerFaces.org. Used with permission.

■図2　疼痛評価スケール
(日本臨床腫瘍学会編：新臨床腫瘍学．改訂第2版．南江堂；2009．p835より)

経口抗がん剤，ホルモン療法剤，併用薬の知識と指導のポイント

疼痛治療

- 疼痛治療のなかでも中心となるのは薬物療法である.
- がんの疼痛治療は世界保健機関（WHO）によって，痛みの強さを3段階に分け，各段階で使用する薬が示されている（**図3**）.
- 鎮痛薬は，鎮痛作用と特性を考慮して，①非オピオイド鎮痛薬，②弱オピオイド鎮痛薬，③強オピオイド鎮痛薬，④鎮痛補助薬，の4種類に分類されている.
- 痛みの強さや種類に応じて薬剤を選択すること，非オピオイド鎮痛薬や鎮痛補助薬はオピオイド鎮痛薬と併用していくことが推奨されている.

1. 経口投与を基本とする
2. 時間を決めて定期的に投与する
   - 「疼痛時」のみで使用しない
   - 毎食後ではなく，8時間ごと，12時間ごとなど投与する
3. ラダーに沿って痛みの強さに応じて非オピオイド系鎮痛薬（アセトアミノフェンかNSAIDs）をまず投与し，効果が不十分な場合はオピオイドを投与する.
   オピオイドは疼痛の強さによって投与し，予測される生命予後によって選択するのではない
4. 患者に見合った個別的な量を投与する
   - 適切な量は鎮痛効果と副作用のバランスが最もよい量であり，「標準投与量」「投与量の上限」があるわけではない
5. 患者に見合った細かい配慮をする
   - レスキューを指示し，説明する
   - 副作用の対策をし，説明する
   - オピオイドについての誤解を解く

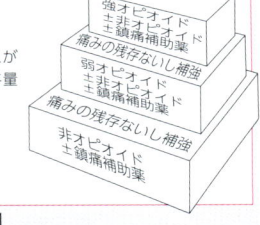

■**図3 WHO方式がん疼痛治療法の5原則**
(日本臨床腫瘍学会編：新臨床腫瘍学. 改訂第2版. 南江堂；2009. p837より)

■第1段階の痛みに対する鎮痛薬

- 第一段階の非オピオイド鎮痛薬には，アセトアミノフェンや非ステロイド抗炎症薬（NSAIDs）がある.
- アセトアミノフェンはシクロオキシゲナーゼ（COX）阻害作用を有し，解熱・鎮痛作用をもつが，抗炎症作用はほとんどない．鎮痛効果を期待する場合には1.5～4g/日を経口投与する．服用中は肝機能検査値の変化に注意が必要である.
- NSAIDsは炎症を伴う痛みには特に有効である．製剤や剤形が豊富であるため（**表2**），患者の状態と薬剤の特徴を把握し，適した薬剤を選択する．NSAIDs投与前には胃潰瘍の既往，肝・腎機能，出血傾向の有無なども確認しておく必要がある[2]．

■表2　NSAIDsの剤形による特徴

	例（商品名）	目的・特徴	問題点
徐放剤	ボルタレンSR®	効果持続	効果やや弱い
坐剤	ボルタレン坐剤®	胃障害減少	局所副作用
プロドラック	ロキソニン®	胃障害減少	局所副作用
注射剤	ロピオン®	作用増強	適応症少ない

(浦部晶夫，他：今日の治療薬2011．南江堂；2011．p267より)

■第2段階の痛みに対する鎮痛薬
- 第2段階の弱オピオイド鎮痛薬としては，コデインリン酸塩，トラマドール®がある（表3）．

■表3　オピオイドの等鎮痛力価

薬剤名	コデイン	ブプレノルフィン	トラマドール®	モルヒネ	オキシコドン	フェンタニル
経口 (mg/日)	360	—	200〜300	60	40	—
坐薬 (mg/日)	—	0.8	—	40	—	—
貼付 (mg/日)	—	—	—	—	—	0.6
注射 (mg/日)	—	0.4〜0.6	200〜300	20〜30	30	0.6

- コデインには散剤と錠剤があり，錠剤，10％散は医療用麻薬に分類される．コデインは体内に吸収されて，体内でCYP2D6により代謝を受け，10％程度モルヒネとなる．
- トラマドール®にはカプセルと注射剤がある．弱いオピオイドμ受容体作用をもち，抗うつ薬と同じセロトニン・ノルアドレナリン再取込み阻害作用（SNRI）も併せもつと考えられている．便秘や吐き気などの副作用が起こりやすいため，副作用対策が必要である．

■第3段階の痛みに対する鎮痛薬
- 第3段階の強オピオイド鎮痛薬は医療用麻薬に分類され，モルヒネ，オキシコドン，フェンタニルがある（表4）．それぞれの特徴を把握し，患者に合った薬剤や剤形を選択することが必要である．

■表4　強オピオイド鎮痛薬の特徴

	モルヒネ	オキシコドン	フェンタニル
活性代謝物	6-MG	オキシモルフォン	—
腎機能の影響	＋＋＋	±	—
悪心・嘔吐	＋＋	＋	±
便秘	＋＋	＋＋	±
眠気	＋＋	＋	±

■表4 強オピオイド鎮痛薬の特徴（つづき）

	モルヒネ	オキシコドン	フェンタニル
長所	呼吸困難・咳への効果あり 製剤が豊富 普及度が高い 強い鎮痛効果	低用量製剤 安価 神経障害性疼痛への期待	消化管運動への影響が少ない 貼付剤あり
短所	偏見・誤解強い		調節困難

- 鎮痛薬は開始時からの鎮痛効果の評価とともに副作用対策が重要である．特にオピオイド鎮痛薬継続は急な投与中止により，退薬症状が起こることもあるため，自己判断で休薬しないように指導する（表5）．

■表5 オピオイド鎮痛薬の退薬症状

重篤度	症状
軽度	あくび，流涙，鼻漏，発汗
中等度	振戦，鳥肌，食欲不振，散瞳
強度	落ち着きのなさ，不眠，高体温，呼吸数増加，血圧上昇
重篤	嘔吐，下痢，体重減少

（日本緩和医療薬学会編：臨床緩和医療薬学．真興交易医書出版部：2008．p116より）

- 鎮痛補助薬は非オピオイド鎮痛薬やオピオイド鎮痛薬が効きにくい痛み（神経障害性疼痛）に対して用いられる．ステロイド薬，抗けいれん薬，抗うつ薬，抗不整脈薬，麻酔薬，抗不安薬などが用いられることが多い（表6）．

■表6 鎮痛補助薬の分類

分類	薬剤名	効果発現時期	副作用
抗けいれん薬	ガバペンチン クロナゼパム カルバマゼピン	投与開始後1～2日	眠気，めまい
末梢神経障害性疼痛治療薬	プレガバリン	投与開始後1～2日	眠気，めまい
抗うつ薬	アモキサピン，アミトリプチリンなど	投与開始後4～7日	眠気，めまい 口渇，排尿障害 便秘
抗不整脈薬	リドカイン	投与開始30分後	ショック，眠気
	メキシレチン	3～7日後	悪心
NMDA受容体拮抗薬	ケタミン	投与開始24時間	幻覚・ふらつき
コルチコステロイド薬	ベタメタゾン，デキサメタゾンなど	数日以内	カンジダ症，高血糖，不眠

■導入時の注意点

- がん疼痛治療においては,患者や家族の理解と薬剤の適正使用がポイントとなる.
- 患者や家族の医療用麻薬に対する誤解や不安を取り除くとともに,鎮痛薬の正しい使用方法や副作用対策に関する知識を得られるように支援することが重要である.
- ここではオピオイド鎮痛薬について主に述べる.
- オピオイド鎮痛剤の主な副作用には便秘,悪心・嘔吐があり,化学療法の副作用と同時に出現する可能性がある.
- ビンカアルカロイド系抗がん剤や,制吐薬として用いられる5-HT_3受容体拮抗薬による副作用として便秘があり,オピオイド鎮痛薬投与中の患者では下剤の調節が必要となる.
- 制吐薬として使用されるNK受容体拮抗薬であるアプレピタントは,CYP3A4競合的拮抗作用と酵素誘導作用が知られており,オキシコドンやフェンタニル製剤では血中濃度が変化し,一時的に痛みが強くなる可能性もある.
- ここでは主にオピオイド鎮痛薬について述べる.
- オピオイド鎮痛薬の主な副作用は便秘,悪心・嘔吐,眠気である(表7).

■表7 オピオイドの主な副作用と対策

副作用の種類	発現時期	主な対策
便秘	投与中	下剤の投与(表8)
悪心・嘔吐	投与初期や増量時	制吐薬の投与(表9)
眠気	投与初期や増量時	投与継続
せん妄		オピオイドの減量や抗精神病薬の投与
呼吸抑制		オピオイドの減量や拮抗薬であるナロキソンの投与
排尿障害	投与初期〜反復投与期	治療が必要な場合にはコリン作動性薬などの投与
発汗	主に投与初期	ときにステロイド剤
痒み	投与初期〜	小児に頻度が高い(エビデンスなし) 抗ヒスタミン薬の投与
口腔乾燥	反復投与時	局所対症療法:グリセリン入りの含嗽水,サリベート®など 水分摂取や氷片や飴,酸味のある食物の摂取やリップクリーム,ごま油などの使用

疼痛治療の副作用と対策

■表8 下剤の種類

分類		薬剤名	注意事項
緩下剤	塩類下剤	硫酸マグネシウム，酸化マグネシウム，クエン酸マグネシウム	高マグネシウム血症に注意が必要
	糖類下剤	ラクツロース	適応症が限られる
刺激性下剤	大腸下剤	ピコスルファートナトリウム，ダイオウ，アロエ，センノサイド，ビサコジル	腹痛，腹鳴，悪心・嘔吐などの副作用が出現する
自律神経系下剤		パンテチン，ネオスチグミン，ジノプロスト，ミソプロストール	
浣腸薬		グリセリン，薬用石鹸	
漢方薬		大黄甘草湯，麻子仁丸，潤腸湯，防風通聖散，桃核承気湯	漢方薬の使用原則に沿って選択しないと逆効果になることもある
その他		炭酸水素ナトリウム・無水リン酸二水素ナトリウム	冷所に保存する

(片岡智美，他：オピオイド鎮痛薬の副作用とケア．レスキュードーズ．消化器外科NURSING，2010；15：102より)

■表9 制吐薬の種類

作用機序	薬剤名	注意事項
抗ドパミン作用	ハロペリドール	錐体外路障害に注意が必要
	プロクロルペラジン	
消化管運動亢進作用	メトクロプラミド	中枢移行が少ない．錐体外路障害が出現する可能性あり
	ドンペリドン	
抗ヒスタミン作用	ヒドロキシジン	眠気やふらつきに注意する
	ジフェンヒドラミン	
その他	ペロスピロン	
	オランザピン	高血糖に注意

(片岡智美，他：オピオイド鎮痛薬の副作用とケア．レスキュードーズ．消化器外科NURSING，2010；15：104より)

> **ココがポイント！** オピオイド鎮痛薬以外に便秘，悪心・嘔吐，眠気の原因はないか確認する！

疼痛治療の副作用と対策

■便秘
- 程度に差はあるものの，便秘は多くの患者で経験する副作用である．オピオイド鎮痛薬を開始する前の患者の排便状況（性状，回数）を把握し，下剤の調節方法についてアドバイスを行う．

■悪心・嘔吐
- 悪心・嘔吐が出現した場合には，制吐薬の服用状況や，出現時の状況などを確認し，必要であれば制吐薬の追加について検討する．
- 予防的制吐薬は症状が出現していなければ，減量や中止も検討する．

■眠気
- 眠気はオピオイド鎮痛薬の使用開始時期や，増量時に出現しやすい．
- 耐性が生じやすい作用であるため，数日様子をみることで改善する場合が多いことを患者や家族に伝える．
- 声かけなどで覚醒しない，呼吸回数が8回/分以下となるよう場合には，オピオイド鎮痛薬の過量投与を疑う必要がある．

注意事項

■肝・腎障害・胸腹水がある患者にオピオイドを使用するときの注意事項
- がん患者では，治療経過や病状の進行に伴って肝臓や腎臓などの機能障害が生じることもあり，薬剤の血中動態に大きな影響を与える可能性がある．
- 腎機能低下時にはモルヒネの活性代謝物であるモルヒネ－6－グルクロナイド（M6G）の排泄が遅延することにより，鎮静作用などの副作用が強く現れる可能性があるため，用量の調節やほかのオピオイド鎮痛薬への変更が必要になることもある．
- 肝機能低下時には，それぞれのオピオイド鎮痛薬の代謝が遅延する可能性があるため，鎮痛効果が十分得られている状況において眠気などの副作用が出現した際には，減量の必要性について検討する[2]．
- 進行がんでは胸水や腹水の出現する頻度が高く，血管内からの体液喪失が起こることもある．実際にはオピオイド鎮痛薬の血中濃度に大きな影響はないと考えられている．

文献
1）日本臨床腫瘍学会編：新臨床腫瘍学．改訂第2版．南江堂；2009．p832-840
2）日本緩和医療薬学会企画委員会編：臨床緩和医療薬学．真興交易医書出版部；2008．p62-67，p138-146

6 副作用とケア

- 細胞傷害性抗がん剤の副作用
  - 過敏症（アレルギー）
  - 抗がん剤の血管外漏出
  - 骨髄抑制
  - 悪心・嘔吐
  - 食欲不振・味覚障害
  - 末梢神経障害
  - 下痢
  - 便秘
  - 口内炎
  - 脱毛
  - 倦怠感
  - 心毒性
  - 肺毒性（一部分子標的治療薬によるものも含む）
  - 腎毒性
  - 性機能障害
  - 手足症候群
- 分子標的治療薬の副作用
  - インフュージョンリアクション
  - 皮膚障害
  - 出血
  - 高血圧
  - 消化管穿孔
  - 間質性肺炎

森田公美子

細胞傷害性抗がん剤の副作用
過敏症（アレルギー）

定義

- 世界アレルギー機構（WAO）による定義
  - 過敏症（hypersensitivity）：健常者には耐えられる一定量の刺激への曝露により，客観的に再現可能な症状または徴候を引き起こす反応．
  - アレルギー（allergy）：免疫学的機序によって開始される過敏症．
- 過敏症は，アレルギー性過敏症（＝アレルギー）と，非アレルギー性過敏症に分類される．
- アレルギーは，特定の抗原に対する後天性の特異的過敏反応ともいわれている．
- 抗がん剤による過敏症は，Ⅰ型アレルギー反応に最も注意する必要がある．

アレルギー反応の分類

■表1 アレルギー反応の分類

型	名称	抗原	抗体	皮膚反応	発現機序	代表疾患
Ⅰ	即時型 アナフィラキシー型	外因性（薬剤, 真菌など）	IgE	即時型15〜20分で最大の発赤と膨疹	数秒から数分以内に，ヒスタミンが放出され，瘙痒，浮腫，血圧低下，気管支攣縮などのアナフィラキシー反応を引き起こす	アナフィラキシーショック 気管支喘息
Ⅱ	細胞傷害型 細胞融解型	外因性（ペニシリン）内因性	IgG IgM		抗体が細胞上の抗原と結合し，補体を活性化し，抗原をもつ細胞が分解される	不適合輸血による溶血性貧血 薬剤性溶血性貧血
Ⅲ	免疫複合体型 アルサス型	外因性（薬剤, 細菌など）内因性	IgG IgM	遅発型3〜8時間で最大の紅斑と浮腫	免疫複合体（抗原抗体複合体）が血流の多い組織内で補体を活性化し，組織を傷害する．抗原あるいは抗体の濃度が非常に高いときに起こる	SLE RA
Ⅳ	遅延型	外因性（細菌, 真菌）内因性	感作T細胞	遅延型24〜72時間で最大の紅斑と硬結	感作T細胞が抗原と接触後，サイトカインを放出し，マクロファージを活性化し，組織を傷害する	接触性皮膚炎 移植拒絶反応

■表2 代表的な抗がん剤の過敏症(各薬剤添付文書から引用)

抗がん剤名 (商品名)	発現頻度	発現時期	主症状	注意事項・予防対策
カルボプラチン (パラプラチン®)	ショック,アナフィラキシー様症状0.1％未満 過敏症(発疹)1～10％未満	投与回数を重ねると,ショック,アナフィラキシー様症状の発現頻度が高くなる傾向がみられ,特に白金製剤の投与回数が8回を超えるとその傾向は顕著となる	発疹,蕁麻疹,紅斑,瘙痒症,チアノーゼ,呼吸困難,胸内苦悶,血圧低下,気管支けいれんなど	
オキサリプラチン (エルプラット®)	FOLFOX4療法などの場合,ショック0.9％,アナフィラキシー様症状1.2％	重篤な過敏症状は本剤を複数回投与した後に発現する場合や,本剤の投与から数時間後に発現する場合がある	発疹,瘙痒,気管支けいれん,呼吸困難,血圧低下など	口唇周囲の末梢神経障害,咽頭喉頭感覚異常と鑑別し対応する
パクリタキセル (タキソール®)	ショック0.2％,アナフィラキシー様症状0.3％	初回の投与開始1時間以内に起こることが多い	呼吸困難,紅潮,胸痛,頻脈,低血圧,血管浮腫,蕁麻疹など	ポリオキシエチレンヒマシ油や他の薬剤で過敏症の既往がある患者はリスクが高い. アルコール過敏の症状と鑑別し対応する. 予防目的で,リン酸デキサメタゾンナトリウム,塩酸ジフェンヒドラミン,塩酸ラニチジンまたはファモチジンの前投与を行う
ドセタキセル (タキソテール®)	ショック0.2％,アナフィラキシー様症状0.2％	初回,2回目の投与開始数分に起こることが多い	発疹,蕁麻疹,低血圧,呼吸困難など	ポリソルベート80や他の薬剤で過敏症の既往がある患者はリスクが高い. アルコール過敏の症状と鑑別し対応する

出現しやすい抗がん剤

■表2　代表的な抗がん剤の過敏症（各薬剤添付文書から引用）(つづき)

抗がん剤名（商品名）	発現頻度	発現時期	主症状	注意事項・予防対策
ドキソルビシン塩酸塩リポソーム注射剤（ドキシル®）	インフュージョンリアクション 18.9%	初回に起こることが多い．まれに2回目以降に起こることがある	発熱，発疹，胸部不快感，呼吸困難，悪心，熱感，背部痛，頻脈，瘙痒症，動悸，血圧上昇，頭痛，悪寒，胸痛，チアノーゼ，気管支けいれん，低血圧，息切れなど	本剤の添加物に大豆由来の添加物の成分が含まれているため，大豆アレルギーがある患者は慎重に投与する．発現の危険性を最小限にするため投与速度は1mg/分を超えないこと

評価

■表3　有害事象の重症度

Grade	1	2	3	4	5
アレルギー反応	一過性の潮紅または皮疹；<38℃（100.4°F）の薬剤熱；治療を要さない	治療または点滴の中断が必要．ただし症状に対する治療（例：抗ヒスタミン薬，NSAIDs，麻薬性薬剤）には速やかに反応する；≦24時間の予防的投薬を要する	遷延（例：症状に対する治療および/または短時間の点滴中止に対して速やかに反応しない）；一度改善しても再発する；続発症（例：腎障害，肺浸潤）により入院を要する	生命を脅かす；緊急処置を要する	死亡
注入に伴う反応	軽度で一過性の反応；点滴の中断を要さない；治療を要さない	治療または点滴の中断が必要．ただし症状に対する治療（例：抗ヒスタミン薬，NSAIDs，麻薬性薬剤，静脈内輸液）には速やかに反応する；≦24時間の予防的投薬を要する	遷延（例：症状に対する治療および/または短時間の点滴中止に対して速やかに反応しない）；一度改善しても再発する；続発症により入院を要する	生命を脅かす；緊急処置を要する	死亡

(有害事象共通用語規準 v4.0 日本語訳JCOG版[CTCAE v4.0 - JCOG]．JCOGホームページ http://www.jcog.jp/より)

過敏症のリスクファクター

■表4　過敏症のリスクファクター

- 喘息の既往
- アトピー患者
- リンパ球数が25,000個/μL以上
- βアドレナリン受容体括抗薬を使用している
- 免疫疾患の併発
- 女性
- 標準量より多い投与量
- 花粉，魚介類アレルギー

■表4 過敏症のリスクファクター（つづき）

- 新しく診断された，まだ治療を受けていない患者
- 高齢者
- マントル細胞リンパ腫，慢性リンパ球性白血病のような造血器悪性腫瘍患者
- 薬物アレルギーの既往
- 心臓，呼吸器機能障害がある
- 薬物曝露の経験

(Vogel WH: Infusion reactions: diagnosis, assessment, and management. Clin J Oncol Nurs, 2010; 14(2): 15より)

■表5 主な過敏症の徴候と症状

身体システム	臨床的な徴候と症状
心臓循環系	胸痛，動悸，低血圧，高血圧，頻脈，徐脈，不整脈，浮腫，貧血，局所梗塞
中枢神経系	拍動性の頭痛，めまい，意識混濁，意識消失
皮膚組織	発疹，瘙痒，蕁麻疹，発赤，局所・びまん性紅斑，血管浮腫
内分泌系	多汗症，発熱，熱感
消化器系	悪心，嘔吐，金属味，下痢，腹部膨満
泌尿生殖器系	尿失禁，骨盤内の痛み
筋骨格系	関節痛，筋肉痛，疲労感
精神面	不安，強迫観念
呼吸器系	咳嗽，喘鳴，過呼吸，鼻炎，くしゃみ，嗄声，呼吸速迫，胸絞感，低酸素血症，気管支けいれん，呼吸延長，咽頭・喉頭浮腫，チアノーゼ

(Vogel WH: Infusion reactions: diagnosis, assessment, and management. Clin J Oncol Nurs, 2010; 14(2): 13より)

過敏症発現時の対応

アセスメント: 過敏症の徴候と症状を認めたら、抗がん剤の投与を中止し、静脈路を確保する

気道の状態

- **気道閉塞あり**
  - エピネフリン[*1]投与
  - 気道確保
  - 顎を突き出し、気道を広げる
  - 患者が嘔吐していたら、側臥位にする
- **気道閉塞なし**
  - 経過観察

呼吸状態

- **喘鳴あり**
  - エピネフリン[*1]投与
  - 気管支拡張薬の吸入を考慮する
  - 呼吸不全があれば、補助呼吸をする
  - 皮膚症状があれば、抗ヒスタミン薬[*2]を考慮する
  - 酸素吸入をする
- **喘鳴なし**
  - 経過観察

循環動態

- **低血圧、頻脈あり**
  - エピネフリン[*1]投与
  - 生理食塩水の輸注速度を速める
  - 患者を仰臥位にし、下肢を挙上する
  - さらに血圧が下がれば、ドパミン[*3]を考慮する
  - 心肺蘇生をする
- **正常血圧**
  - 経過観察

意識状態

- **意識レベルの低下**
  - エピネフリン[*1]投与
  - 意識がなければ気道確保
- **意識レベルの低下なし**
  - 経過観察

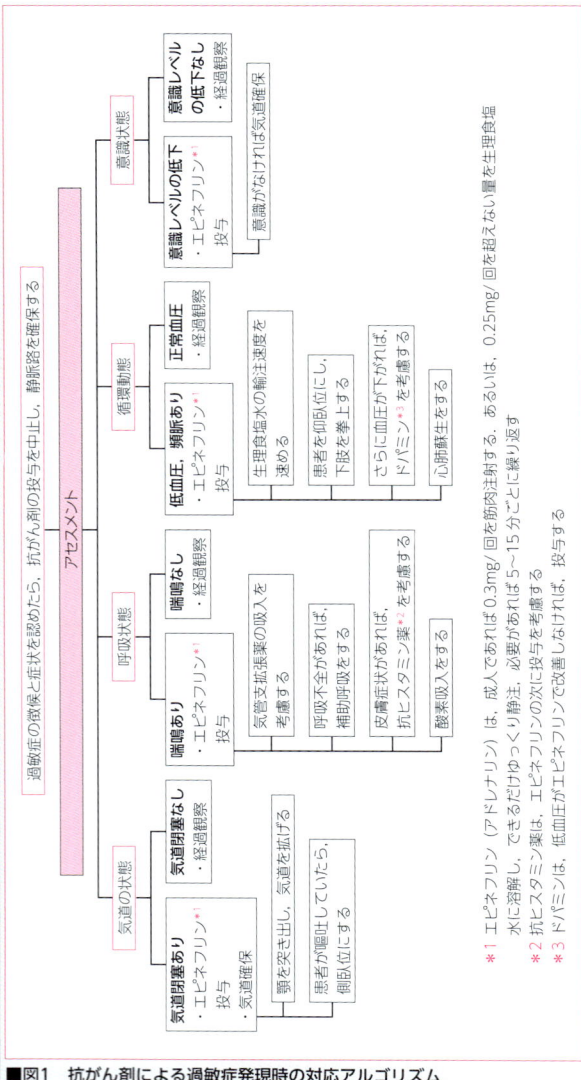

*1 エピネフリン(アドレナリン)は、成人であれば0.3mg/回を筋肉注射する。あるいは、0.25mg/回を超えない量を生理食塩水に溶解し、できるだけゆっくり静注。必要があれば5〜15分ごとに繰り返す
*2 抗ヒスタミン薬は、エピネフリンの次に投与を考慮する
*3 ドパミンは、低血圧がエピネフリンで改善しなければ、投与する

■図1　抗がん剤による過敏症発現時の対応アルゴリズム
(Vogel WH: Infusion reactions: diagnosis, assessment, and management. Clin J Oncol Nurs, 2010; 14(2): 18より一部改変)

ケアのポイント

■表6　ケアのポイント

ケア	ポイント
観察とアセスメント	・投与前のリスクアセスメント 　・投与する抗がん剤から，過敏症の発現頻度，発現しやすい時期（表2）をアセスメント 　・患者の過敏症へのリスクファクター（表4）からのリスクアセスメント 　・現在の患者の状態からのリスクアセスメント ・投与直後からの早期発見，早期対応を目的とした過敏症の徴候と症状の観察とアセスメント ・過敏症の徴候が観察された場合は，速やかに対応（図1）する．
患者教育	・過敏症を早期発見するための説明 　・過敏症の発現頻度と発現しやすい時期 　・過敏症の徴候 　・モニタリングを行う意味（心電図装着，バイタルサイン測定など） 　・過敏症の徴候を感じた場合，それを医療者に伝える方法
環境整備	・過敏症出現時の速やかな対応に向けての準備 　・救急カートの機材・薬品の確認と使用しやすい場所への配置 　・リスクに応じて，患者を酸素吸入の位置や医療者の動線などから処置しやすい場所へのベッドの調整を投与前に行う
心理的ケア	・安心感を与える心理的ケア 　・医療者が過敏症対策を十分にとっていることを説明しておく 　・できるだけ患者のそばに付き添う ・過敏症が出現した場合の心理的ケア 　・過敏症を体験しての恐怖や過敏症を発症したことで治療方針が変わるかもしれないなどの落胆する気持ちを傾聴し受け止める 　・今後の治療方針を改めて医師と相談して決めることを説明する

> **ココがポイント！** 過敏症は，いち早くその徴候を発見し，速やかに適切な処置を行う必要がある！

> **ココがポイント！** 患者背景と患者に投与する抗がん剤から発症のリスクアセスメントを行うことが重要！

小澤 桂子

細胞傷害性抗がん剤の副作用
抗がん剤の血管外漏出

定義
- 抗がん剤の血管外漏出とは，抗がん剤が皮下組織に漏れたり浸潤したりすることである．
- 漏出直後に症状が起こる即時性のものと，漏出後しばらくして症状が起こる遅延性のものがある．
- 漏出2〜3か月後に潰瘍形成が著明となることもあるので，漏出後は継続的な観察が必要である．
- 一度血管外漏出が起きた場合，後日別の部位から抗がん剤を投与したときに，以前漏出した部位に傷害を生じる「リコール反応」が発生することがある．
- 静脈炎やフレア反応と血管外漏出を区別する必要がある（表1）．フレア反応とは，抗がん剤による局所のアレルギー反応である．

■表1 血管外漏出と静脈炎，フレア反応の症状と徴候

症状と徴候	血管外漏出 即時性の症状	血管外漏出 遅延性の症状	静脈炎	フレア反応
疼痛	「焼けるような」「刺すような」または「冷たい感覚」と表現される痛みが，投与部位に起こる．漏出しても痛みを感じない場合もある	通常時間が経ってから痛みが増強する	薬剤を投与している末梢静脈に沿って硬結や痛みがある	なし；静脈の上の皮膚が痛いことがある
発赤	通常，投与部位の周囲に発赤が起こるが，深い部位の組織に漏出した場合，常に症状を呈するわけではなく，また観察が難しい	時間が経つにつれ増強する	静脈に沿って赤くなったり黒ずんだり，色素沈着が起こる	すぐに静脈に沿って紅斑や赤い線状の蕁麻疹を生じ，通常数分以内に消失する．膨隆疹が静脈に沿って起こることがある
腫脹	漏出が表在性の組織であるほどより容易に観察される	時間が経つにつれて腫脹が増強する	起こらない	起こらない
血液の逆流	静脈内のデバイスからの血液の逆流がない	—	血液の逆流を認める．血液の逆流がなければ，浸潤や刺激を疑う	血液の逆流を認める

■表1 血管外漏出と静脈炎，フレア反応の症状と徴候（つづき）

定義

症状と徴候	血管外漏出		静脈炎	フレア反応
	即時性の症状	遅延性の症状		
潰瘍	皮膚の整合性の変化はない	血管外漏出の治療がなされていない場合は，1～2週間以内に水疱形成と皮膚脱落が始まり，外科的デブリードメントと，皮膚移植や皮弁設置を必要とするかもしれない組織の壊死が続く	起こらない	起こらない

(Schulmeister L: Extravasation [Polovich M, et al, eds: Chemotherapy and Biotherapy Guidelines and Recommendations for Practice]. 3rd ed. Oncology Nursing Society; 2009. p107より)

発生機序

- 細胞毒性をもつ抗がん剤が血管外に漏出すると，周囲の軟部組織に傷害を起こし，発赤，腫脹，疼痛，硬結，びらん，水疱，潰瘍，壊死などを起こす．
- 傷害性と反応の強さは，薬剤の種類，溶液のpH，浸透圧，薬剤濃度，漏出量，漏出後の曝露時間などが関係するとされている．

出現しやすい抗がん剤

- 抗がん剤は，その細胞傷害性の程度により，3つに分類される（表2）．
  ① 起壊死性抗がん剤（vesicant drug）：少量の漏出でも紅斑，発赤，腫脹，水疱，皮膚壊死を起こしたり，難治性の潰瘍形成の可能性がある抗がん剤．
  ② 炎症性抗がん剤（irritant drug）：漏出により局所で発赤・腫脹などの炎症性変化を起こすが，一般に潰瘍形成まで至ることはほとんどない抗がん剤．
  ③ 非壊死性抗がん剤（non-vesicant drug）：漏出しても炎症や壊死を起こすことはほとんどない抗がん剤．

■表2 各抗がん剤の細胞傷害性に基づく分類

起壊死性抗がん剤 (vesicant drug)	炎症性抗がん剤 (irritant drug)	非壊死性抗がん剤 (non-vesicant drug)
ドキソルビシン（アドリアシン®） ダウノルビシン（ダウノマイシン®） イダルビシン（イダマイシン®） エピルビシン（ファルモルビシン®）	シスプラチン（ブリプラチン®，ランダ®など） カルボプラチン（パラプラチン®） オキサリプラチン（エルプラット®） ネダプラチン（アクプラ®）	L-アスパラギナーゼ（ロイナーゼ®） ブレオマイシン（ブレオ®） ペプロマイシン（ペプレオ®） シタラビン（キロサイド®） エノシタビン（サンラビン®）

副作用とケア

出現しやすい抗がん剤

■表2 各抗がん剤の細胞傷害性に基づく分類（つづき）

起壊死性抗がん剤 (vesicant drug)	炎症性抗がん剤 (irritant drug)	非壊死性抗がん剤 (non-vesicant drug)
アムルビシン（カルセド®） アクチノマイシンD（コスメゲン®） マイトマイシンC（マイトマイシン®） ミトキサントロン（ノバントロン®） ラニムスチン（サイメリン®） ビンブラスチン（エクザール®） ビンクリスチン（オンコビン®） ビンデシン（フィルデシン®） ビノレルビン（ナベルビン®） パクリタキセル（タキソール®） ドセタキセル（タキソテール®）	イリノテカン（カンプト®, トポテシン®） ノギテカン（ハイカムチン®） シクロホスファミド（エンドキサン®） ダカルバジン（ダカルバジン®） エトポシド（ベプシド®, ラステット®） ゲムシタビン（ジェムザール®） フルオロウラシル(5-FU®) イホスファミド（イホマイド®） メルファラン（アルケラン®） アクラルビシン（アクラシノン®） フルダラビン（フルダラ®） ドキソルビシン（ドキシル®） ボルテゾミブ（ベルケイド®） ペメトレキセド（アリムタ®） ベンダムスチン（トレアキシン®）	メトトレキサート（メソトレキセート®） リツキシマブ（リツキサン®） トラスツズマブ（ハーセプチン®） セツキシマブ（アービタックス®） パニツムマブ（ベクティビックス®） ベバシズマブ（アバスチン®） ニムスタン（ニドラン®） チオテパ（テスパミン®） インターフェロン インターロイキン

(小澤桂子：抗がん剤の血管外漏出 ［濱口恵子，他編：がん化学療法ケアガイド］．中山書店；2007．p67より一部改変)

評価

■ **アセスメント項目**

■表3 血管外漏出のリスクファクター

- 弾力性や血流量が低下している血管
- 病変や手術の影響で浮腫や静脈内圧の上昇を伴う患肢側の血管
- 以前に放射線治療を受けている部位の血管
- 腫瘍の浸潤があったり，創傷瘢痕のある部位の血管
- 抗がん剤の反復投与や頻繁に静脈穿刺を受けている血管
- 以前に血管外漏出を起こしたことがある血管
- 24時間以内に穿刺した部位より遠位側の血管
- 輸液などで既に使用中の血管
- ごく最近行った皮内反応部位の下流の血管
- 肘関節，屈曲部など，曲げるとずれやすい部位の血管
- 栄養不良・脱水，糖尿病や皮膚結合組織疾患などの合併
- 高齢，肥満，血管が細い人
- 抗がん剤の輸液投与量が多い，あるいは投与速度が速い
- 強い血管刺激性がある薬物の投与

(小松浩子主任研究：抗がん剤の血管外漏出の予防，早期発見，対処に関するガイドライン試案：外来がん化学療法における看護ガイドラインの開発と評価［平成17年度総括研究報告書］．2005．p3より一部改変)

評価

■表4　有害事象の重症度

Grade	1	2	3	4	5
注入部位血管外漏出	—	症状を伴う紅斑（例：浮腫，疼痛，硬結，静脈炎）	潰瘍または壊死；高度の組織損傷；外科的処置を要する	生命を脅かす；緊急処置を要する	死亡

(有害事象共通用語規準 v4.0 日本語訳JCOG版［CTCAE v4.0 - JCOG］．JCOGホームページ http://www.jcog.jp/より)

血管外漏出時の対応方法

- 血管外漏出が起こったら，ただちに抗がん剤投与を止める．可能な限り漏出部の薬液と血液を吸引してから留置針を抜針する．
- 標準治療法は確立されておらず，海外で標準的に投与されている薬物は日本では医薬品として発売されていない．よって，部署や施設で対策をあらかじめ決めておき，速やかに対応できるようにする．

■起壊死性抗がん剤（vesicant drug）漏出時の対応

- 日本で推奨されている薬剤は，コハク酸ヒドロコルチゾンナトリウム（ソル・コーテフ®）やベタメタゾン（リンデロン®）である．
- ①〜③を総量5〜10mLくらいに調製し，図1のように皮下注射する．
  ①ソル・コーテフ®100〜200mgまたはリンデロン®4〜8mg
  ②1〜2％塩酸プロカインまたは塩酸リドカイン適当量
  ③生理食塩水適当量
- 漏出後1時間以内に処置を行う．1時間以上経ってしまった場合は，ステロイドの濃度や投与量を増加し，投与範囲を拡大する．
- 傷害が停止するまで数日，皮下注射を続ける．あるいはステロイド軟膏の塗布を行う．
- 皮膚潰瘍を悪化させる可能性が高いので，温罨法は行わない．
- ビンカアルカロイド系抗がん剤が漏出した場合は，冷罨法は避ける．
- 大量に漏れた場合は皮膚科医の診察を受けるようにする．
- 1〜2週間処置を続けても症状が進行するようなら外科的治療を考慮する．

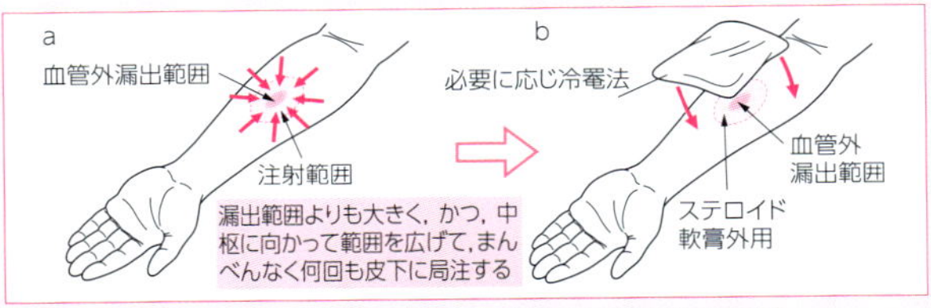

血管外漏出時の対応方法

■図1　抗がん剤血管外漏出時の局所皮下注射と外用処置の方法
(石原和之, 他：抗がん剤の血管外漏出とその対策. 協和発酵；2003. p2をもとに作成)

a: 血管外漏出範囲／注射範囲／漏出範囲よりも大きく、かつ、中枢に向かって範囲を広げて、まんべんなく何回も皮下に局注する
b: 必要に応じ冷罨法／血管外漏出範囲／ステロイド軟膏外用

■炎症性抗がん剤（irritant drug）漏出時の対応
- 少量の漏出であれば冷罨法を行い、経過を観察する.
- オキサリプラチン、エトポシドが漏出した場合には冷罨法は行わない.
- 大量漏出した場合などは起壊死性抗がん剤と同様の処置を行う.

■非壊死性抗がん剤（non-vesicant drug）漏出時の対応
- 特別な処置は必要なく、様子観察を行う.

ケアのポイント

■表5　ケアのポイント

ケア	ポイント
血管の選択	・よく血管が見え、十分な太さがあり、漏出が起きても適切に対応できる部位を選択する ・神経や腱から離れていて、軟部組織に囲まれている部位が適切 ・関節の動きに影響を受けやすい部位は避ける
確実な血管確保	・表在血管が萎縮しているときは、事前に穿刺部位を温めたり、掌握運動により血管を拡張させておく ・適切な駆血を行う. 駆血が強すぎると動脈の血流を妨げ静脈が怒張しなくなる. 長く駆血すると血管壁を過剰拡張させ、静脈の伸縮性が失われる ・ワンショット以外の抗がん剤投与は針が抜けにくい留置針を用い、翼状針は使わない ・一度で血管確保できなかった場合は、別の血管か、前の穿刺部位より体幹に近い側の血管を再穿刺する ・穿刺したら、生理食塩水を満たした延長チューブを留置針に接続して血液の逆流を確認する ・刺入部には観察可能な透明フィルムドレッシング材を貼り、しっかりと固定する ・引っ張られてもルートに力がかかりにくいようループをつくり、固定する. ルートの長さや位置にも配慮する

■表5 ケアのポイント（つづき）

ケアのポイント		
刺入部位の観察と漏出の早期発見	・抗がん剤投与中は、①血液が逆流するか、②針刺入部周囲の皮膚に腫脹や発赤などの血管外漏出の徴候はないか、③痛みや違和感などの患者の自覚症状はないか、の3点を定期的に確認する ・輸液ポンプは、血管外漏出時にも薬剤を押し込むリスクがあることを考慮して、使用を決める ・疼痛や腫脹がある場合は、血液の逆流があっても、ただちに投与を中止する。血管外漏出が疑われるがはっきりしない場合は、起壊死性抗がん剤であれば穿刺し直したほうがよい ・CVポートから抗がん剤投与を行う場合も、針を穿刺した際に注射器で吸引し、血液の逆流を確認する。抗がん剤投与中も、末梢血管からの抗がん剤投与時と同様に観察を行う ・抗がん剤投与終了時は、ルート内や針に残った抗がん剤による血管外漏出予防のため、生理食塩水などでフラッシュする ・抜針時の血管外漏出を防ぐため、抜針後は5〜10分圧迫止血する	
患者教育	・化学療法前に血管外漏出について説明し、「穿刺部に痛みや違和感などの異常を感じたら、必ず医療者に伝える」という患者教育を行っておく ・輸液ルートを引っ張らないようにするなど、抗がん剤投与中の動き方の注意点を伝えておく ・起壊死性抗がん剤を投与した場合は、投与後数日間は穿刺部位を観察し、漏出の徴候が起きたら病院に連絡するよう説明する ・外来患者が血管外漏出した場合は、漏出部位のセルフモニタリングとセルフケアができるよう患者教育を行う	

> **ココがポイント！** 確実な血管確保と固定、定期的な観察による漏出の早期発見が重要！

小澤 桂子

■細胞傷害性抗がん剤の副作用
骨髄抑制

定義
- 骨髄抑制とは，抗がん剤により骨髄の造血機能が抑制されることである．
- 骨髄抑制が起こると，血球が減少し，感染，貧血，出血のリスクが増大する．

発生機序
- 骨髄は成長速度が速く，抗がん剤による影響を最も受けやすい細胞の一つである．
- 骨髄が抗がん剤の直接的な作用を受け，造血機能が抑制されると，白血球，赤血球，血小板の減少が起こる．
- 通常，好中球の寿命は7〜12時間，赤血球は90〜120日，血小板は7〜8日である．この寿命が血球減少の時期に関係している．

白血球・好中球減少，感染

定義
- 白血球の基準値は，約4,000〜8,000/mm³．好中球は総白血球の50〜60％を占め，基準値は2,500〜6,000/mm³である（施設により基準値はやや異なる）．
- 好中球数1,000/mm³以下で感染の頻度は増加し，500/mm³以下で重症感染症の頻度が増加する．100/mm³以下では致命的な感染症が発生しやすい．
- 発熱性好中球減少症（FN）とは，絶対好中球数が500/mm³未満，もしくは1,000/mm³未満で500/mm³未満になることが予測される状況下で，口腔内温38.3℃以上の発熱あるいは1時間以上継続する38℃以上の発熱が生じている状態である．

発現時期
- 好中球減少の発生率は，投与される抗がん薬の種類，量，投与スケジュールによって異なる．
- 一般に，好中球は抗がん剤投与日より7〜14日後に最低値（nadir）となり，それが3，4日〜1週間程度続き，その後回復する．
- ニトロソウレア（ラニムスチン，ニムスチン）などでは，好中球減少が遅延し，長期化することがある．
- 一部の分子標的治療薬を除くほとんどの抗がん剤で発生する．

出現しやすい抗がん剤

■表1　レジメンごとのFN発現頻度

レジメン	がん腫	FNの発現頻度（%）
IVAC（イホスファミド，エトポシド，シタラビン）	非ホジキンリンパ腫	100
TAC（ドセタキセル／ドキソルビシン／シクロホスファミド）	乳がん	36.4
BEP（ブレオマイシン／エトポシド／シスプラチン）	胚細胞腫瘍	33.3
CBDCA/PTX（カルボプラチン／パクリタキセル）	卵巣がん・肺がん	22.2
VNR（ビノレルビン）	肺がん・乳がん	20
CHOP±R（ドキソルビシン／シクロホスファミド／ビンクリスチン／プレドニゾロン）±リツキシマブ	非ホジキンリンパ腫	18.2
ICE（イホスファミド／シスプラチン／エトポシド）	非ホジキンリンパ腫	16.7
CBDCA/VP16（カルボプラチン／エトポシド）	小細胞肺がん	12.5
AC（ドキソルビシン／シクロホスファミド）	乳がん	10.1
FEC（フルオロウラシル／エピルビシン／シクロホスファミド）	乳がん	6.7
CDDP/5-FU®（シスプラチン／フルオロウラシル）	食道がん・頭頸部がん	5.3
FOLFOX（オキサリプラチン／フルオロウラシル／レボホリナートカルシウム）	大腸がん	5.1

（稲垣里奈，他：骨髄抑制・血液毒性［岡元るみ子，他編：がん化学療法副作用対策ハンドブック］．羊土社；2010．p40より）

診断に必要な検査とアセスメント項目

- 高齢，PS（全身状態）の悪化，栄養状態不良，糖尿病・腎疾患・心疾患など感染にかかわる合併症，開放創など皮膚や粘膜の脆弱な状態，カテーテルなどの装着物，繰り返す化学療法，骨への広い範囲の放射線療法などの感染のハイリスク要因の有無を確認する．
- 重症な感染症への移行のリスクは，MASCCスコアで評価する（表2）．
  - 21点以上の低リスク群が重症感染症に移行する可能性は5％以下であり，ほとんどが外来で，経口抗菌薬で治療することができるといわれている．
- 感染しやすい部位と症状をよく観察するとともに，血液検査，尿検査，血液培養，胸部Ｘ線，痰や膿などの細菌検査などを行う（表3）．

診断に必要な検査とアセスメント項目

■表2 発熱性好中球減少症のリスク評価（MASCCのスコアリング）

低リスク因子	スコア
臨床症状の経過が良好（下から1つ選ぶ） 　無症状 　軽度の症状 　症状が中等度の症状	 5 5 3
血圧低下がない	5
COPD（慢性閉塞性肺疾患）がない	4
固形がんまたは真菌感染症の既往歴のない造血器腫瘍	4
脱水症状なし	3
発熱時に外来管理	3
60歳未満	2
評価	
最高得点：26点 　21点以上：低リスク　　20点以下：高リスク	

(Klastersky J, et al：The multinational association for supportive care in cancer risk index：a multinational scoring system for identifying low-risk febrile neutropenic cancer patients. J Clin Oncol, 2000；18：3046より一部改変)

■表3　感染しやすい部位と主な症状

部位	症状
頭皮	毛嚢炎
口腔	口腔内の発赤・腫脹・疼痛・炎症，舌苔，白斑，歯痛
上気道	鼻水，くしゃみ，咽頭の発赤・疼痛・潰瘍
肺・気管支	咳嗽，痰，息苦しさ，呼吸雑音，発熱
消化器	胃痛，腹痛，悪心，嘔吐，下痢，腹部膨満
肛門周囲	発赤，腫脹，疼痛，潰瘍
尿道・膀胱	排尿時痛，頻尿，残尿感，尿混濁
皮膚，カテーテルなどの挿入部	発赤，皮疹，熱感，腫脹，疼痛，排膿
全身	悪寒戦慄，38℃以上の発熱，血圧低下，ショック状態
その他	頭痛，関節痛，副鼻腔痛，耳痛，目の充血など

(川地香奈子：骨髄抑制．[濱口恵子，他編：がん化学療法ケアガイド]．中山書店；2007．p76より一部改変)

評価

■表4　有害事象の重症度

Grade	1	2	3	4	5
白血球減少	<LLN-3,000/mm³；<LLN-3.0×10e9/L	<3,000-2,000/mm³；<3.0-2.0×10e9/L	<2,000-1,000/mm³；<2.0-1.0×10e9/L	<1,000/mm³；<1.0×10e9/L	―
好中球数減少	<LLN-1,500/mm³；<LLN-1.5×10e9/L	<1,500-1,000/mm³；<1.5-1.0×10e9/L	<1,000-500/mm³；<1.0-0.5×10e9/L	<500mm³；<0.5×10e9/L	―

(有害事象共通用語規準 v4.0 日本語訳JCOG版[CTCAE v4.0 - JCOG]．JCOGホームページ http://www.jcog.jp/より)
LLN：施設基準値下限

支持療法

- 発熱性好中球減少症のリスク評価と顆粒球コロニー刺激因子（G-CSF）投与適応について検討し，高リスク群についてはガイドラインに沿ってG-CSF投与を行う．低リスク群ではG-CSF投与は行わず，経過観察する．
- FNが発生した場合，高リスク群では第4世代セフェム/カルバペネム±アミノグリコシド剤静注を開始し，低リスク群では前記単剤または経口キノロン薬を使用することが推奨されている[1]．
- FNが3～5日以内に改善した場合は同じ薬剤を数日継続する．改善のない場合は薬剤の変更や追加をし，さらに改善がみられないときは抗真菌薬を考慮すること[1]とされている．

ケアのポイント

■表5　ケアのポイント

ケア	ポイント
感染予防行動の教育	・感染予防の必要性を伝え，患者の感染予防行動をとる動機づけを行う ・感染に関する検査とその結果を説明する ・セルフアセスメントができるように指導する ・手洗いや含嗽，身体清潔保持，排便コントロールの実施，マスク着用，その他好中球減少の程度に応じて，感染予防のための適切なセルフケア行動がとれるよう指導する ・セルフケアは実施する時期やタイミング，回数，方法などを具体的に説明し，患者が各自の生活のなかに取り入れられるよう計画を立てる ・感染が起こったときの対処法，病院への連絡が必要な状態と方法を説明しておく

> **ココがポイント！** 患者が十分なセルフアセスメントと適切なセルフケアを行うための患者教育が重要！

> **ココがポイント！** リスクファクターを事前に十分アセスメントし，症状の早期発見と対応を行う！

■表5 ケアのポイント（つづき）

ケアのポイント

ケア	ポイント
感染の観察と早期発見	・アセスメント項目から感染のリスクを予測しておく ・前回の治療経過より骨髄抑制の時期や程度を予測しておく ・感染にかかわる検査値に注意を払い，また，全身状態やカテーテル挿入部位の観察を行い，感染徴候の早期発見に努める ・感染徴候を発見したら，医師の指示に従って速やかに対応する
感染予防マネジメントと看護援助の実施	・う歯や痔，感染症の有無などを確認し，できるだけ化学療法前に治療を行っておく ・医療者や面会者など患者に接する人の手洗いやマスク着用などの感染予防行動を徹底する ・感染のリスクのある人との接触を制限する ・患者の状況に応じてセルフケアを行うための支援や，身体清潔など感染予防のためのケアを行う ・カテーテルなどの挿入物は最小限とし，また，清潔操作を徹底して感染を予防する ・白血球数1,000/mm^{3}以下，好中球数500/mm^{3}以下になる場合は，個室や高性能微粒子フィルター（HEPAフィルター）の装備のある部屋で過ごすよう環境調整する ・好中球数100/mm^{3}以下になる場合は，HEPAフィルターの装備のある部屋で過ごすよう環境調整し，食事や面会など必要に応じて制限を行う

赤血球減少・貧血

定義

- 赤血球は組織へ酸素を運搬する働きをもつ．赤血球やヘモグロビンが減少すると，皮膚・粘膜の蒼白，息切れ，動悸，軽度の収縮期雑音，嗜眠，易疲労感などの貧血症状が発生する．
- 化学療法による貧血は，骨髄における赤血球産生の障害，産生された赤血球の破壊の亢進，血小板減少による出血，などによって起こる．
- 赤血球の基準値は男性で410万〜550万/mm^3，女性で380万〜480万/mm^3，ヘモグロビン（Hb）の基準値は，男性で14〜18g/dL，女性で12〜16g/dLである．

発現時期

- 赤血球は他の血球と比べ寿命が長いため，骨髄抑制による貧血は緩やかに発症する．

発症しやすい抗がん剤

- 貧血が発症しやすい主な抗がん剤として，次のものがある．
 ①白金系抗がん剤または白金ベースのレジメン．
 ②シクロホスファミド，メトトレキサート，フルオロウラシルを含む多剤併用化学療法．
 ③微小管阻害薬（タキサン，ビノレルビン）．
 ④カンプト，トポテシン．
 ⑤インターフェロン，インターロイキン．

発症

⑥イマチニブ．
⑦スニチニブ．

診断に必要な検査とアセスメント項目

- 造血幹細胞移植を伴う高用量の化学療法や，骨盤や胸骨などの骨髄への放射線療法，骨髄抑制を起こしやすい化学療法を繰り返し受けていることなどは，がん治療による貧血のハイリスク要因である．
- 胃切除や低栄養による鉄・葉酸・ビタミンB_{12}などの欠乏，がんによる慢性的な出血，がんの骨髄浸潤，慢性炎症，腎不全なども貧血の原因となるので，その有無を確認する．
- 赤血球数，ヘマトクリット値，Hb値のほかに，平均赤血球容積（MCV），平均赤血球ヘモグロビン量（MCH），平均赤血球ヘモグロビン濃度（MCHC），末梢血液像などを確認する．
- 症状からもある程度，貧血の程度を予測することができる．

■表6 ヘモグロビン値と貧血症状

ヘモグロビン値 (mg/dL)	成因	具体的症状
10以上		明らかな症状を欠くことが多い
9未満	末梢血管への酸素供給低下 末梢循環血流量の減少	手足の冷え，皮膚・粘膜・眼瞼結膜・爪床色の蒼白
8未満	組織への酸素供給低下	心拍数増加，呼吸数増加，息切れ，動悸
7未満	脳・末梢細胞への酸素供給低下	頭痛，耳鳴，めまい，失神発作，思考力の低下
6未満	消化器組織への酸素供給低下 全身組織への酸素供給低下	悪心・嘔吐，食欲不振，口内炎，便秘，不整脈，心雑音，浮腫，心不全

（前原みゆき：骨髄抑制［徳世良恵，他編：がん患者のヘルスアセスメント再入門］．がん看護，2011；1・2月増刊号：285より）

評価

■表7 有害事象の重症度

Grade	1	2	3	4	5
貧血	ヘモグロビン <LLN-10.0g/dL; <LLN-6.2mmol/L; <LLN-100g/L	ヘモグロビン <10.0-8.0g/dL; <6.2-4.9mmol/L; <100-80g/L	ヘモグロビン <8.0g/dL; <4.9mmol/L; <80g/L；輸血を要する	生命を脅かす；緊急処置を要する	死亡

（有害事象共通用語規準 v4.0 日本語訳JCOG版［CTCAE v4.0 - JCOG］．JCOGホームページ http://www.jcog.jp/より）
LLN：施設基準値下限

支持療法

- 対症療法は輸血である．Hb7g/dL以下を目安に輸血する．
- 貧血の原因に応じて，欠乏している栄養素の補充を行う．

ケアのポイント

■表8 ケアのポイント

ケア	ポイント
患者が貧血症状のセルフモニタリングと行動の注意ができるようにする	・貧血の症状や発生機序,生活の工夫により自覚症状が軽減する可能性があることなどを説明する ・転倒しないよう,起き上がるときにはゆっくり行動するよう説明しておく ・一つ行動したら休憩する,十分な睡眠をとるなど,休息と活動のバランスを保つことを促す ・活動の優先順位を決め,優先度の高いものから活動することを勧める ・身体に酸素がいき渡らず,新陳代謝が低下しているので保温に心がけるよう伝える
食事の工夫	・ヘモグロビン生成や赤血球合成に必要な栄養素をバランスよく摂取するよう伝える.必須アミノ酸を含む動物性蛋白質や,蛋白質を有効に働かせるための糖質や脂質をバランスよく摂取する ・貧血に関係する栄養素の摂取も促す
貧血症状が強いときの看護援助	・貧血症状が強いときは,生活への支援を行う ・貧血の程度に応じて,輸血管理,酸素投与,転倒予防等を行う ・出血が止まらないときや大量出血があるとき,チアノーゼの出現,安静時でも動悸や息切れがするなどの症状が出現したらすぐ病院や医療者に連絡するよう伝えておく

■表9 各栄養素を多く含む食品

鉄(ヘモグロビン生成の必須物質)を多く含む食品	肉類,レバー,赤身の魚,魚介類(牡蠣,アサリ,シジミなど),卵黄,海藻類,春菊,ホウレンソウ,小松菜,プルーンなど
ビタミンB12(赤血球のDNA合成の必須物品)を多く含む食品	肉類,レバー,チーズ,貝類,卵黄,納豆,サンマ,イワシ,サバなど
葉酸(赤血球のDNA合成の必須物品)を多く含む食品	ホウレンソウ,アスパラガス,レタス,果物,レバー,乳製品など
ビタミンC(鉄の吸収を促進)を多く含む食品	ブロッコリー,サツマイモ,小松菜,カリフラワー,赤ピーマン,キウイフルーツ,オレンジ,イチゴ,柿などの新鮮な野菜や果物

(小澤桂子:貧血 [濱口恵子,他編:がん患者の在宅療養サポートブック].日本看護協会出版会;2007.p81より)

血小板減少・出血

定義
- 血小板減少はときに致命的となることがあり,注意を要する.
- 血小板の基準値は約15万/mm³〜37万/mm³である.
- 血小板値が50,000/mm³以下になると出血のリスクは上がり,20,000/mm³以下になるとリスクはさらに上昇する.10,000/mm³以下になると脳出血などの致命的な出血をきたす可能性が高くなる.

発現時期
- 血小板は一般に，抗がん剤投与後1週間後位に出現し，2～3週間目に最低値となる．

発症しやすい抗がん剤

■表10　血小板減少が起こりやすい抗がん剤

血小板減少が用量制限毒性（DLT）となっている抗がん剤	蓄積性および遅延性の血小板減少を起こす抗がん剤
・シスプラチン（ブリプラチン®，ランダ®など） ・カルボプラチン（パラプラチン®） ・ネダプラチン（アクプラ®） ・ダカルバジン（ダカルバジン®） ・ダウノルビシン（ダウノマイシン®） ・ドキソルビシン（アドリアシン®） ・ボルテゾミブ（ベルケイド®） ・ゲムシタビン（ジェムザール®） ・マイトマイシンC（マイトマイシン®） ・チオテパ（テスパミン®） ・ドセタキセル（タキソテール®） ・パクリタキセル（タキソール®）	・ダクチノマイシン（コスメゲン®） ・フルダラビン（フルダラ®） ・マイトマイシンC（マイトマイシン®） ・ドセタキセル（タキソテール®） ・パクリタキセル（タキソール®） ・チオテパ（テスパミン®）

(Whitford JM: Thrombocytopenia [Polovich M, et al, eds: Chemotherapy and Biotherapy Guidelines and Recommendations for Practice]. 3rd ed. ONS; 2010. p140より一部改変)

診断に必要な検査とアセスメント項目
- 表11の部位の症状の有無や症状出現の範囲・程度を観察する．
- 骨への広い範囲の放射線治療，DIC，がんの骨髄浸潤などがある場合も血小板減少を起こしやすい．

■表11　出血の有無と程度の観察ポイント

観察部位	症状
皮膚	皮下出血や点状出血
口腔内	歯肉や口腔内粘膜の腫脹・発赤・出血斑・血腫・出血
鼻	出血および鼻閉感や咽頭流下感
眼	結膜出血，眼の不快感や視野異常
排泄物	便の性状（色・潜血・タール便），尿の性状（血尿，潜血），嘔吐物の性状（色，潜血，吐血），血痰（喀血）
生殖器	出血量と期間，月経周期の関連

(福島雅典，他監：がん化学療法と患者ケア．第3版．医学芸術社；2007．p172より)

評価

■表12　有害事象の重症度

Grade	1	2	3	4	5
血小板数減少	<LLN-75,000/mm³；<LLN-75.0×10e9/L	<75,000-50,000/mm³；<75.0-50.0×10e9/L	<50,000-25,000/mm³；<50.0-25.0×10e9/L	<25,000/mm³；<25.0×10e9/L	—

(有害事象共通用語規準 v4.0 日本語訳JCOG版 [CTCAE v4.0 - JCOG]．JCOGホームページ http://www.jcog.jp/より)

LLN：施設基準値下限

支持療法

- 血小板輸血が唯一の支持療法となる．血小板数20,000/mm³以下を目安に輸血することが多いが，10,000/mm³以上あれば，重篤な出血が起こる確率は非常に少ないとされている．
- 頻繁な血小板輸血歴があり，輸血しても血小板増加がみられなくなった場合は，血小板やHLAに対する抗体出現による血小板輸血不応状態の可能性がある．この場合は，HLAが適合した血小板の輸血を行う．
- 胃潰瘍や痔など出血しやすい疾患のある場合，あらかじめ治療できれば治療しておく．
- NSAIDs，抗血栓薬などは血小板凝集を抑制するので，内服について医師に確認しておく．

ケアのポイント

■表13 ケアのポイント

ケア	ポイント
出血の予防	・転倒予防するよう注意を行う．高齢者や抗がん剤の副作用などで，足のしびれや感覚障害がある場合，糖尿病など末梢神経障害を起こす疾患の合併がある場合は特に注意する ・ひげは剃刀ではなく電気カミソリで剃る，鼻を強くかまない，硬いものや熱いものを食べて口腔内を損傷しないようにする，深爪に注意するなど，出血をきたす可能性のある行動を避ける ・血小板20,000/mm³以下になる場合は，やわらかい歯ブラシで歯肉を傷つけないように注意して歯を磨く ・歯科には医師に確認してから受診する ・血小板30,000/mm³以下ではできるだけ安静を保つ ・採血後や出血した場合は十分に圧迫止血する ・駆血帯やマンシェットによる圧迫は強すぎないよう，できるだけ短時間ですませるよう配慮する ・排便コントロールを行い，努責せずに排便できるようにする ・血小板減少をきたしやすい化学療法中は，血小板減少の時期と月経が重ならないように，黄体ホルモンを投与して無月経化することを検討する
出血の早期発見と対応	・セルフモニタリングのポイントを説明する．皮膚や，尿・便の性状は普段から観察するよう伝える ・自宅で出血し，なかなか止血しない場合は病院を受診すること，特に血小板減少時に頭部を打撲した場合は，必ず受診することを説明しておく

文献
1) 田村和夫：発熱性好中球減少症（FN）の治療（ガイドライン）（正岡徹編：血液疾患合併感染症＜最新医学別冊　新しい診断と治療のABC 5＞）．改訂第2版．最新医学社；2008．p153-161

遠藤 久美

■細胞傷害性抗がん剤の副作用
悪心・嘔吐

定義
- 悪心：咽頭から前胸部，心窩部にかけて感じられる，嘔吐が起こりそうな不快な感覚[1]．
- 嘔吐：胃または腸内容が食道を経て口腔より吐出される現象[2]．

種類

■表1　発現時期による悪心・嘔吐の種類

種類	発現時期
急性悪心・嘔吐	抗がん剤投与後，24時間以内に発現する
遅発性悪心・嘔吐	抗がん剤投与後，24時間以降に発現し，数日間持続する
予測性悪心・嘔吐	抗がん剤投与前に発現する

発生機序

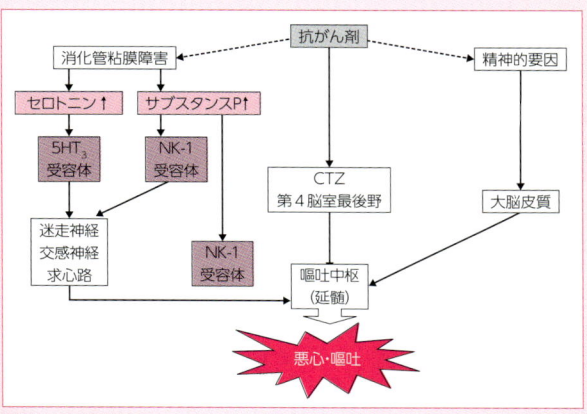

■図1　発生機序
(安井久晃，他：消化器症状に対するアプローチ；悪心・嘔吐［国立がんセンター内科レジデント編：がん診療レジデントマニュアル］，第3版．医学書院；2003．p316より一部改変)

- 嘔吐は，延髄外側網様体背側にある嘔吐中枢が刺激されることによって誘発される．
- 化学療法による悪心・嘔吐の発生機序には，以下の3つの経路があると考えられている．
  ①化学物質受容体（CTZ）の活性化
  ②消化管粘膜からのセロトニン（5-HT）やサブスタンスPの分泌促進による求心性迷走神経の活性化
  ③精神的要因などによる大脳皮質からの刺激

出現しやすい抗がん剤

- 化学療法による悪心・嘔吐の発生頻度は，使用する抗がん剤の催吐性の高さによって異なる．
- 多剤併用の場合は，催吐性の高い抗がん剤のリスクレベルで判断する．
- 使用する抗がん剤の種類や投与量，組み合わせを把握して悪心・嘔吐の発生頻度をある程度予測しておくことが重要になる．
- **表2**，**3**に各抗がん剤の催吐性リスク分類を示す[2]．

■表2　注射抗がん剤の催吐性リスク分類

日本癌治療学会分類	海外のガイドラインにおける分類	薬剤・レジメン
高度（催吐性）リスク	High emetic risk（催吐頻度>90%）	・シスプラチン（ランダ®，プリプラチン®） ・シクロホスファミド（>1,500mg/m²）（エンドキサン®） ・ダカルバジン（ダカルバジン®） ・ドキソルビシン＋シクロホスファミド（AC） ・エピルビシン＋シクロホスファミド（EC）
中等度（催吐性）リスク	Moderate emetic risk（催吐頻度30〜90%）	・インターロイキン2（>12〜15milion units/m²）（イムネース®，セロイク®） ・ブスルファン（マブリン®，ブスルフェックス®） ・カルボプラチン（パラプラチン®） ・シクロホスファミド（≦1,500mg/m²）（エンドキサン®） ・シタラビン（>200mg/m²）（キロサイド®） ・アクチノマイシンD（コスメゲン®） ・ダウノルビシン（ダウノマイシン®） ・ドキソルビシン（アドリアシン®） ・エピルビシン（ファルモルビシン®） ・イダルビシン（イダマイシン®） ・イホスファミド（イホマイド®） ・インターフェロンα（≧10,000units/m²）（スミフェロン®，イントロンA®） ・イリノテカン（トポテシン®，カンプト®） ・メルファラン（≧50mg/m²）（アルケラン®） ・メトトレキサート（250〜1,000mg/m²）（メソトレキセート®） ・オキサリプラチン（≧75mg/m²）（エルプラット®） ・ネダプラチン（アクプラ®） ・エノシタビン（サンダビン®） ・プラルビシン（テラルビシン®，ピノルビン®） ・アムルビシン（カルセド®） ・亜ヒ酸 ・テモゾロミド（テモダール®）
軽度（催吐性）リスク	Low emetic risk（催吐頻度10〜30%）	・インターロイキン2（≦12milion units/m²）（イムネース®，セロイク®） ・シタラビン（100〜200mg/m²）（エンドキサン®） ・ドセタキセル（タキソテール®） ・リポソーマドキソルビシン（ドキシル®）

出現しやすい抗がん剤

■表2　注射抗がん剤の催吐性リスク分類（つづき）

日本癌治療学会分類	海外のガイドラインにおける分類	薬剤・レジメン
軽度（催吐性）リスク	low emetic risk（催吐頻度10〜30%）	・エトポシド（ベプシド®, ラステット®） ・5-フルオロウラシル（5-FU®） ・ゲムシタビン（ジェムザール®） ・インターフェロンα（5000〜10,000units/㎡）（スミフェロン®, イントロンA®） ・メトトレキサート（50〜250mg/㎡）（メソトレキセート®） ・マイトマイシンC（マイトマイシン®） ・ミトサンキトロン（ノバントロン®） ・パクリタキセル（タキソール®） ・ペメトレキセド（アリムタ®） ・ペントスタチン（コホリン®） ・ニムスチン（ニドラン®） ・ラニムスチン（サイメリン®）
最小度（催吐性）リスク	minimal emetic risk（催吐頻度<10%）	・L-アスパラギナーゼ（ロイナーゼ®） ・ベバシズマブ（アバスチン®） ・ブレオマイシン（ブレオ®） ・ボルテゾミブ（ベルケイド®） ・セツキシマブ（アービタックス®） ・クラドリビン（ロイスタチン®） ・シタラビン（<100mg/㎡）（キロサイド®） ・フルダラビン（フルダラ®） ・ゲムツズマブオゾガマイシン（マイロターグ®） ・メトトレキサート（≦50mg/㎡）（メソトレキセート®） ・リツキシマブ（リツキサン®） ・トラスツズマブ（ハーセプチン®） ・ネララビン（アラノンジー®） ・ビンブラスチン（エグザール®） ・ビンクリスチン（オンコビン®） ・ビノレルビン（ナベルビン®） ・ビンデシン（フィルデシン®） ・ペプレオマイシン（ペプレオ®）

（日本癌治療学会編：制吐薬適正使用ガイドライン；2010年5月. 金原出版；2010. p19-20より一部改変して転載）

■表3　経口抗がん剤の催吐性リスク分類

日本癌治療学会分類	海外のガイドラインにおける分類	薬剤・レジメン
高度（催吐性）リスク	high emetic risk（催吐頻度>90%）	・プロカルバジン（塩酸プロカルバジン®）
中等度（催吐性）リスク	moderate emetic risk（催吐頻度30〜90%）	・シクロホスファミド（エンドキサン®） ・エトポシド（ベプシド®, ラステット®） ・テモゾロミド（テモダール®） ・イマチニブ（グリベック®） ・ビノレルビン（ナベルビン®）

副作用とケア

出現しやすい抗がん剤

■表3 経口抗がん剤の催吐性リスク分類（つづき）

日本癌治療学会分類	海外のガイドラインにおける分類	薬剤・レジメン
軽度（催吐性）リスク	low emetic risk（催吐頻度10〜30％）	・カペシタビン（ゼローダ®） ・ニロチニブ（タグシナ®） ・テガフール・ウラシル（UFT）（ユーエフティー®） ・ドキシフルリジン（フルツロン®） ・S-1（ティーエスワン®） ・メルカプトプリン（6MP）（ロイケリン®） ・ソブゾキサン（ペラゾリン®）
最小度（催吐性）リスク	minimal emetic risk（催吐頻度＜10％）	・ダサチニブ（スプリセル®） ・エルロチニブ（タルセバ®） ・フルダラビン（フルダラ®） ・ゲフィチニブ（イレッサ®） ・ヒドロキシウレア（ハイドレア®） ・ラパチニブ（タイケルブ®） ・メルファラン（アルケラン®） ・メトトレキサート（メソトレキセート®） ・ソラフェニブ（ネクサバール®） ・スニチニブ（スーテント®） ・サリドマイド（サレド®） ・トレチノイン（ATRA）（ベサノイド®） ・タミバロテン（アムノレイク®）

（日本癌治療学会編：制吐薬適正使用ガイドライン；2010年5月．金原出版；2010．p23より一部改変して転載）

評価

● 多職種や患者も含め，共通の基準で程度を評価することが重要である．

■表4 有害事象の重症度

Grade	1	2	3	4	5
悪心	摂食習慣に影響のない食欲低下	顕著な体重減少，脱水または栄養失調を伴わない経口摂取量の減少	カロリーや水分の経口摂取が不十分；経管栄養/TPN/入院を要する	−	−
嘔吐	24時間に1-2エピソードの嘔吐（5分以上間隔が開いたものをそれぞれ1エピソードとする）	24時間に3-5エピソードの嘔吐（5分以上間隔が開いたものをそれぞれ1エピソードとする）	24時間に6エピソード以上の嘔吐（5分以上間隔が開いたものをそれぞれ1エピソードとする）；TPNまたは入院を要する	生命を脅かす；緊急処置を要する	死亡

（有害事象共通用語規準 v4.0 日本語訳JCOG版．JCOGホームページ http://www.jcog.jp/より）

支持療法

- 『制吐薬適正使用ガイドライン』[2)]に示されている制吐療法を表5に示す.

■表5-1　高度催吐性リスクの抗がん剤に対する制吐療法

薬剤/day	1	2	3	4	5
アプレピタント	125mg内服	80mg内服	80mg内服		
5HT₃受容体拮抗薬	○				
デキサメタゾン	9.9mg点滴	8mg内服	8mg内服	8mg内服	(8mg内服)

注）アプレピタントを使用しない場合は，1日目のデキサメタゾン注射薬は13.2〜16.5mgとする

■表5-2　中等度催吐性リスクの抗がん剤に対する制吐療法

薬剤/day	1	2	3	4	5
5HT₃受容体拮抗薬	○				
デキサメタゾン	9.9mg点滴	8mg内服	8mg内服	(8mg内服)	

注）デキサメタゾンを積極的に使用できない場合は，デキサメタゾン2〜4日間の代わりに，5HT₃受容体拮抗薬2〜4日間を追加する

■表5-2-1　オプション：カルボプラチン，イホスファミド，イリノテカン，メトトレキサートなど使用時

薬剤/day	1	2	3	4	5
アプレピタント	125mg内服	80mg内服	80mg内服		
5HT₃受容体拮抗薬	○				
デキサメタゾン	4.95mg点滴	(4mg内服)	(4mg内服)	(4mg内服)	

■表5-3　軽度・最小催吐性リスクの抗がん剤に対する制吐療法

①軽度催吐性リスク

薬剤/day	1	2	3	4	5
デキサメタゾン	6.6mg点滴				

注）状況に応じてプロクロルペラジンまたはメトクロプラミド

②最小度催吐性リスク

day	1	2	3	4	5
通常，予防的な制吐療法は推奨されない					

（日本癌治療学会編：制吐薬適正使用ガイドライン；2010年5月．金原出版；2010．p12-13より一部改変）

支持療法

■ **予測性悪心・嘔吐の管理**

【予防】
- 各化学療法の治療サイクルごとに適正な制吐薬で予防する.
  - 現在, 日常臨床で使われている制吐薬を表6に示す.
- 化学療法前夜と当日朝にロラゼパム0.5〜2mg（1日量）を内服する.

または
- 化学療法前からアルプラゾラム0.4〜1.6mg（1日量）を1日3回内服する.

【行動療法】
- リラクセーション／系統的脱感作療法.
- 小児：催眠／イメージ療法.

■表6 臨床で使用されている制吐薬

分類	薬剤名（商品名）
ステロイド剤	メチルプレドニゾロン（ソル・メドロール®），デキサメサゾン（デカドロン®），ベタメサゾン（リンデロン®），プレドニゾロン（プレドニン®）
5-HT$_3$受容体拮抗薬	グラニセトロン（カイトリル®），オンダンセトロン（ゾフラン®），アザセトロン（セロトーン®），ラモセトロン（ナゼア®），トロピセトロン（ナボバン®），パロノセトロン（アロキシ®）
NK1受容体拮抗薬	アプレピタント（イメンドカプセル®）
非フェノチアジン系ドパミン受容体拮抗薬	メトクロプラミド（プリンペラン®），ドンペリドン（ナウゼリン®），ハロペリドール（セレネース®）
フェノチアジン系ドパミン受容体拮抗薬	プロクロルペラジン（ノバミン®），クロルプロマジン（ウィンタミン®，コントミン®）
ベンゾジアゼピン系	ロラゼパム（ワイパックス®），アルプラゾラム（ソラナックス®），ジアゼパム（セルシン®，ホリゾン®）
抗ヒスタミン薬	プロメタジン（ピレチア®，ヒベルナ®），ジメンヒドリナート（ドラマミン®），ジフェンヒドラミン（レスタミン®，ベナ®，トラベルミン®）
セロトニン受容体作動薬	モサプリドクエン酸塩水和物（ガスモチン®）
H$_2$受容体拮抗薬	ファモチジン（ガスター®），ラニチジン塩酸塩（ザンタック®）
プロトンポンプ阻害薬	オメプラゾール（オメプラール®），ランソプラゾール（タケプロン®）

（室圭：消化器障害［悪心・嘔吐］．がん患者と対症療法，2003；14（1）：47より一部改変）

■表7 ケアのポイント

ケア	ポイント
観察とアセスメント	・リスクアセスメント 　①使用する抗がん剤の催吐性リスク，②患者の過去の悪心・嘔吐経験，③不安の程度，④悪心・嘔吐に影響している他の要因の有無（オピオイド，電解質異常，脳転移，便秘，不眠，倦怠感，口腔内の衛生状態など） ・出現状況の正確な把握とアセスメント 　①悪心・嘔吐の出現状況（正確な評価），②悪心・嘔吐が全身に与えている影響の有無や程度，③制吐剤の使用状況やその効果，④悪心・嘔吐が日常生活や心理状態に与える影響の有無や程度
患者教育	・悪心・嘔吐について正しく認識できるような説明 　・使用薬剤により程度が異なること，個人差があること，必ず軽減してくること，さまざまな対処方法があることを説明する ・患者の症状マネジメントへの参加 　・我慢せず訴えることの必要性，症状の自己モニタリング方法，制吐薬の効果的な使用方法，個々に合わせた実行可能な対処方法をともに考える ・予防方法を身につけるための説明 　・症状が強くなる前の対処が効果的であること，制吐薬の予防内服の方法を説明する
環境調整	・静かで安静が保てる環境づくり ・誘発要因を可能な限り遠ざける（例：配膳車の音，臭い）
食事に対するケア	・無理をしない 　・食べられるものを食べられるときに食べられる量だけでよい ・消化管への停滞時間が短く，刺激が少なく，少量でも栄養価の高い食べ物（例：果物，プリン，豆腐，クラッカー，栄養補助食品など） ・水分摂取 　・目標は1.5〜2L/日，スポーツドリンクは電解質補給にもなる
口腔ケア	・口腔内を清潔に保つ 　・食後と就寝前の歯磨き（歯ブラシで悪心を誘発する場合は含嗽のみでよい） 　・嘔吐後の含嗽
心理的ケア	・不安を傾聴する 　・知識不足による不安に対しては必要な情報を提供する ・症状は軽減することやその見通しを伝える ・医療者も症状を軽減したいことを伝える
リラクセーション	・漸進的筋弛緩法　　　　　・指圧，マッサージ ・アロマセラピー　　　　　・呼吸法　　　　　　　　など

文献
1）伊藤正男，他編：医学大辞典．第2版．医学書院；2009．p324
2）前掲書1）．314

田墨 惠子

■細胞傷害性抗がん剤の副作用
食欲不振・味覚障害

食欲不振の定義・種類・発生機序

■定義
- 病的な食欲の低下・消失のため，必要な食事摂取量が維持できない状態．

■種類
- 消化器系疾患の部分症状である場合と，全身性異常の症状の一つである場合とがある．
- 化学療法を受ける患者はいずれの場合もある．

■発生機序
- 食欲不振は二次的に引き起こされる場合がほとんどであり（表1），原因となる副作用症状の出現時期の影響を受ける（表2）．

■表1　食欲不振の原因となる症状

	症状	代表的な原因
身体的要因	味覚障害 嗅覚障害	薬剤性，口内炎，舌苔，亜鉛欠乏症，中枢性
	口内炎	薬剤性，感染，放射線療法の副作用
	悪心・嘔吐	薬剤性，器質的問題，環境
	消化管の器質的な問題 ・イレウスなどの消化管閉塞 ・消化機能の低下 ・吸収機能の低下	消化器がん，術後合併症，放射線療法の副作用，腹水
	嚥下障害 ・口腔内の問題 ・喉咽頭，食道の問題	疼痛，食道がんによる狭窄，嚥下時痛，術後合併症，中枢性
	便秘・下痢	薬剤性，消化器系のがん，腹水，宿便
	倦怠感	抗がん剤の副作用，るいそう，不眠，がん性悪液質
心理的要因	不安，恐怖，うつ状態	がんおよび治療に対するストレス その他のストレスや心配
	活動低下	治療，ストレス，不眠
	環境不適応	療養環境，人間関係
	嗜好	偏食，味覚変化

■表2　食欲不振の原因となる副作用の時間的反応

治療前	予測性悪心・嘔吐
治療当日	急性嘔吐，コリン作動性下痢，倦怠感
2〜7日後	遅延性の悪心，嘔吐，下痢，便秘，味覚障害，口内炎，倦怠感
7日後以降	各症状の持続，発熱

味覚障害の定義・発生機序

- 食欲不振は二次的に引き起こされるため、原因の一つとなる味覚障害について述べる.

■定義
- 味覚障害は味覚に何らかの変化が起こるもので、味覚消失、味覚鈍麻、味覚異常がある.

■発生機序
- 味蕾神経や味細胞への直接作用.
- 末梢性・中枢性の味覚神経の障害.
- 亜鉛欠乏症による味細胞のターンオーバーの遅延.
- 唾液分泌の減少、舌苔の付着.
- 口腔内の感染症.

出現しやすい抗がん剤

- 味覚障害の発生率は化学療法中44.5～26.4％、治療後では35.5～26.4％といわれている[1].

■表3 味覚障害のリスク分類（添付文書に味覚障害の頻度が記載されている薬剤［抜粋］）

種別	頻度	一般名（商品名）
分子標的治療薬	20≦	スニチニブ（スーテント®）
	10～30％	ボルテゾミブ（ベルケイド®）
	10％>	ベバシズマブ（アバスチン®）
		エルロチニブ（タルセバ®）
	0.2～1％	トラスツズマブ（ハーセプチン®）
	1～5％	イマチニブ（グリベック®）
	頻度不明	ソラフェニブ（ネクサバール®）
抗がん剤	5～10％	オキサリプラチン（エルプラット®）
	5％≦	ビンブラスチン（エグザール®）
		テガフール・ギメラシル・オテラシル（ティーエスワン®）
	1～10％	ゲムシタビン（ジェムザール®）
	10％>	カペシタビン（ゼローダ®）
	0.1～5％	シクロホスファミド（エンドキサン®）
		フルオロウラシル（5-FU®）
	5％>	ペメトレキセド（アリムタ®）
		パクリタキセル（タキソール®）
		ドセタキセル（タキソテール®）
		ビンデシン（フィルデシン®）
	1％>	カルボプラチン（パラプラチン®）
		エトポシド（ベプシド®, ラステット®）

出現しやすい抗がん剤

■表3 味覚障害のリスク分類(添付文書に味覚障害の頻度が記載されている薬剤[抜粋])(つづき)

種別	頻度	一般名(商品名)
抗がん剤	頻度不明	エストラムスチンリン(エストラサイト®)
		イリノテカン(トポテシン®)
		フルダラビン(フルダラ®)
		メトトレキサート(メソトレキセート®)

(岡本禎晃,他:代表的な抗がん薬・分子標的治療薬の副作用一覧表[荒尾晴惠,他編:スキルアップがん化学療法看護].日本看護協会出版会;2010.巻末付録より一部改変)

評価

- 原因となる有害事象自体の評価も必要である.

■表4 有害事象の重症度

Grade	1	2	3	4	5
食欲不振	食生活の変化を伴わない食欲低下	顕著な体重減少や栄養失調を伴わない摂食量の変化;経口栄養剤による補充を要する	顕著な体重減少または栄養失調を伴う(例:カロリーや水分の経口摂取が不十分);静脈内輸液/経管栄養/TPNを要する	生命を脅かす;緊急処置を要する	死亡
味覚異常	味覚の変化はあるが食生活は変わらない	食生活の変化を伴う味覚変化(例:経口サプリメント);不快な味;味の消失	—	—	—

(有害事象共通用語規準 v4.0 日本語訳JCOG版[CTCAE v4.0 - JCOG].JCOGホームページ http://www.jcog.jp/より)

支持療法

■**食欲不振**
- 原因となる副作用の薬物治療.
- コルチコステロイドは食欲増進作用があるが,副作用の問題から推奨されていない.
- メドロキシプロゲステロンは保険適用外であり,推奨されていない.
- 経口摂取困難な場合:経管栄養.
- 消化機能に問題がある場合:静脈内輸液(ただし,高カロリー輸液療法は必要最小限の間とする).

■**味覚障害**
- 亜鉛欠乏が疑われる場合:亜鉛製剤の処方.
- 血清中の亜鉛量は体液量の1%しかないので[2],血液検査で正常値でもフルオロウラシル使用中や食欲不振の場合には,可能性として考えていく.

■表5 ケアのポイント

ケア	ポイント
観察とアセスメント	・リスクアセスメント ①使用する抗がん剤と食欲不振の原因となる症状のリスク、②消化吸収機能、③口腔内の状態（う歯の治療、義歯の調整、舌苔の除去）、④病期、⑤排便状況、⑥睡眠状態、⑦食事に関する価値観と偏食、⑧倦怠感、⑨不安と抑うつ、⑩ストレスの程度や原因、意欲、⑪家族の支援状況 ・環境要因 ①雰囲気、②部屋の明るさ、窓の有無、臭いなど ・出現状況の正確な把握とアセスメント ①食欲不振の自覚の把握、②身体計測データの推移（体重[*1]、体重減少、％体重変化[*2]、身長、肥満度、通常体重％[*3]、皮下脂肪厚）、③栄養状態に関する臨床検査データの推移、④皮膚の状態の変化
患者教育	・食欲不振について正しく認識できるような説明 消化管に関係する副作用のすべてが食欲不振を招く可能性があること、化学療法中に必要なエネルギーは基礎代謝の1.5～2.0倍といわれている[3-5]こと、体重減少時は早めの対処が必要であることを説明する ・患者の症状マネジメントへの参加 ①抗がん剤治療中は、食べられるときに栄養価の高いものや便通によいものをバランスよく食べ、栄養状態を整えておく、②食欲不振の原因となる副作用出現時の医療者への報告と combined に合わせた対処方法を一緒に考える、③体重のセルフモニタリングと記録をとる、④毎日食べた物を記録する、⑤家族の支援を得る ・予防法を身につける ・空腹感を感じたときにタイムリーに食べる
環境調整	・食べたいときに食べられるものを食べることができるような環境 ・食事時、リラックスできる環境 ・食欲不振が緩和されている期間は規則正しく食事ができる環境
食事に対するケア	・食事の工夫（表6）
運動	・食欲が刺激される程度の軽い運動を取り入れる
口腔内のよい状態を保つ	・口腔内の清潔を保つこと ①食物摂取後のブラッシング、②唾液の分泌低下があるときはガム（無糖、キシリトールなど）を噛むと改善する場合がある、③舌苔の除去
心理的ケア	・不安の緩和 精神的ストレスや不安を傾聴するとともに、情報を提供し、食べられないことを否定するのではなく共感し、少しでも食べられることをポジティブフィードバックする ・ストレスの緩和 食事量を尋ねたり、食べるように励ましたりするだけではなく、励ましと見守りをうまく使い分け、患者のストレス緩和を図る

ケアのポイント

■表5 ケアのポイント(つづき)

*1 標準体重(kg) =〔身長(m)〕^{2}×22(BMIの標準値) ※BMI= $\dfrac{\text{体重 (kg)}}{\text{身長 (m)}^2}$

*2 %体重変化= $\dfrac{\text{UBW}-\text{現在の体重}}{\text{UBW}} \times 100$ ※1〜2%:明らかな体重喪失[6]

*3 通常体重%(%UBW)= $\dfrac{\text{実測体重}}{\text{標準体重}} \times 100$ ※85〜95%:やや低栄養徴候,75〜84%:低栄養徴候,<74%:きびしい低栄養[6]

■表6 食事の工夫

食欲不振	・食べたいものを摂る ・食べられる量だけ摂る ・分割摂取する ・空腹時は時間に関係なく摂る ・口当たりのよいものを摂ってみる ・食事環境を整える ・香りのよいものを摂ってみる ・盛りつけを考える ・なるべく消化のよい食品を摂る ・少量で高カロリー,高蛋白の食事を摂る(ブロックやゼリー状のエネルギー補給食品などを利用) ・水分を摂るときには水や茶を避け,カロリーのあるものにする ・食事の前に水分で胃を膨らませない
味覚障害	・味を感じない場合 　・全体的に味を濃くしてみる ・塩味・醤油味を苦く感じる場合,金属味を感じる場合 　・塩,醤油を控えてみる 　・食前にレモン水で味覚を刺激する 　・出汁の風味を利用する 　・味噌ドレッシングなどを利用してみる(味噌味は可能な場合がある) 　・無糖のかたい飴を舐める ・食べ物が苦く感じる場合 　・甘みを強めにしてみる 　・キャラメルなど甘いものを口に含む ・甘味を強く感じる場合 　・醤油味,塩味を強くしてみる 　・糖,みりんなど甘味のある調味料を控えてみる 　・酸味のある食品を利用してみる

(神田清子:がん化学療法で変化する味覚にどう対応する? エキスパートナース,2000;16(10):16-20,神田清子:食欲不振.看護技術,2001;47(11):29-34をもとに作成)

文献
1) 神田清子,他:がん化学療法を受けた患者さんの味覚変化に関する研究;第1報がん化学療法剤と味覚変化との関係.日本がん看護学会誌,1993;12(2):3-10
2) 愛馬庸雅:亜鉛欠乏と味覚.臨床栄養,2002;100(5):550-554
3) 神田清子:がん化学療法で変化する味覚にどう対応する? エキスパートナース,2000;16(10):16-20
4) 佐藤重美:化学療法を受ける癌患者の栄養管理.看護,1994;46(6):199-212
5) Yong VR: Energy metabolism and requirements in the cancer patient. Cancer Res, 1997; 37: 2336-2347
6) 石川達也:栄養に関するフィジカルアセスメントの実際.月刊ナーシング,2005;26(5):36-38

田墨惠子

細胞傷害性抗がん剤の副作用
末梢神経障害

定義
- 中枢神経以外で，自律神経を含む感覚神経および運動神経の障害である[1]．

種類

■表1　末梢神経障害の種類

分類	症状
感覚神経[*]	知覚異常（知覚減退・消失，知覚過敏など），位置覚，温度覚，触覚，痛覚，振動覚，固有感覚などの異常
運動神経	腱反射の低下，消失 脱力，バランス障害
自律神経系	便秘，排尿障害，勃起不全血圧の変化，など

[*] 刺激による感覚異常と，刺激とは無関係の感覚異常とがある

発生機序
- 抗がん剤による末梢神経障害は，主として軸索の変性によると考えられているが，薬剤別に発生機序が異なる（表2）．

■表2　薬剤別の発生機序

薬剤	発生機序
微小管阻害薬 　ビンカアルカロイド系薬剤 　タキサン系薬剤	微小管は細胞内の軸索に分布し，軸索内輸送に関与している．微小阻害薬が軸索内輸送に障害をもたらし，軸索の変性が起こる
白金（プラチナ）製剤 　シスプラチン 　カルボプラチン 　オキサリプラチン	神経細胞への直接傷害による髄鞘の二次的な傷害（軸索変性，脱髄）を起こす
	脱力，バランス急性神経障害：オキサリプラチンの代謝産物の細胞内Ca^{2+}とのキレート作用によるイオンチャンネルの障害を起こし神経障害を誘発する（※オキサリプラチンのみ）
ボルテゾミブ	後根神経節細胞におけるボルテゾミブ蓄積による障害，ミトコンドリアを介した細胞内Ca^{2+}ホメオスタシス機能障害，神経親和性の機能障害といわれている

症状と特徴

■表3　薬剤別の症状

種類もしくは薬剤	症状	注意点
パクリタキセル	・感覚性の神経障害ではglove and stocking型に始まる ・増強すると，振動覚低下，深部腱反射消失，知覚性運動失調が出現	
ビンクリスチン	・指先のしびれ感に始まり，次第に上行し，深部腱反射の低下，垂れ足，筋力低下が出現 ・自律神経障害の発生頻度が高く，麻痺性イレウスを併発する可能性もある	用量規制毒性

症状と特徴

■表3 薬剤別の症状（つづき）

種類もしくは薬剤	症状	注意点
シスプラチン	・感覚性の神経障害（運動神経は無傷） ・下肢，つま先のしびれ感として出現 ・蓄積毒性：総投与量が300mg/m²以上で振動覚低下，500〜600mg/m²で，ほぼ全例にニューロパチーが出現[2,3] ・300〜500mg/m²以上で約50%に内耳神経障害（聴力の障害）が出現	不可逆的なこともある
オキサリプラチン	・急性の神経障害と持続性の神経障害 ・感覚性のみで運動性の障害はない ・急性の神経障害：寒冷刺激により誘発される，手足末端や口唇周囲のしびれや痛みなど ・投与中の咽頭絞扼感，呼吸困難感，嚥下困難感（1%未満） ・持続性の神経障害：蓄積性に増強し，総投与量が850mg/m²で10%程度，1,200mg/m²程度より高頻度になる[4,5]	・持続型：用量規制毒性 ・アナフィラキシーショックの前状態との鑑別が必要（気管支けいれんを伴わない）
ボルテゾミブ	・総投与量が30mg/m²程度からglove and stocking型の感覚障害で発症 ・腱反射の消失，深部感覚の障害を認める[6]	

リスクファクター

- 末梢神経障害を副作用にもつ抗がん剤の既治療がリスクファクターとなるほか，糖尿病患者はリスクが高い．
- 薬剤別の発生頻度（表4）において，プラチナ系抗がん剤は総投与量の影響を受けるため，添付文章上の発生頻度としては不明である．

■表4 末梢神経障害を起こしやすい主な抗がん剤

頻度	薬剤名
85〜95%	オキサリプラチン（エルプラット®）
40〜50%	パクリタキセル（タキソール®）
5〜50%未満	ドセタキセル（タキソテール®），ビンクリスチン（オンコビン®），ボルテゾミブ（ベルケイド®）
5%以上〜頻度不明*	カルボプラチン（パラプラチン®），ビンブラスチン（エクザール®），ビンデシン（フィルデシン®），ビノレルビン（ナベルビン®），ネダプラチン（アクプラ®）
頻度不明	フルオロウラシル（5-FU），シスプラチン（ランダ®，ブリプラチン®）

* 詳細は文献6）（PDFファイル）で厚生労働省より情報公開されている

> **ココがポイント！** 抗がん剤別の症状の出現形態を知ることは，症状のマネジメントのポイントとなる！

評価
- 末梢神経障害は感覚器系と運動系との評価が必要である.

■表5 有害事象の重症度

Grade	1	2	3	4	5
末梢性運動ニューロパチー	症状がない；臨床所見または検査所見のみ；治療を要さない	中等度の症状がある；身の回り以外の日常生活動作の制限	高度の症状がある；身の回りの日常生活動作の制限；補助具を要する	生命を脅かす；緊急処置を要する	死亡
末梢性感覚ニューロパチー	症状がない；深部腱反射の低下または知覚異常	中等度の症状がある；身の回り以外の日常生活動作の制限	高度の症状がある；身の回りの日常生活動作の制限	生命を脅かす；緊急処置を要する	死亡

(有害事象共通用語規準 v4.0 日本語訳JCOG版[CTCAE v4.0 - JCOG]. JCOGホームページ http://www.jcog.jp/より)

薬物治療
- いずれも原因となる抗がん剤を減量・休薬する.
  - オキサリプラチン：休薬により6〜8か月で神経障害が緩和されるが, 症状が完全に消失するのは40%程度[7].
  - ボルテゾミブ：Grade 2のニューロパシーを呈し, 投与を中止した患者では, 末梢性ニューロパシーの改善あるいは回復が73%で認められた.
- オキサリプラチンの急性の神経障害に対するカルシウム／マグネシウムの投与に関しては, 治療効果の低下を認めるオキサリプラチンの抗腫瘍効果への影響について, いくつかの報告がある[8].
- グルタミン, 神経成長因子, ビタミンB_6, B_{12}, E, ガバペンチン, 牛車腎気丸に関しては, 推奨するほどの根拠はない.

ケアのポイント

■表6 ケアのポイント

ケア	ポイント
観察とアセスメント	・リスクアセスメント ①治療歴と使用する抗がん剤の末梢神経障害のリスク, ②オキサリプラチンの場合は寒冷刺激のリスク評価, ③糖尿病の既往 ・出現状況の正確な把握とアセスメント ①総投与療法の把握, ②症状の出現と程度, 症状（感覚障害, 運動の障害）持続期間, 増強の状態, ③歩行状態, ボタン止めなど細かな作業時の状態, ④症状の増強および緩和要因, ⑤日常生活への影響

ココがポイント！ 根拠のない症状緩和方法は, 患者に効果の自覚がなければ無理に継続する必要はない！

■表6 ケアのポイント（つづき）

ケア	ポイント
患者教育	・末梢神経障害を正しく理解できるような説明 　ある抗がん剤に特異的に出現する副作用であること，蓄積性に症状が出現・増強する可能性があること，主観的な症状なので報告が大切であること，有効な対処方法は減量と休薬のみであること，慢性的な症状であることを説明する ・患者の症状マネジメントへの参加 ・主観的な症状であるため，医療者への報告を促す ・患者が症状を表現しやすいように具体的な尋ね方をする（例：「何かにふれるとしびれますか？」「チクチクするような感じですか？」「足の裏に皮を1枚貼ったような感じですか？」） ・オキサリプラチンについては寒冷刺激を避けることを促す
生活環境の調整	・オキサリプラチンの急性の神経障害の場合は，寒冷刺激を避けるような生活環境を整える ・機能低下を認める場合は家族に協力を求める ・二次障害予防のための環境調整をする
二次障害予防とケア	・転倒防止（ヒールの靴をはかない，不安定なときはつかまるなど） ・火傷の防止（熱いお茶の入った食器を持たない，お湯を使うときは知覚異常のないところで温度を確かめる） ・包丁などによる指の切傷の防止 ・知覚異常が出現している部位の皮膚の観察と手当て
心理・社会的ケア	・症状の受け止めの理解 ・症状そのものや症状による機能喪失，抗がん剤の減量，休薬に伴う不安を傾聴
その他	手指の運動，温罨法

文献
1) 佐藤禮子監訳．日本がん看護学会翻訳ワーキンググループ訳：がん化学療法・バイオセラピー看護実践ガイドライン．医学書院；2009．p261
2) Cavaletti G, et al: Cisplatin-induced peripheral neurotoxicity is dependent on total-dose and single-dose intensity. Cancer, 1992; 69(1): 203-207
3) 山本昇：神経毒性（西條長宏監：がん化学療法の副作用と対策）．中外医学社；1998．p153-160
4) 津田南都子，他：オキサリプラチン．日本病院薬剤師会雑誌，2005；41(12)：1553-1556
5) 吉野孝之，他：オキサリプラチンを用いた大腸癌化学療法．総合消化器ケア，2005；10(1)：104-111
6) 厚生労働省：重篤副作用疾患別対応マニュアル：末梢神経障害（平成21年5月）
http://www.info.pmda.go.jp/juutoku/file/jfm0905001.pdf
7) de Gramont A, et al: Leucovorin and fluorouracil with or without oxaliplatin as first-line treatment in advanced colorectal cancer. J Clin Oncol, 2000; 18 (16): 2938-2947
8) Hochster HS, et al: Use of calcium and magnesium salts to reduce oxaliplatin-related neurotoxicity. J Clin Oncol, 2007; 25 (25): 4028-4029

中島 和子

■細胞傷害性抗がん剤の副作用
下痢

定義
- 糞便中の水分が増加し，排便回数が通常より増加する状態．
- 主に泥状便，水様便の排泄のことをいう．

■糞便形態の分類
- 固形便：水分量80％以下（有形軟便も含まれる）．
- 泥状便：水分量80〜90％（便が泥状となり，ばらけた状態）．
- 水様便：水分量90％以上（液状または液状のなかに便カスなどが含まれた状態）．

種類と発生機序

■表1 発現時期による下痢の種類と発生機序

種類	発現時期
早発性下痢	抗がん剤投与24時間以内に起こる 抗がん剤投与により，消化管の副交感神経が刺激され，腸管蠕動運動が亢進して下痢が起こる（コリン作動性薬剤作用による腸管蠕動亢進）
遅発性下痢	抗がん剤投与後数日から2週間たってから起こる 抗がん剤投与やその代謝物による消化管粘膜への直接障害（腸管粘膜の絨毛の萎縮や脱落）によって投与後数日で発生する場合と，粘膜障害が生じてさらに骨髄抑制の時期と重なり下痢が持続する場合がある

■表2 原因別による下痢の分類

種類	原因
分泌性下痢	腸管内細菌の代謝産物や毒素が直接または血行性に腸管粘膜上皮の分泌細胞を刺激して，水分の分泌が促進して水分量が増加する 主な原因：細菌性下痢，内分泌腫瘍，脂肪性下痢など
浸透圧性下痢	腸管内で吸収されにくい物質により，腸管内浸透圧が上昇し，その浸透圧を一定に保つために多量の水分が分泌され，腸管内の水分が増加する 主な原因：乳糖不耐症，慢性膵炎，膵臓切除術後など
腸粘膜障害性下痢	炎症や薬物が直接腸管の粘膜障害をきたし，腸管細胞の吸収能力が低下し，腸管内の浸透圧が上昇し，さらに分泌亢進が惹起され水分が増加する 主な原因：ウイルス腸炎，潰瘍性大腸炎，放射線性腸炎，抗がん剤の影響など
腸通過時間の異常による下痢	腸管の運動が異常に亢進すると，腸管内の停滞時間が短くなり水分吸収が不十分なまま排泄に至る．その反対に，通過時間が長引くと腸内細菌が異常増殖して下痢が起こる 主な原因：過敏性大腸炎，甲状腺機能亢進症，ストレス，腸管狭窄，抗がん剤の影響など

出現しやすい抗がん剤

■表3 下痢を起こしやすい抗がん剤

抗がん剤の種類	一般名	商品名
トポイソメラーゼ阻害薬	塩酸イリノテカン	トポテシン®，カンプト®
	エトポシド	ベプシド®，ラステット®
代謝拮抗薬	フルオロウラシル	5-FU®
	テガフール・ギメラシル・オテラシル	ティーエスワン®
	シタラビン	キロサイド®
	メトトレキサート	メソトレキセート®
抗腫瘍性抗生物質	ドキソルビシン	アドリアシン®

- 塩酸イリノテカン
  - コリンエステラーゼ阻害作用によって副交感神経が作動し，腸管蠕動運動が亢進する早発性下痢を起こしやすい．
  - さらに胆汁（便）から排泄される過程で，その活性代謝物（SN38）が腸管粘膜障害を強く引き起こすことが下痢の発生メカニズムとなっている．
  - そのため，塩酸イリノテカン投与後，便が腸管内に長時間停滞すると，腸管粘膜が活性代謝物にさらされる時間が延長し，便秘に引き続き重篤な下痢やイレウスに移行することがあるため，排便コントロールに注意する必要がある．
- 最近では，UGT1A1*28と*6という遺伝子多型を有すると，塩酸イリノテカンの代謝への関与や好中球減少の発現を高めるリスクがあり，重篤な下痢の発現を予測できることがわかってきたため，事前に確認し，投与量を調整して安全に投与するようになってきている．

評価

■表4 有害事象の重症度

Grade	1	2	3	4	5
下痢	ベースラインと比べて＜4回/日の排便回数増加：ベースラインと比べて人工肛門からの排泄量が軽度に増加	ベースラインと比べて4-6回/日の排便回数増加：ベースラインと比べて人工肛門からの排泄量が中等度増加	ベースラインと比べて7回以上/日の排便回数増加：便失禁：入院を要する：ベースラインと比べて人工肛門からの排泄量が高度に増加：身の回りの日常生活動作の制限	生命を脅かす：緊急処置を要する	死亡

（有害事象共通用語規準 v4.0 日本語訳JCOG版 [CTCAE v4.0 - JCOG]．JCOGホームページ http://www.jcog.jp/より）

■薬物療法

■表5 止痢薬・整腸薬

分類		一般名（商品名）	効果
腸管蠕動抑制作用	抗コリン薬	アトロピン硫酸塩（アトロピン硫酸塩®） ブチルスコポラミン臭化物（ブスコパン®）	副交感神経を遮断し，胃・腸管蠕動を抑制する．胃液・膵液・胆汁分泌を低下させる
	コデイン オピオイド系	コデインリン酸塩（コデインリン酸塩®） モルヒネ塩酸塩水和物（モルヒネ塩酸塩®）	胃・腸管蠕動の抑制
	その他	ロペラミド塩酸塩（ロペミン®）	腸管蠕動を抑制するとともに，腸管における水分・電解質の分泌抑制，吸収を促進
収斂作用	タンニン酸製剤	タンニン酸アルブミン（タンナルビン®） タンニン酸ベルベリン（ベルベリン®）	腸管内で徐々に分解してタンニン酸を遊離し，腸粘膜に収斂作用を示す
腐敗・発酵抑制作用		ベルベリン塩化物水和物（フェロベリン®）	腸管内の腐敗や発酵の抑制作用と，腸管蠕動の抑制作用がある
整腸薬		ビフィズス菌（ビオフェルミン®，ラックビー®） 酪酸菌（ミヤBM®） 耐性乳酸菌（ビオフェルミンR®，エンテロノン®）	腸内菌叢の正常化を促進，腸内pHを低下させ，有害細菌が増殖しがたい環境をつくる

● 輸液療法：十分な輸液（電解質補正）．

■表6 支持療法の選択

発現時期	原因	対処
早発性	コリン作動性	抗コリン作動薬の投与（アトロピン硫酸塩®，ブスコパン®）
遅発性	粘膜の直接障害	（感染がない場合）腸管蠕動運動を抑制，分泌抑制，吸収を促進する作用のある薬剤の選択，整腸剤の使用．必要に応じて電解質輸液，腸管の安静
	腸管感染	（感染を伴う場合）原因菌やウイルスに対する薬剤の使用．必要に応じて電解質輸液，腸管の安静

■薬物療法以外の支持療法

- 食事療法：食物繊維や脂肪を減らした食事，水分補給，生ものを避ける．
- 休息の確保：身体・腹部の保温，安静．
- 下痢がひどいときは，消化管の安静のため絶食とし，持続点滴または高カロリー輸液を開始する．

■表7 ケアのポイント

ケア	ポイント
リスクアセスメントと観察	・リスクアセスメント ①下痢をこし起こしやすい抗がん剤投与の有無，②もともとの排便習慣（下痢をしやすい），③抗がん剤以外の下痢に関する影響要因の有無（表2） ・観察ポイント ①治療前・中・後の便の性状と量，腹痛と下痢の有無と程度（回数，性状，量，色，腸管蠕動痛や腹部膨満感の有無など），②治療日数と白血球の推移（腸粘膜の直接障害か，もしくは腸管感染かの評価），③下痢の随伴症状の有無と程度（腹痛，悪心・嘔吐，腹部膨満感，食欲不振，肛門痛，口渇，発熱，全身倦怠感，体重減少，めまいなど），④水分出納，脱水，電解質異常の有無と程度，⑤腹部の視診・触診・聴診・画像上の所見，⑥腹痛と鎮痛薬の効果，⑦下痢に対する患者・家族の受け止め方，下痢に対する精神的苦痛
患者教育	・下痢について正しく認識できるような説明 ①原因の違いと発現時期の違い（早発性：コリン作動性，遅発性：粘膜の直接障害，腸管感染による下痢があること），②原因によって対処が違うこと，③重篤な下痢による危険性（脱水，電解質異常，重篤な腸粘膜障害など） ・患者の症状マネジメントへの参加 ①便の性状（硬い，ふつう，軟らかい，有形，泥状，水様性など）や回数の変化，腹痛の有無についてモニタリングと報告ができる，②止痢薬の効果的な使用方法，③脱水予防，④腹部の温罨法などについて，重篤な下痢に移行しないように患者自らがモニタリングし，安楽を保持する対処方法についてともに考える
環境調整	・いつでも使用できるトイレの確保 ・静かで安静が保てる環境
食事に対するケア	・消化がよく，刺激・繊維質の少ない食事 ・水分摂取：1L以上摂取できることが望ましいが，粘膜障害の程度によっては腸管の安静が必要な場合がある（絶食＋電解質輸液）
皮膚ケア	・排便後の肛門部の清潔：温水洗浄便座の使用（便はアルカリ性であるため，肛門周囲の皮膚障害を起こしやすい） ・肛門周囲の皮膚炎が予測される場合，油脂性軟膏やアズレンの塗布を行う ・排泄後の手洗い
心理的ケア	・排泄に関することは羞恥心を伴うことが多く，報告が遅れることがあるため，遠慮なく話せるように日々の会話のなかで配慮する ・便失敗や失禁に対する精神的ダメージに対して，受け止め，患者にあったケア方法をともに考える
リラクセーション	・腹痛や便失敗や失禁に対する恐怖感を緩和するため，温罨法や安楽体位，寝具の調整，足浴など，緊張感が和らぐ方法を患者とともに考える

細胞傷害性抗がん剤の副作用
便秘

中島 和子

定義
- 糞便が大腸内に長期停滞することで，①水分が再吸収され便が硬くなる，②排便回数の減少，③便の量の減少など，排便困難な状態のことをいう．

種類と発生機序

■表1 種類と発生機序

種類		発生機序と主な原因
器質的要因		・発生機序 　・腸管内外の狭窄および閉塞 　・腫瘍の腸管浸潤 　・がん性腹膜炎による麻痺性イレウス 　・中枢神経障害による骨盤・陰部神経の抑制，排便反射の障害 ・原因：結腸がん，腸閉塞，腸重積，脊髄損傷など
機能的要因	弛緩性便秘	・発生機序 　・腸管の緊張や蠕動運動の低下，腸管分泌抑制 ・原因：食事摂取量の低下，活動性の低下，排便習慣の変化，低カリウム血症，高カルシウム血症，開腹術の既往など ・薬剤の影響 　①抗がん剤（微小管阻害薬）：神経細胞の微小管を阻害することによって自律神経の機能を介して腸管運動が抑制される 　②5-HT3受容体拮抗薬：セロトニンの作用が拮抗されることによって，蠕動運動や分泌が低下する 　③オピオイド：蠕動運動低下，腸管分泌抑制，肛門括約筋の緊張を高める 　④抗うつ薬：抗コリン作用 　⑤抗けいれん薬，抗精神病薬：平滑筋弛緩作用 　⑥利尿薬：電解質異常による腸管運動の低下
	けいれん性便秘	・発生機序 　・腸管の緊張や蠕動運動の亢進による腸管の過度の筋収縮により，正常な蠕動運動機能が損なわれた状態 ・原因：不安・緊張など精神的ストレス，うつ病など

※抗がん剤の影響による便秘は，投与後直後から1週間程度で改善してくることが多い．悪心や嘔吐による経口摂取量の減少や，電解質異常によって，便秘の発現期間が違ってくる

出現しやすい抗がん剤

■表2 便秘を起こしやすい抗がん剤

分類	一般名	商品名
微小管阻害作用を有したビンカアルカロイド系タキサン系	ビンクリスチン	オンコビン®
	ビンブラスチン	エクザール®
	ビノレルビン	ナベルビン®
	ビンデシン	フィルデシン®
	パクリタキセル	タキソール®
プロテアソーム阻害薬	ボルテゾミブ	ベルケイド®

評価

■表3 有害事象の重症度

Grade	1	2	3	4	5
便秘	不定期または間欠的な症状：便軟化剤/緩下剤/食事の工夫/浣腸を不定期に使用	緩下剤または浣腸の定期的使用を要する持続的症状：身の回り以外の日常生活動作の制限	摘便を要する頑固な便秘：身の回りの日常生活動作の制限	生命を脅かす：緊急処置を要する	死亡

(有害事象共通用語規準 v4.0 日本語訳JCOG版［CTCAE v4.0 - JCOG］. JCOGホームページ http://www.jcog.jp/より)

支持療法

■表4 下剤の種類

作用	一般名（商品名）	効果発現時間
便の軟化作用 腸管内の浸透圧を上げることで水分を腸内容物へ移行させ便を軟らかくし，便の量を増やして腸の蠕動を刺激する	酸化マグネシウム (酸化マグネシウム®) (マグラックス®) (マグミット®) (ミルマグ®)	6〜10時間
大腸刺激作用 センナ，大黄など生薬に含まれる配糖体やピコスルファートは直接大腸の粘膜を刺激して下剤作用を現す	センナ (センナ®) (アローゼン®) センノシド (プルゼニド®) (センノサイド®)	8〜10時間
	ピコスルファートナトリウム (ラキソベロン®) (ピコスルファートナトリウム®)	7〜12時間
自律神経作用 弛緩性の便秘に対して副交感神経を刺激して，蠕動運動を促す	パンテチン (パンテチン®) (パントシン®)	7〜10時間
消化管運動亢進作用 腸運動亢進によって緩下効果を現す	モサプリド (ガスモチン®) メトクロプラミド (プリンペラン®)	0.5〜2時間

※下剤の過剰投与によって，頑固な便秘の後に重篤な下痢に移行することがあるため（特に骨髄抑制時期），注意が必要である

■表5 ケアのポイント

ケア	ポイント
リスクアセスメントと観察	・リスクアセスメント ①便秘を起こしやすい薬剤の投与の有無（微小管阻害薬，プロテアソーム阻害薬，5-HT$_3$受容体拮抗薬，オピオイド，抗コリン作動薬など），②薬剤以外の便秘に関連する影響要因の有無（表1），③もともとの排便習慣で便秘傾向があるか ・観察ポイント ①治療前の排便習慣（下剤の使用の有無）と便の性状と量，回数，②治療経過と便の性状と量，回数，腸蠕動音，排ガスの有無，抗がん剤による悪心・嘔吐の有無，経口摂取の状況，③便秘の随伴症状の有無と程度（食欲不振，腹部膨満感・不快感，腹痛，吐き気，イレウス症状，口臭など），④経口摂取量（摂取内容・量，水分摂取量），⑤生活リズムと運動量，⑥腹部の視診・触診・聴診・画像上の所見），⑦便秘に対する患者・家族の受け止め方，便秘が日常生活や精神面に及ぼす影響の有無
患者教育	・便秘について正しく認識できるような説明 ①便秘の発生機序について，②便秘の対処方法の違い（便の軟化，大腸刺激作用），③排便習慣を整えることの重要性 ・患者の症状マネジメントの参加 ①便の性状（硬い，ふつう，軟らかい，泥状，水様）や回数の変化，排ガスや腹部膨満感の有無についてのモニタリング，②緩下薬の効果的な使用方法（例：抗がん剤投与日から緩下薬の内服開始），③意識的に1日1回はトイレに座って排便する習慣を作る，④温水洗浄便座を使用して，肛門を刺激する，⑤腹部マッサージ（「の」の字のマッサージ），⑥全身運動
環境調整	・いつでも使用できるトイレの確保 ・ゆっくり使用できるトイレの確保
食事に対するケア	・食物繊維の多い食品 ・乳酸菌を含有した食品 ・水分摂取（便が硬くならないように1L以上摂取する）
肛門ケア	・硬便による肛門の損傷に注意する
心理的ケア	・排泄に関することは羞恥心を伴うことが多く，報告が遅れることがあるため，遠慮なく話せるように日々の会話のなかで配慮する ・便秘にとらわれすぎることによってストレスが増強し，さらに便秘を悪化させることになるため，気分転換が図れるように支援する
リラクセーション	・ストレッチや腹部マッサージ，軽い運動など，便秘に対して効果的なケア実践していることを実感し，身体的・心理的にリラックスできるように支援する

大内紗也子

■細胞傷害性抗がん剤の副作用
口内炎

定義
- 口内炎とは,口腔粘膜の炎症の総称(=口腔粘膜炎)である[1].

発生機序[2]
- 抗がん剤の直接作用によるもの.
- 好中球減少により局所感染を引き起こすもの.

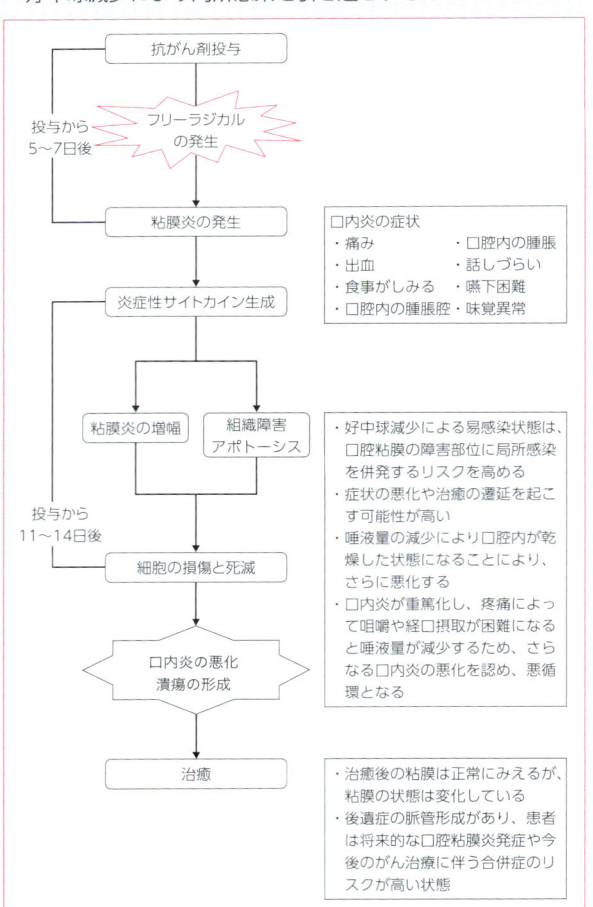

```
                    抗がん剤投与
                         ↓
投与から          フリーラジカル
5〜7日後           の発生
                         ↓
                    粘膜炎の発生              口内炎の症状
                         ↓                    ・痛み      ・口腔内の腫脹
                   炎症性サイトカイン生成      ・出血      ・話しづらい
                         ↓                    ・食事がしみる ・嚥下困難
                                              ・口腔内の腫脹腔・味覚異常
            粘膜炎の増幅    組織障害
                           アポトーシス
                         
                                          ・好中球減少による易感染状態は、
                                           口腔粘膜の障害部位に局所感染
                                           を併発するリスクを高める
投与から                                   ・症状の悪化や治癒の遷延を起こ
11〜14日後                                  す可能性が高い
                    細胞の損傷と死滅        ・唾液量の減少により口腔内が乾
                         ↓                  燥した状態になることにより、
                                           さらに悪化する
                    口内炎の悪化            ・口内炎が重篤化し、疼痛によっ
                    潰瘍の形成               て咀嚼や経口摂取が困難になる
                         ↓                  と唾液量が減少するため、さら
                                           なる口内炎の悪化を認め、悪循
                                           環となる
                         
                        治癒              ・治癒後の粘膜は正常にみえるが、
                                           粘膜の状態は変化している
                                          ・後遺症の脈管形成があり、患者
                                           は将来的な口腔粘膜炎発症や今
                                           後のがん治療に伴う合併症のリ
                                           スクが高い状態
```

■図1 口内炎の発生機序

口内炎発生のリスクファクター

■薬物によるもの

■表1 口内炎を起こしやすい抗がん剤(単剤投与時のデータ)

出現頻度	薬品名(商品名)	化学療法剤の種類
60%以上	ビンクリスチン(オンコビン®)	ビンカアルカロイド
	ビンブラスチン(エクザール®)	ビンカアルカロイド
	ドキソルビシン(アドリアシン®)	抗がん抗生物質
	high-doseフルオロウラシル(高容量5-FU®)	代謝拮抗薬
30~59%	イダルビシン(イダマイシン®)	抗がん抗生物質
	シタラビン(キロサイド®)	代謝拮抗薬
	メトトレキサート(メソトレキセート®)	代謝拮抗薬
	パクリタキセル(タキソール®)	タキサン系
	ドセタキセル(タキソテール®)	タキサン系
10~29%	アクチノマイシンD(コスメゲン®)	抗がん抗生物質
	ミトキサントロン(ノバントロン®)	そのほか
	マイトマイシンC(マイトマイシン®)	抗がん抗生物質
	ダウノルビシン(ダウノマイシン®)	抗がん抗生物質
	ブレオマイシン(ブレオ®)	抗がん抗生物質
10%以下	フルダラビン(フルダラ®)	代謝拮抗薬
	weeklyフルオロウラシル(週1回投与の5-FU®)	代謝拮抗薬
	エトポシド(ベプシド®, ラステット®)	ビンカアルカロイド
	メルファラン(アルケラン®)	アルキル化剤
	ヒドロキシウレア(ハイドレア®)	代謝拮抗薬
	シクロフォスファミド(エンドキサン®)	アルキル化剤
	ブスルファン(マブリン®)	アルキル化剤
	ニムスチン(ニドラン®)	アルキル化剤
	シスプラチン(ランダ®, ブリプラチン®)	プラチナ系

(菅野かおり:がん化学療法セルフケア支援のABC;口内炎のセルフケア支援. 看護学雑誌, 2003;67(11):1066-1071より)

■薬物以外のリスクファクター [3]

■表2 薬物以外のリスクファクター

- 口腔内の疾患(歯周病, う歯, 口内炎)
- 機械的刺激(義歯の不具合, 歯列による刺激)
- 絶食患者や栄養状態の悪い患者
- 放射線療法併用患者(頭頸部, 食道など)
- 唾液分泌の少ない患者
- 喫煙者
- 口腔の衛生習慣が適切でない患者

副作用とケア

評価

■表3 有害事象の重症度

Grade	1	2	3	4	5
口腔粘膜炎	症状がない、または軽度の症状がある；治療を要さない	中等度の疼痛；経口摂取に支障がない；食事の変更を要する	高度の疼痛；経口摂取に支障がある	生命を脅かす；緊急処置を要する	死亡

(有害事象共通用語規準 v4.0 日本語訳JCOG版[CTCAE v4.0 - JCOG]．JCOGホームページ http://www.jcog.jp/より)

ケアのポイント

■表4 ケアのポイント

ケア	ポイント
看護ケア 観察	・抗がん剤投与開始前より1日に1回口腔内を観察する 　・口腔（口唇，口角，歯肉，頬粘膜，舌の色調，口臭の有無） 　・粘膜の傷，出血，アフタ，びらん，水疱，浮腫の有無 　・唾液の分泌の量，嚥下時痛の有無
予防	・クライオテラピー 　・口腔内を冷却させることにより血管を収縮させ，抗がん剤の口腔粘膜への移行を減少させる 　・抗がん剤投与直前から氷片を口腔内に含み，30分間冷却させる ・感染予防：口腔内の清潔を保つ（毎食後のブラッシング，含嗽，経口摂取後や嘔吐後は速やかに含嗽を行う） ・口腔内の乾燥を予防する
口内炎発生後のケア；粘膜保護と二次感染予防	・口腔ケア 　・化学療法前と同様のブラッシングを可能な限り継続する 　・ブラッシングが難しいときはスポンジや綿棒を使用する 　・こまめな含嗽を心がける 　・生理食塩水は口腔内のpHと近いため，刺激が少なく洗浄に適している ・食事，嗜好品 　・刺激の強いもの，アルコールを控える 　・禁煙 　・高蛋白食品の摂取を促し，食事接種が不可能な場合は補液などについて医師と検討する ・疼痛緩和：キシロカインなどを使用（表5） ・疼痛薬の使用：持続モルヒネの使用

■表5 口内炎の予防・治療に使われる薬剤

目的	薬剤名（商品名：剤形）	効用
殺菌・消毒	ポビドンヨード （イソジン®ガーグル：含嗽薬）	口腔内粘膜の殺菌消毒効果
消炎	アズレンスルホン酸ナトリウム（アズノール®，ハチアズレ®） トリアムシノロンアセトニド （口腔用ケナログ®） （アフタッチ®）	抗炎症作用，上皮形成促進作用 抗炎症作用 患部の保護，抗炎症作用

■表5 口内炎の予防・治療に使われる薬剤（つづき）

目的	薬剤名（商品名：剤形）	効用
組織修復	線維素溶解酵素薬（エレース®）	びらん，潰瘍，膿瘍などの血液凝固物，壊死組織，膿汁などの除去
抗真菌	アムホテリシンB（ファンギゾン®シロップ） ミコナゾール（フロリード®）	抗真菌作用 抗真菌作用，殺菌作用
鎮痛	塩酸リドカイン（キシロカイン®）	表面麻酔
その他	人工唾液（サリベート®）	口腔内を湿潤させ，粘膜の乾燥を防ぐ

■表6 がん化学療法による口腔有害事象とその対応

	対処方法	看護師による支援
口腔粘膜炎	保湿：生理食塩液か重曹水による含嗽を1日8回以上，またはグリセリン入りアズレン含嗽水 疼痛：毎食20分前にNSAIDsの服用，食事直前にキシロカイン®入りアズレン含そう水を使ったグチュグチュ含そう	・化学療法中の粘膜炎グレード評価 ・病棟内の疼痛対策のプロトコル化 ・患者へ口腔粘膜炎に関する情報提供（パンフレットや治療説明パスの作成） ・口腔粘膜炎時の口腔清掃方法の指導
歯性感染症	感染予防スクリーニング：化学療法開始2週間前までに口腔衛生指導，スケーラーによる歯石除去，ブラッシング指導	・歯科疾患の既往確認 ・好中球が1,000/μLを切るようなレジメンの場合，歯科受診を指導 ・化学療法中の口腔内観察
口腔乾燥症	水分補給：頻回の水分摂取 保湿：市販の保湿剤，生理食塩水や重曹による含そう，グリセリン入りアズレン含そう水による含嗽	・悪心，嘔吐，食欲不振による経口摂取量や水分摂取量の影響確認と指導 ・保湿方法の説明，指導
味覚障害	レシピ：対症療法が主体，栄養士と相談してメニューに工夫	・味覚変化の確認 ・栄養士との食事の調整 ・がん化学療法時の食事，レシピ紹介
真菌感染	抗真菌剤：アムホテリシンB，イトラコナゾール，ミコナゾールなどの服用または軟膏塗布 義歯管理：義歯ブラシや義歯洗浄剤を使って清掃	・毎日の口腔内観察とアセスメント ・義歯の清掃，管理方法の指導
ヘルペス感染	抗ウイルス剤：抗ウイルス剤の経口投与，軟膏塗布 ※アフタ性口内炎も診断で，ステロイド軟膏を塗布されている場合も多い	・毎日の口腔内観察とアセスメント ・全身状態の評価

（大田洋二郎：がん化学療法における口腔外科医師の役割. Nursing Today, 2008；23（12）：44）

ケアのポイント

■表7 疼痛マネジメントのケア

	検討する薬剤	看護ケア
強い口内炎が出現した場合(ブラッシングや含そう,食事摂取が困難になっている場合)	・含嗽水：4％キシロカイン®入り含嗽用ハチアズレ®（含嗽用ハチアズレ®[1包]と局所麻酔用キシロカイン®[2mL]を精製水25mLになるように加える）	・1日頻回の含嗽を指導する（食事摂取前や歯磨き前）
	・アセトアミノフェンやNSAIDs（ロキソニン®,ロピオン®）の使用	・食事前または定期的に服用する ・口内炎の状態に合わせて使用可能な形態（内服できるか,点滴にするか）を選択する
	・オピオイドの使用の検討 　・腎機能障害が危惧される患者の場合 　・アセトアミノフェンやNSAIDsで疼痛緩和が図ることができない場合	・使用時期を検討（食事前,定時,持続） ・オキシコンチン®,オキノーム®,MSコンチン®,オプソ®,モルヒネ塩酸塩®の持続投与など患者にとって可能な方法を検討する
嚥下痛,咽頭痛	アルロイドG®の使用	

(藤木由佳子：口内炎．がん看護，2009；14（2）：237より一部改変)

> **ココがポイント！** 口内炎を起こさないように患者に対して口腔ケア指導が重要！

> **ココがポイント！** 口内炎が発生し，患者が自分でケアを行えなくなったら，それを代償するケアが大切！

文献
1) 田墨惠子：5．口内炎，味覚障害，食欲不振（荒尾晴惠，他：スキルアップがん化学療法看護）．日本看護協会出版会；2010．p77
2) 坂下智珠子，他：8．口内炎（濱口恵子，他編：がん化学療法ケアガイド）．中山書店；2007．p112-113
3) 前掲書1)．p78
4) 藤枝恭子：消化管毒性（1）口内炎・味覚異常と症状マネジメント．がん看護，2006；11（2）：175-176
5) 前掲書2)．p115-116

■細胞傷害性抗がん剤の副作用

大内紗也子

脱毛

定義
- 脱毛とは，正常に存在していなければならない毛が欠如しているか，脱落して疎または消耗している状態．頭毛の数は個人差があるがほぼ10万本とされ，1日に50本くらいの抜け毛は生理的である[1]．
- ここでいう脱毛とは，化学療法により，頭皮，眉毛，睫毛，鼻毛，陰毛などが抜けた状態について述べる．

毛髪の構造
- 毛髪の皮膚面から出ている部分が毛幹，皮内に埋もれているところが毛根で，毛根の根元は毛包に包まれている．
- 毛根は皮膚表面から約4～5mm陥入し，その端は成長期の毛髪ではフラスコ状の毛乳頭になっているが，休止期の毛髪では膨らみがなく棒状である．
- 髪の毛包には，2年の活動期と3～4か月の休止期が交互に訪れる．活動期には髪は毎日0.3～0.5mmずつ伸び続けるが，休止期には抜けやすい状態になる[2]．

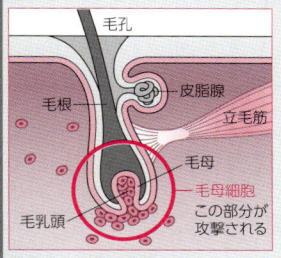

■図1　毛髪の構造
（がん患者サービスステーション TODAY！　http://www.v-next.jp/contents_09.htmより）

発生機序[3]
- 脱毛は，ほとんどすべての抗がん剤で起こりうる副作用である．
- 頭髪がすべて脱毛する場合，部分的に残る場合，頭髪だけでなく眉毛や睫毛まで抜ける場合など，抗がん剤の種類や組み合わせによって異なる．
- 頭皮毛器官は，ほかの部位の毛器官より生物学的活性が著しく高いために，抗がん剤による副作用を受けやすい．
- 脱毛の正確な機序は判明していないが，抗がん剤が毛包内毛母細胞を傷害するためと考えられている．
- 成長期脱毛は抗がん剤投与の比較的早期から脱毛が始まり，

発生機序[3]

- その時期は抗がん剤の最初の投与からおおよそ2～3週間後である.
- はらはらと少しずつ抜ける場合と,バサッと大量に抜ける場合と,さまざまである.
- 抜け始めて間もないころに,頭皮に痒みや痛みを感じる場合もある.
- 休止期脱毛は抗がん剤投与後3～4か月で起こる.
- 毛母細胞が完全に傷害されて無になることはないため,抗がん剤による脱毛は一過性,可逆性であり,抗がん剤投与終了後から1～2か月で再生が始まり,3～6か月ほどで回復する.
- 再生した毛は,毛母細胞再生時の変化やメラノサイト(メラニン色素再生細胞)の分布の影響で,元の髪質より固くなったり,柔らかくなったり,縮れたり,カールが入ったりするなど,脱毛前とは異なることがある.
- 約2年で元の髪質に戻るとされている.

評価

■表1 有害事象の重症度

Grade	1	2	3	4	5
脱毛症	遠くからではわからないが近くで見ると正常よりも明らかな50％未満の脱毛;脱毛を隠すために,かつらやヘアピースは必要ないが,通常と異なる髪形が必要となる	他人にも容易に明らかな50％以上の脱毛;患者が脱毛を完全に隠したいと望めば,かつらやヘアピースが必要;社会心理学的な影響を伴う	—	—	—

(有害事象共通用語規準 v4.0 日本語訳JCOG版[CTCAE v4.0 - JCOG], JCOGホームページ http://www.jcog.jp/より)

出現しやすい抗がん剤

■表2 主な抗がん剤の種類別の脱毛発現率

発現率		一般名	商品名
50％以上	87.4％	パクリタキセル	タキソール®
	71.8～77.5％	ドセタキセル	タキソテール®
	65.10％	エピルビシン	ファルモルビシン®
	60％	ドキソルビシン	アドリアシン®
	52.43％	エトポシド	ラステット®
	51.20％	イホスファミド	イホマイド®
	50％以上	イダルビシン	イダマイシン®

■表2　主な抗がん剤の種類別の脱毛発現率（つづき）

発現率		一般名	商品名
49％以下 5％以上	41.90％	ビンクリスチン	オンコビン®
	33.70％	アクチノマイシンD	コスメゲン®
	29.50％	ブレオマイシン	ブレオ®
	24.90％	ビノレルビン	ナベルビン®
	24.80％	ビンデシン	フィルデシン®
	24.30％	シクロホスファミド	エンドキサン®
	14％	メトトレキサート	メソトレキセート®
	13.20％	ミトキサントロン	ノバントロン®
	11.30％	ペプロマイシン	ペプレオ®
	5〜50％未満	イリノテカン	カンプト®
5％未満	4.60％	ビンブラスチン	エクザール®
	3.40％	シスプラチン	ランダ®
	2.40％	メルファラン	アルケラン®
	2％	マイトマイシンC	マイトマイシン®
	2％	フルオロウラシル	5-FU®
	1％未満	ゲムシタビン	ジェムザール®
	0.50％	カルボプラチン	パラプラチン®
	0.1〜0.5％未満	ネダプラチン	アクプラ®

(山本彩有里，他：脱毛と症状マネジメント．がん看護，2006；11（2）：209より)

■表7　ケアのポイント

ケア	ポイント
アセスメント[4]	【化学療法前】 ・患者の心理的ダメージを軽減できるように，患者が脱毛に対してどのように理解しているか． 　・毛髪や容姿に対する思いや心理状況，脱毛に対する対処方法の知識と準備状況を確認する． ※脱毛予防法としての頭皮冷却法や育毛プロテインクリームなどの使用が試行されたことがあるが，有効性は証明されていない． 【化学療法中】 ・脱毛の程度，部位，脱毛による頭皮の不快感などの随伴症状の有無と程度． ・随伴症状がある場合はそのセルフケア状況，頭皮の状況． ・社会生活への影響，家族の支援状況などにも注意する． 【化学療法後】 ・毛が再生される時期になったら頭皮の状況を観察する

ケアのポイント

■看護ケア[4]

治療決定	・事前のカット 　・髪が大量に抜けると心理的ダメージが強く，また髪もからまってしまう ・かつらの用意 　・脱毛に対する心理的苦痛，不安を軽減できる 　・頭皮の保護 　・脱毛前や脱毛が始まったころに用意する（サイズなどの調整）
抗がん剤 投与開始	
2〜3週間	
脱毛	・帽子，コットンキャップ，つけ毛 　・頭皮の保護や脱毛に対する心理的苦痛・不安を軽減する 　・帽子などは抜け毛がつきにくい素材を選ぶ ・脱毛中のケア 　・整髪：毛の柔らかいブラシを用いてとかす（もつれ予防） 　・ドライヤーを用いるときは低温でゆっくり乾かす 　・抜け毛の始末：衣類や枕についた毛は，ガムテープや粘着テープ付きローラーでとると簡単に始末できる 　・洗髪：頭皮を傷つけないように気をつける 　・刺激の強いシャンプーやリンスは避ける ・パーマ，カラーリング 　・刺激が強いため，頭皮の様子をみて担当医の許可が出るまで待つ
抗がん剤 投与終了	・眉毛，睫毛，鼻毛の脱毛時のケア 　・眉毛は美容上または心理的にも影響があるため，眉墨を用いて化粧をする方法を指導する 　・睫毛や鼻毛が抜けると目や鼻への埃の侵入を防ぐことができなくなるため，サングラスやマスクを使用するように指導する
終了から 半年〜1年	
自毛再生	

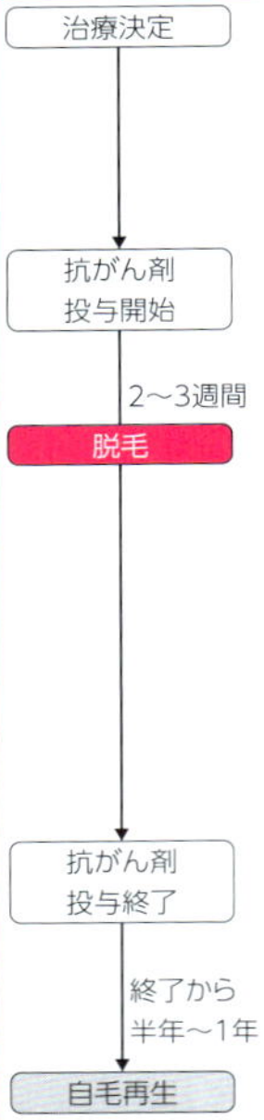

■図2　脱毛の経緯と看護ケア

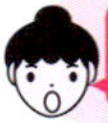

> **ココがポイント！** 脱毛は生命にかかわらないが，患者によってはとても大きな副作用であることを認識しておく！

文献
1) 南山堂医学大辞典．第19版．南山堂；2006
2) 渡邉眞理：脱毛（濱口恵子，他編：がん化学療法ケアガイド）．中山書店；2007．p138
3) 前掲書2)．p139
4) 前掲書2)．p140-141

■細胞傷害性抗がん剤の副作用
倦怠感

成松 恵

定義
- がんに伴う倦怠感とは「最近の活動に合致しない日常生活機能の妨げとなるほどの，がんまたはがん治療に関連したつらく持続する主観的な感覚で，身体的，感情的，かつ/または認知的倦怠感または消耗感をいう」[1].
- 倦怠感には，①がん自体によるものと，②治療によるものとがある.

発生機序
- 倦怠感は単独の要因ではなく身体的・心理社会的な多くの要因が関連し合って起こるが，正確なメカニズムは明らかになっていない（表1，2）.
- 化学療法との関連では，抗がん薬の細胞傷害作用による正常細胞の死滅時に放出されるサイトカインが倦怠感を引き起こしている可能性がある.
- 他に悪心・嘔吐，下痢，肝障害，腎障害などの副作用との関連や，精神的な問題が要因となって起こる場合がある.

■表1 倦怠感のメカニズムに関連する因子

①代謝異常	糖質，蛋白質，脂肪の異化亢進
②腫瘍因子	腫瘍分解産物，脂肪遊離因子
③サイトカインの産生	インターフェロン（IFN），インターロイキン（IL），腫瘍壊死因子
④エネルギー消費の亢進	
⑤付随要因	貧血，感染症，薬剤性

（佐々木綾子，他：2章 できる！ 副作用対策；全身倦怠感［疲労］［佐々木常雄編：がん化学療法ベスト・プラクティス］．照林社；2008. p171より）

■表2 化学療法を受ける患者の倦怠感を誘発する要因

身体的要因	①全身性：貧血，感染，低酸素血症，電解質異常など ②栄養障害：低栄養，悪液質，体重減少 ③併存疾患：高血圧，血糖異常，甲状腺障害など ④疼痛や悪心・嘔吐など慢性的でコントロール不良な症状の存在
治療関連要因	①治療：手術，化学療法，放射線療法，インターフェロン ②薬剤性：オピオイド，向精神病薬（抗不安薬，抗うつ薬など），制吐薬，抗ヒスタミン薬の影響
心理・社会的要因	①精神症状：抑うつ，不安，不眠 ②ストレス：生理学的・心理学的・状況的因子 ③ソーシャルサポートの不在，経済的な心配 ④精神的疲労による注意力低下・減退

■表2 化学療法を受ける患者の倦怠感を誘発する要因（つづき）

発生機序	
その他	①活動の低下 ②睡眠と休息の質 ③生理学的特性：年齢，性別，アレルギーなど ④環境要因：療養環境など

(佐藤禮子監訳，日本がん看護学会翻訳ワーキンググループ訳：がん化学療法・バイオセラピー看護実践ガイドライン．医学書院；2009．p191をもとに作成)

発生率
- 倦怠感はがんのさまざまな病期に高い頻度で出現する．
- 細胞傷害性抗がん薬，放射線療法，骨髄移植，生物学的応答調節物質（インターロイキンなど）による治療を受ける患者のほぼ全員に発生する．

出現形態
- 一般的に化学療法の当日から数日後までに出現しピークとなる．次回の投与までに回復するが，治療を繰り返し続けることで徐々に増強する傾向がある．
- 治療に伴う倦怠感は終了後から数か月，数年にわたって生活に悪影響を及ぼすこともあり，患者を苦しめる．

出現しやすい抗がん剤
- ほぼすべての抗がん剤で倦怠感が出現する可能性があるが，代表的なものを表3に示す．

■表3 倦怠感が出現しやすい抗がん剤

分類	一般名	商品名	頻度
アルキル化薬	イホスファミド シクロホスファミド水和物	イホマイド® エンドキサン®	5％以上 頻度不明
代謝拮抗薬	シタラビン エノシタビン	キロサイドN® サンラビン®	50％以上 1～10％未満
微小管阻害薬	ビンクリスチン硫酸塩 ビンデシン硫酸塩	オンコビン® フィルデシン®	－ 0.1～5％未満
トポイソメラーゼ阻害薬	エトポシド イリノテカン塩酸塩水和物	ベプシド®，ラステット® トポテシン®	19.4％ 5％未満
白金製剤	シスプラチン カルボプラチン	ブリプラチン®，ランダ® パラプラチン®	10％以上 18.64％
抗がん性抗生物質	ブレオマイシン塩酸塩 塩酸ピラルビシン	ブレオ® ピノルビン®，テラルビシン®	16.0％ 18.07％
その他	インターフェロン インターロイキン-2製剤	スミフェロン®など イムネース®など	22.3％ 34.9％

(内山由美子：第4章 薬物有害反応マネジメント；7 倦怠感［小澤桂子，他監：ステップアップがん化学療法看護；理解が実践につながる］．学習研究社；2008．p128，古井奈美：がんに伴う症状とその管理：No.1全身倦怠感・疲労感．ブリストルマイヤーズ；2007．p3，薬剤添付文書より)

評価

- 患者の全身状態（PS）を把握するとともに，倦怠感の程度を評価する（表4）．

■表4　有害事象の重症度

Grade	1	2	3	4	5
疲労	休息により軽快する疲労	休息によって軽快しない疲労；身の回り以外の日常生活活動作の制限	休息によって軽快しない疲労；身の回りの日常生活動作の制限	—	—

(有害事象共通用語規準 v4.0 日本語訳JCOG版［CTCAE v4.0 - JCOG］．JCOGホームページ http://www.jcog.jp/より)

支持療法

- 今のところ，化学療法に伴う倦怠感の緩和に対して有用な薬物療法は確立されていない．治療可能な原因（感染症，高カルシウム血症など）がある場合はまずその治療を行う．
- 不眠や抑うつなど倦怠感の原因となる症状について薬物治療を行い，倦怠感の要因を除去する（表5）．

■表5　薬物療法の用法・用量の例

状態	使用薬剤，用法・用量の例
抗がん剤投与時の貧血	・輸血を考慮する目安：貧血症状の自覚，臨床症状とヘモグロビン（Hb）7g/dL
終末期のがん	・ベタメタゾン 　・錠剤：1～2mg/回，1日1回（朝）or 2回（朝・昼） 　・注射：2～4mg/回，1日1回静注or点滴静注 ・プレドニゾロン 　・注射・内服：20～30mg ※少量より開始し，効果をみながら徐々に増量．効果は3～4日から現れるが，副作用や予後を十分考慮して使用する
不眠	・睡眠薬の使用を考慮し，作用時間や副作用を考慮し選択する 　・超短時間作用型：トリアゾラム（ハルシオン®）など 　・短時間作用型：ゾピクロン（アモバン®）など
電解質異常	・電解質補正を検討する 　・低ナトリウム血症：125mEq/L以下 　・低カリウム血症：3.0mEq/L以下 ・高カルシウム血症の場合，ビスホスフォネート製剤を投与する

MEMO

倦怠感の特徴

がんに伴う倦怠感は，健康な人が経験する倦怠感（生理的な反応としての疲労感）よりも激しく，つらく，また休養しても緩和されることが少ない症状として体験される．

■表6 ケアのポイント

ケア	ポイント
観察とアセスメント	・アセスメントの前提 　・倦怠感は主観的な症状であるため，患者の訴えをよく聴いて苦痛の程度を理解し，積極的にアセスメントする ・倦怠感の評価/スクリーニング ・定期的なスクリーニング ・倦怠感の強さは数値で示したスケールで評価 【推奨スクリーニング法】 「最近7日間の倦怠感は0から10のスケールのどれに当たりますか？」 　0 1 2 3 4 5 6 7 8 9 10 　0=倦怠感なし，10=想像できる最悪の倦怠感 　軽度：1～3，中等度：4～6，重度：7～10 ・倦怠感の程度が中等度から重度の場合は，より詳細で包括的なアセスメントを行う ・出現状況の正確な把握とアセスメント ①倦怠感の有無・程度，発症時期，持続期間，②倦怠感の出現パターン，③倦怠感の増強要因と緩和要因，④併存病態の状況（貧血，感染，電解質異常など），⑤化学療法の内容（レジメン，支持療法の内容），⑥服薬状況（倦怠感の一因となる薬物使用の有無），⑦日常生活への影響，⑧心理的状況，⑨ソーシャルサポートの状況
患者教育	・情報提供 　・①倦怠感の原因や誘因，②治療スケジュール，③予測される倦怠感の程度や出現時期，④介入方法など 　・倦怠感は治療の結果による症状であること，治療中は中等度～重度の倦怠感が生じる可能性を患者に知らせておく 　・患者の負担軽減のために，家族の協力体制を依頼する ・セルフケア能力を高めるための患者教育 　・倦怠感の記録：倦怠感を毎日記録してもらうことは，患者の1日の活動と疲労のパターンを知るために役立つ 　・患者自身が倦怠感の症状を観察し，症状に合わせたセルフケアの必要性を説明し理解してもらう
運動	・運動の効果：機能的能力と活動耐性の向上，精神的苦痛の軽減など ・運動の種類：短時間で毎日継続できる運動，規則的な有酸素運動（例：散歩，ウォーキング，自転車こぎ，体操） ・運動の内容：最大心拍数の60～80％，20～30分間を3～5日/週，低い強度から始め，ゆっくり高める漸増プログラム ・医学的禁忌（例：溶骨性病変，骨髄抑制，悪液質など）がある場合は，患者の状態変化を考慮して進める

■表6 ケアのポイント（つづき）

ケア	ポイント
運動	・年齢・性別，がんの種類，治療内容，運動能力レベルに基づいて個別化し，必要に応じてリハビリテーションを依頼 ※運動は倦怠感を改善する介入としてエビデンスが得られている
休息と活動の調整 （エネルギー管理）	・休息，活動，運動のバランスを保つ：特に倦怠感の強いとき ・1日の長い休息はかえって体力の低下を引き起こす ・日常活動の調整 　①1日の活動ペースを配分しスケジュールを立てる 　②優先度の低い活動を減らし，身体的疲労を少なくする 　③優先度の高い活動を体力のあるうちに行うよう計画する 　④負担が大きい労働は，他者が代償できるように調整する ・休息の調整：活動時は患者のペースでゆっくり行い，短時間の休息をまめにとり，活動後は休息を十分とる
栄養・水分の補給	・適切な水分補給を促し，新陳代謝を活発にする ・適切なカロリーと蛋白質を含むバランスのとれた食事を摂る ・制吐薬などの支持療法を適切に行い，必要以上の栄養摂取量の減少を避ける ・少量で栄養価の高い栄養補助食品など，効率のよい栄養摂取方法を取り入れる ・必要に応じて栄養士や栄養サポートチームの介入を検討する
睡眠	・質の高い睡眠の確保：時間帯，時間，眠りの深さなど ・適切な運動は質の高い睡眠を得るための一つの方法 ・刺激制御：眠いときに寝る，毎晩同じ時間に床に就く ・睡眠制限：長時間や遅い時間の昼寝を避ける ・睡眠衛生：良質な夜の睡眠を促し，睡眠環境を整える
心理的介入	・ストレスマネジメント：自分が楽しいと思うことをする，読書，音楽を聞く，誰かとしゃべる，絵を描くなど ・リラクセーション：漸進的筋弛緩法，深呼吸，瞑想，外気にふれ新鮮な空気を取り込む ・不安や抑うつがある場合は個別のカウンセリングも検討する

Memo
評価尺度
倦怠感の評価尺度としては，がん倦怠感尺度（CFS．日本で開発）や，簡易倦怠感尺度（BFI）がある．CFSは身体，精神，認知の3側面から倦怠感を評価でき，臨床や研究などで多く利用されている．

文献
1) National Comprehensive Cancer Network. 日本乳がん情報ネットワーク訳：NCCN腫瘍学臨床実践ガイドラインTM；癌に伴う倦怠感. 日本乳がん情報ネットワーク；2008. p5 (FT-1).

成松 恵

細胞傷害性抗がん剤の副作用
心毒性

定義
- 化学療法による心毒性は，心不全，不整脈，伝導障害，心筋炎，心膜炎などである．
- 臨床症状としては息切れ，呼吸困難，胸痛，下肢の浮腫，頸静脈怒張，頻脈などがある．
- 他の副作用と比べて出現頻度は低いが，不可逆的で進行することが多く，予防と早期発見が重要となる．

発生機序
- 心毒性の発生メカニズムは十分に解明されていないが，以下の原因が考えられている．
  ①フリーラジカルによる傷害および活性酵素の生成．
  ②心筋細胞のミトコンドリアの障害．
  ③細胞内のカルシウム貯留による心筋障害．
  ④ヒスタミンやカテコラミンなどの血管作用性物質の放出．
  ⑤マクロファージからの腫瘍壊死因子や単球からのサイトカイン放出．

出現形態
- 心毒性は発生時期により，急性毒性，亜急性毒性，慢性毒性，遅発性毒性に分けられる（表1）．

■表1 心毒性の発生時期

種類	発現時期	症状と徴候	
急性毒性	薬剤投与後24時間以内	不整脈，心膜炎，心筋炎など	・発現はまれで，一過性のことが多い ・休薬や対症療法により回復する ・不整脈，心膜液貯留，動悸，末梢性浮腫，うっ血性心不全 ・心電図変化：ST-T波変化，QRS波低下，早期の心房・心室収縮
亜急性毒性	数日～数週間後	心筋炎，心膜炎など	・発現はまれで，通常は可逆性である ・頻脈，倦怠感，呼吸困難，乾性咳嗽，肺水腫，肝腫大，心肥大
慢性毒性	数週間～数か月後（多くは1年以内）	心筋症，うっ血性心不全など	・総投与量により発生率は変化するが，頻度は累積投与量と相関 ・心筋障害の結果，重大なうっ血性心不全を起こす
遅発性毒性	1年以降～数年後	不整脈，心機能障害など	・不整脈，心内膜繊維症，心肥大 ・年齢（70歳以上），胸部への放射線照射，高血圧，心疾患で増強

（小山富美子：4章 がん化学療法の副作用とケア；14心毒性［濱口恵子，他編：がん化学療法ケアガイド］．中山書店；2007．p162，菅野かおり：がん化学療法に関連した心血管系毒性とその看護．がん看護，2009；14(5)：607より一部改変）

出現しやすい抗がん剤

- 心毒性の出現頻度・形態は，使用薬剤の種類・量，投与期間，心機能状態や合併症などにより異なる（表2, 3）．

■表2　主な抗がん剤の心毒性

分類	薬剤	発生率	心毒性の特徴と注意点
アントラサイクリン系	ドキソルビシン	・総投与量 ・>450mg/m^{2}で発現頻度が上昇 ・>550mg/m^{2}で発現率は急激に上昇	・心電図変化：非特異的ST-T変化など ・心駆出率の低下，心室性・上室性期外収縮などを伴う心筋症．慢性毒性でうっ血性心不全となることがある ・治療期間中だけでなく数か月〜数年後に発現することがある ・用量依存的で，総投与量が多いほど増加 ・放射線照射歴や心疾患のある患者では，低用量で心毒性を生じる可能性がある
	ダウノルビシン	・総投与量 ・>600mg/m^{2}で0〜41% ・>1,000mg/m^{2}で12%	・非特異的な不整脈，頻脈，心筋症，うっ血性心不全などを生じることがある ・投与用量と関連のない急性毒性が数時間以内に生じることがある ・慢性毒性はドキソルビシンの心毒性と類似
	エピルビシン	・総投与量 ・>550mg/m^{2}で0.9% ・>700mg/m^{2}で1.6% ・>900mg/m^{2}で3.3% ・>900mg/m^{2}で発症リスクは急激に上昇	・致命的なうっ血性心不全を呈することがある ・治療の期間中または治療完了後，数か月〜数年して発生する可能性がある ・心血管疾患，放射線照射歴，他のアントラサイクリン系薬剤の治療歴，他の心毒性を有する薬剤併用で，心毒性のリスクを高める
高用量化学療法	シクロホスファミド	・総投与量あるいは標準投与量ではまれ ・高用量で頻度増加	・心電図：QOS波の減高 ・致命的な急性心膜炎，心嚢液貯留，心タンポナーデ，出血性心筋壊死となる可能性 ・骨髄移植前に短期間で高用量化学療法を行うことにより生じることが多い
	フルオロウラシル	・発生率は1.6%	・狭心症，動悸，可逆性の心原性ショックなど ・高用量，長期持続投与，シスプラチンとの併用時に起こりやすいといわれている
タキサン系	パクリタキセル	・無症候性障害5% ・重大な心毒性3%	・無症候性徐脈，低血圧，無症候性心室頻拍，非定型胸痛，まれに心筋梗塞の報告 ・添加剤のクレモホールELがヒスタミン受容体を活性化し，冠動脈攣縮を引き起こすと推定

（佐藤禮子監訳，日本がん看護学会翻訳ワーキンググループ訳：がん化学療法・バイオセラピー看護実践ガイドライン．医学書院；2009．p204-208より一部改変）

副作用とケア

■表3 アントラサイクリン系薬剤による心毒性の危険度

薬剤(商品名)	相対危険度	5％の心毒性が出現する総投与量
ドキソルビシン塩酸塩(アドリアシン®)	1	450mg/m²
ダウノルビシン塩酸塩(ダウノマイシン®)	0.5	900mg/m²
エピルビシン塩酸塩(ファルモルビシン®)	0.5	935mg/m²
イダルビシン塩酸塩(イダマイシン®)	2.0	225mg/m²
ミトキサントロン塩酸塩(ノバントロン®)	2.2	200mg/m²

(岡元るみこ,他:2章 できる! 副作用対策;心毒性[佐々木常雄編:がん化学療法ベスト・プラクティス].照林社;2008. p140より)

- 心毒性のリスクファクターは抗がん剤だけでなく,他の治療との併用や患者自身の要因が関係している(表4).

■表4 心毒性のリスクファクター

1. アントラサイクリン系薬剤の総投与量
2. 高血圧を含む心血管障害の既往
3. 左胸部または縦隔への放射線照射
4. 小児および高齢者
5. 投与方法:急速投与,大量投与
6. パクリタキセル併用
7. 大量シクロホスファミドの投与後(移植時など)

(岡元るみこ,他:2章 できる! 副作用対策;心毒性[佐々木常雄編:がん化学療法ベスト・プラクティス].照林社;2008. p139より)

- 心毒性の評価には,『有害事象共通用語規準 v4.0 日本語訳JCOG版』の心臓障害全般のカテゴリーを使用する(表5).Grade 3以上の副作用が出現した場合は,治療を中止しなければならない.

■表5 有害事象の重症度(心臓障害)

Grade	1	2	3	4	5
心室性不整脈	症状がなく,治療を要さない	内科的治療を要するが緊急性はない	内科的治療を要する	生命を脅かす;循環動態に影響;緊急処置を要する	死亡
左室収縮機能障害	—	—	心拍出量の低下により症状があるが治療に反応するもの	心拍出量の低下による心不全が治療に反応しないまたはコントロール不良;心室補助装置や静脈内昇圧剤のサポートまたは心臓移植を要する	死亡

表5 有害事象の重症度（心臓障害）（つづき）

心筋梗塞	—	症状がなく，心筋酵素のわずかな異常があるが，心電図上の虚血性変化はない	高度の症状がある；心筋酵素の異常がある；循環動態は安定；心電図変化は梗塞を示す	生命を脅かす（例：持続的静注療法や機械的な循環動態の補助）	死亡
心筋炎	症状はないが，検査値（例：BNP［脳性ナトリウム利尿ペプチド］）や心臓の画像検査にて異常がある	軽度から中等度の活動や労作で症状がある	安静時またはわずかな活動や労作でも症状があり重症；治療を要する	生命を脅かす（例：持続的静注療法や機械的な循環動態の補助）	死亡
心膜炎	症状はないが，心電図または理学所見（例：摩擦音）が心膜炎を示す	症状のある心膜炎（例：胸痛）	生理機能に影響する心膜炎（例：収縮性心膜炎）	生命を脅かす；緊急処置を要する	死亡

(有害事象共通用語規準v4.0 日本語訳JCOG版[CTCAE v4.0 - JCOG]．JCOGホームページ http://www.jcog.jp/より)

● 薬剤の投与量に注意し，症状の状況や重篤度に応じて必要な検査を行い，十分に観察を続けることが大切である（表6）．

表6 心毒性の主な検査項目

検査法	項目	所見，内容
理学所見	胸部X線	・心臓や大血管の形態・大きさ，肺野の状態：心拡大，肺うっ血
心機能検査	心電図 12誘導心電図	・虚血性変化，心肥大，心房負荷，不整脈など：不整脈，QOS波の低電位化，ST-T変化など
	心エコー	・左室駆出率（EF），拡張機能，弁の異常など：EFの低下，心拡張能障害，心嚢液貯留など ※EFの評価は重要で，45～50％以下で薬剤投与を中止する
	心筋シンチ	・心筋血流・代謝，心機能の画像診断：左室駆出分画の低下など
血液検査	BNP（血漿脳性ナトリウムペプチド）	・心不全の診断と重症度：心不全時上昇
	心筋マーカー	・クレアチニンンキナーゼ，トロポニンT：心筋障害時に上昇
	電解質	・カリウム値，カルシウム値

支持療法

- 症状出現時には,通常の不整脈や心不全に対する治療に準じた対症療法をただちに開始する(表7).

■表7 心毒性に対する治療の考え方

- 心毒性の頻度が増すとされる総投与量の上限を超えない
- 心毒性を軽減させる投与用法の選択や変更:投与量調整,投与方法の工夫,薬剤中止,心毒性の軽減を図った誘導体(例:エピルビシン)への変更
- 細胞内のフリーラジカル生成を抑制するといわれる心筋保護薬(デクスラゾキサン)の併用(ただし,日本では未発売)

【心毒性の徴候や症状が出現した場合の対応】
- 抗がん剤を中止して心機能検査を行うと同時に,循環器内科を受診し心疾患に対する治療を開始する
- 利尿薬,血管拡張薬,β遮断薬,アンジオテンシン変換酵素(ACE)阻害薬,カルシウム拮抗薬,強心薬などの投与などが行われる
- うっ血性心不全の治療:①安静,②塩分・水分制限,③利尿薬・強心薬・血管拡張薬・酸素の投与
- 不整脈の治療:抗がん剤を中止し,抗不整脈薬治療を開始

(岡元るみこ,他:2章 できる! 副作用対策;心毒性[佐々木常雄編:がん化学療法ベスト・プラクティス].照林社;2008.p139より)

ケアのポイント

■表8 ケアのポイント

ケア	ポイント
観察とアセスメント	・主な観察項目 ①頻脈,呼吸促迫,咳嗽,頸静脈怒張,異常心音の聴取,末梢性浮腫,心拡大などの有無と程度 ②呼吸困難,動悸,息切れ,胸痛など自覚症状の有無と程度 ③無症候性の場合もあるため,脈拍,血圧,心電図,心音,胸部X線,心エコー,血液データなどの検査結果 ④水分バランス(輸液量,飲水量,尿量などのin-outバランス) ⑤適用薬剤の累積投与量を計算し評価する ・以上の点について,継続的に観察・アセスメントし,慢性・遅発性毒性の出現に注意する ■アントラサイクリン系薬剤による心毒性 ・3か月,6か月,1年の心機能検査の実施が推奨されている ・遅発性の心毒性に対して長期間のモニタリングが必要である ■心不全に対するNYHA分類 | NYHA分類	活動と症状のレベル
Ⅰ度(mild)	身体活動の制限はない,通常の身体活動では過度の疲労,動悸,呼吸困難(息切れ)を引き起こさない
Ⅱ度(mild)	軽度の身体活動の制限があるが安静時には無症状である通常の身体活動で,疲労,動悸,呼吸困難を感じる
Ⅲ度(moderate)	著しい身体活動の制限がある.安静時には無症状である.通常の身体活動以下の労作で疲労,動悸,または呼吸困難引き起こす	

■表8 ケアのポイント(つづき)

観察とアセスメント	NYHA分類	活動と症状のレベル
	Ⅳ度 (severe)	どんな身体活動も制限がある．安静時にも心不全症状がある．少しの身体活動によって不快は増加される
患者教育	・情報提供 　・心毒性による症状(動悸，息切れ，疲労感，上下肢の浮腫，急激な体重増加など)を患者に説明しておく 　・治療終了後も遅発性毒性に対する経時的な観察が必要となることを説明する 　・身近な家族が変化に気づけるように家族の指導も重要である ・セルフケア支援 　・治療前オリエンテーション：治療中やその後の生活で，患者自身が身体の変化をとらえ対処することの重要性を説明しておく 　・セルフモニタリングの工夫：他の副作用がある場合は症状に気づきにくいため，体調変化のとらえ方を具体的に説明し，メモや日記などに記して医療者と共有できるようにする	
看護ケア	・体位の調整：呼吸困難がある場合は，座位や端座位など患者が安楽に過ごせるように体位を調整する ・酸素療法：呼吸状態によって開始する ・食事や塩分・水分摂取の制限：うっ血性心不全などの場合には必要性について指導を行う ・健康的なライフスタイルの維持：煙草やアルコールを断つ，定期的な運動，適正体重の維持，栄養のある食事摂取	
不安の軽減	・心毒性の状況によって治療が延期，中止されるため，患者の不安が増強する可能性がある．不安を傾聴し，精神的支援を行うことが大切である ・迅速な対応や適切な情報提供を行い不安の軽減につなげる ・不安による不眠時は，睡眠薬の検討など適切に対処を行う	

> **ココがポイント！** 抗がん剤のなかでも，心毒性のリスクが高いアントラサイクリン系薬剤には特に注意し，各薬剤の総投与量を把握しておく！

■細胞傷害性抗がん剤の副作用
肺毒性（一部分子標的治療薬によるものも含む）

定義
- がん化学療法による肺毒性は，可逆的な症状から不可逆的なびまん性繊維症や組織の破壊などが含まれる．
- 不可逆的な毒性が生じる頻度はまれであるが，発症した場合には致死的な状況に陥る可能性もある．
- 肺毒性は重要な有害事象の一つである．

発生機序

■直接細胞傷害
- 抗がん剤の薬剤投与量に依存し，慢性的な経過をたどる．抗がん剤が肺胞と毛細血管内皮に直接傷害を与える．

■間接的細胞傷害（炎症性反応，免疫学的機序など）
- 抗がん剤の投与量に依存しない．
- 急性，亜急性の経過に分類される．
- 免疫学的機序の場合は，肺または薬剤が抗原として作用し，アレルギー反応が生じて，炎症反応を起こす．

■その他
- すべてが解明されているわけでない．

分類
① 間質性肺炎および間質性肺線維症
  - 肺毒性のなかで最も発症頻度が高い．
  - 間質性肺炎は細気管支周囲の炎症，肺法の隔壁の炎症が生じて，炎症後に線維化が起こる．これにより肺機能が低下する．
② 過敏性肺臓炎
③ 肺水腫（非心原性）

リスクファクター[1,2]
- 年齢（70歳以上）．
- 喫煙．
- 腎機能障害クレアチニンクレアランスの悪化（肺炎の発症を予測する重要な指標となる）．
- 胸部の放射線療法を現在，受けている/受けたことがある．
- 多剤併用療法：特にブレオマイシン，マイトマイシン，シクロフォスファミドなど（多剤併用療法はリスクファクターになるといわれるものの，明確ではない）．
- 抗がん剤総投与量（例：ブレオマイシンの総投与量が［生涯で］450～500unitsを超えた場合）．
- 肺疾患の既往．
- 肺毒性のリスクが高い抗がん剤．

臨床症状

- 息切れ，発熱，乾性咳嗽，呼吸困難，疲労感など．
- 症状の特徴：肺毒性の症状は，病原性の肺障害の徴候と類似しているので，徴候や症状の原因を診断することは難しいといわれている[1,2]．

評価

- 十分に観察し，『有害事象共通用語規準v4.0日本語訳JCOG版』（表1）などの指標を用いて，判断する必要がある．

■表1　有害事象の重症度（呼吸器，胸郭および縦隔障害）

Grade	1	2	3	4	5
肺水腫	画像所見のみ；労作に伴う軽微な呼吸困難	労作に伴う中等度の呼吸困難；内科的治療を要する；身の回り以外の日常生活動作の制限	高度の呼吸困難/安静時呼吸困難；身の回りの日常生活動作の制限	生命を脅かす；緊急処置/人工呼吸を要する	死亡
肺線維症	軽度の低酸素血症；画像所見上の線維化が総肺容積の<25%	中等度の低酸素血症；肺高血圧症；画像所見上の線維化が25-50%	高度の低酸素血症；右心不全；画像所見上の線維化が>50-75%	生命を脅かす（例：循環動態/肺合併症）；人工呼吸を要する；画像所見上の線維化が>75%であり，高度な蜂巣状変化を伴う	死亡
肺臓炎	症状がない；臨床所見または検査所見のみ；治療を要さない	症状がある；内科的治療を要する；身の回り以外の日常生活動作の制限	高度の症状がある；身の回りの日常生活動作の制限；酸素を要する	生命を脅かす；緊急処置を要する(例：気管切開/挿管)	死亡

（有害事象共通用語規準 v4.0 日本語訳JCOG 版［CTCAE v4.0 - JCOG］．JCOGホームページ http://www.jcog.jp/より）

出現しやすい抗がん剤

- がん化学療法のレジメンの多くは多剤併用療法を行うため，肺毒性をもたらす抗がん剤薬を特定することは難しい．
- 肺毒性をもたらす主な抗がん剤は表2のとおりである．

■表2 肺毒性を発症しうる薬剤

分類	一般名（商品名）
アルキル化薬	ブスルファン（マブリン®，ブスルフェクス®） シクロホスファミド（エンドキサン®） イホスファミド（イホマイド®） メルファラン（アルケラン®）など
白金製剤	オキサリプラチン（エルプラット®）など
抗がん剤抗生物質	ブレオマイシン（ブレオ®） マイトマイシンC（マイトマイシン®）など
代謝拮抗薬	シタラビン（キロサイド，キロサイドN®） ゲムシタビン（ジェムザール®） フルダラビン（フルダラ®） カペシタビン（ゼローダ®） メトトレキサート（メソトレキセート®）など
植物由来	ビノレルビン（テラルビシン®，ビノレルビン®） エトポシド（ラステット®，ベプシド®） パクリタキセル（タキソール®，アブラキサン®） ドセタキセル（タキソテール®）
EGFR阻害薬	ゲフィチニブ（イレッサ®） エルロチニブ（タルセバ®）など
血管新生阻害薬	ベバシズマブ（アバスチン®）など
プロテアソーム阻害薬	ボルテゾミブ（ベルケイド®）など
モノクローナル抗体	セツキシマブ（アービタックス®） リツキシマブ（リツキサン®） トラスツズマブ（ハーセプチン®）など

(Polovich M, et al, eds: Chemotherapy and Biotherapy Guidelines and Recommendations for Practice. 3rd ed. Oncology Nursing Society; 2009. p234-241より抜粋)

発現時期

- 薬剤により，発現時期はさまざまで，急性，亜急性，慢性の経過によって生じるため，長期的な経過を追っていくことが重要である．

ケアのポイント

- 肺毒性は不可逆的な状態に陥る可能性があるため，早期発見と予防が不可欠である．
- 主な薬剤別の肺毒性の発生率や特徴は表4に示したとおりである．

■表3 ケアのポイント（つづき）

ケア	ポイント
観察とアセスメント	・以下について観察とアセスメントを行う 　・自覚的な呼吸困難感，変調 　・肺の聴診，打診（断続性ラ音，連続性ラ音，喘鳴，摩擦音などの異常呼吸音の評価） 　・呼吸の深さやリズム，努力性の呼吸などの評価 　・咳嗽の出現，痰の性状，量の変化 　・酸素飽和度，動脈血液ガス検査，肺機能検査のデータの確認と評価 　・意識レベル，チアノーゼ，冷汗 　・胸部X線検査，CT検査の結果（あるいは経時的な変化） 　・既往症の確認（例：ゲフィチニブ；急性肺障害，特発性肺線維症，間質性肺炎，じん肺症，放射線肺炎，薬剤性肺炎またはこれらの疾患の既往歴のある患者については，「間質性肺炎が増悪し，致死的となる症例」が報告されている）
患者教育	・肺毒性は早期発見が重要であり，肺毒性の症状，徴候および発症のリスクについて患者，家族へ教育し，自覚症状の変調に気づき，医療者へ報告できるようにする ・これまでの治療における肺毒性の症状や徴候について確認する ・遅延性の肺毒性の可能性について説明する ・治療前の時点から，禁煙・感染対策の重要性を患者自身が認識し，継続できるセルフケアの方法を患者が見い出せるよう，ともに検討し，支援する ・ゲフィチニブを服用する患者には，相互作用のリスクのある薬物や飲食物の併用注意について説明する 　・CYP3A4 阻害剤との併用注意：血中濃度上昇し，副作用増強の可能性がある；アゾール系抗真菌薬（イトラコナゾール等），マクロライド系抗生物質（エリスロマイシン等），リトナビル，硫酸インジナビルエタノール付加物，塩酸ジルチアゼム，塩酸ベラパミル，グレープフルーツジュース等 　・CYP3A4 誘導剤との併用注意：本剤の代謝が亢進し，血中濃度が低下する可能性がある；フェニトイン，カルバマゼピン，リファンピシン，バルビツール酸系薬物，セイヨウオトギリソウ（St. John's Wort［セント・ジョーンズ・ワート］）含有食品等
看護ケア	・抗がん剤投与中に肺毒性の発症が疑われる場合，いったん投与を中止し，医師へ報告する（抗がん中止後も改善しない場合は，ステロイドの投与を検討する．必要時，酸素投与，人工呼吸管理） ・急速に呼吸不全に陥ることもあるので，十分な観察が不可欠になる ・酸素療法 ・体位の工夫（起座位など） ・肺水腫が疑われる場合，水分制限を行う ・呼吸困難は強い恐怖感を与える．患者の不安を緩和するための支援は重要である

■表4　抗がん剤に伴う肺毒性

薬剤	発生率	特徴
ブスルファン	・発症はまれだが重篤である ・2.5～11.5％の患者に発現し、通常、長期的に治療を受けた患者では急激に発症する場合がある ・発症の平均年数は治療後4年で遅発性である	・徐々に咳嗽、呼吸困難、微熱が生じる：間質性肺線維症へと進展する気管支の異形成（"ブスルファン肺"）
シクロホスファミド	・発症はまれである ・びまん性肺胞傷害が生じる	・浮腫、線維化、肺胞出血、フィブリン沈着 ・治療6か月以上後に発症することもありうる ・薬剤投与の中止とステロイドの投与が有効である
オキサリプラチン	・肺線維症の合併は、致死的な状況に陥る ・咽頭の知覚異常の急性症状は、1～2％の患者に発症する	・エピネフリン、コルチコステロイド、抗ヒスタミン薬で対処できる ・咳、呼吸困難、低酸素症の合併症が生じる ・咳、呼吸困難、断続性ラ音のような呼吸症状、あるいは放射線性肺浸潤の場合は、検査で間質性肺疾患、あるいは肺線維症が認められなくなるまでオキサリプラチンの投与を中止する
カペシタビン	・呼吸困難は14％に発症する。重大な毒性は認めない	・対象療法、与薬中止、投与量の調整を行い、毒性に対処する
ブレオマイシン	・治療を受けた患者の10％に生じる、およそ1％の非特異間質性肺炎は肺線維症および死に至る	・本薬剤によって生じる間質性肺炎の特徴は呼吸困難と捻髪音、斑状のX線陰影を呈する ・早期の肺毒性は自然に改善する場合もある ・不可逆性の肺障害を避けるために初期の徴候を観察する
マイトマイシンC	・肺毒性は単剤と多剤併用療法の両方で治療後6～12か月に3～36％の者に生じている ・積算用量30mg/m^{2}を超えるマイトマイシンCおよび他の抗腫瘍薬の事前治療により、毒性のリスクが高まる可能性がある	・呼吸困難、乾性咳嗽、びまん性肺胞損傷、および肺水腫 ・マイトマイシンCによる間質性肺炎の徴候、症状は、早期に適切な治療を開始すれば改善する可能性がある ・呼吸困難が生じたら、X線写真が正常でも投与を中止する

■表4 抗がん剤に伴う肺毒性（つづき）

薬剤	発生率	特徴
トラスツズマブ	・咳の増加（26%），呼吸困難（22%），咽頭炎（2%）	・咳の増加，呼吸困難，鼻炎，咽頭炎，肺浸潤，胸水，非心源性浮腫，肺機能不全，低酸素血および急性呼吸促迫症候群（ARDS） ・まれに間質性肺炎，肺線維症が含まれる
ゲフィチニブ	・ILD（間質性肺疾患）を発症するのは約1%で，その約1/3が致死的な状況に陥る可能性がある	・間質性肺炎，肺炎，肺胞炎 ・患者の多くは，急性呼吸困難が発症し，咳あるいは微熱などの症状が生じ，短時間で悪化し，入院を要することがある ・肺炎症状（息切れ，咳嗽，熱）の発症，悪化が生じたら，治療は中止し，迅速に精査する必要がある

> **ココがポイント！** 肺毒性は急速に増悪する致死のリスクがある症状．徴候を見逃さず，悪化予防，早期発見に努める！

文献
1) 佐々木常雄監：癌化学療法副作用対策のベスト・プラクティス．照林社；2004．p45-47
2) Polovich M, et al, eds: Chemotherapy and Biotherapy Guidelines and Recommendations for Practice. 3rd ed. Oncology Nursing Society; 2009. p234-241

矢ヶ崎 香

細胞傷害性抗がん剤の副作用
腎毒性

定義
- がん化学療法薬により,糸球体の濾過作用,尿細管の再吸収作用,分泌作用が障害(①腎機能障害:血中BUN,Cre値の上昇,尿中NAGの上昇,クレアチニンクリアランスの低下など,②体重増加,浮腫,喘鳴など,③電解質異常(低ナトリウム血症,低マグネシウム血症など))されることである.

発生機序

■腎への直接傷害
- 抗がん剤により腎細胞(糸球体,腎血管,ネフロン)への直接傷害が生じる.
- 不可逆的で腎細胞壊死に至る可能性もある[1].

■腫瘍崩壊症候群(TLS)の発症
- TLSの機序:がん化学療法投与により腫瘍細胞が多量に崩壊されることにより細胞内のカリウム,リン酸の細胞外への放出,DNA/RNAを構成するプリン体の代謝産物である尿酸の増加が生じ,高尿酸血症,高リン酸血症,低カルシウム血症などの代謝異常をきたす[2].
- 急速な腫瘍細胞の崩壊により尿の酸性化による代謝産物の沈着が生じて閉塞性の腎症を起こす[3].
- TLSの発症により,二次的に腎障害,腎不全を合併する可能性がある.これは,生命を脅かす状況に陥るため,オンコロジーエマージェンシーの一つである[3].

■水分排泄の障害
- 抗がん剤(例:シクロホスファミド,イホスファミド,ビンカアルカロイド,シスプラチン,メルファラン,ボルテゾミブ)により,抗利尿ホルモン不適合分泌症候群(SIADH)をもたらす[2,4].

リスクファクター [1,3,4]
- 年齢(生後12か月未満,加齢)
- 腎疾患の既往
- TLSが発症しうる疾患(表1)
- 腎障害を発症しうる薬剤
- 低栄養,脱水
- 循環血液量の減少
- 膠原病,肝疾患,心疾患,糖尿病は間接的なリスク

■表1 TLSが発症しうる疾患

リスク:高度
・バーキットリンパ腫
・T-cell 急性リンパ性白血病
・急性骨髄性白血病

リスクファクター[1,3,4]

■表1 TLSが発症しうる疾患（つづき）

- ・慢性リンパ性白血病
- ・慢性骨髄性白血病
- ・ホジキン病

リスク：中程度
- ・多発性骨髄腫

(Kaplan M, ed: Oncology Emergencies, Understanding and Managing. Oncology Nursing Society; 2006. p285より)

臨床症状

主観的・客観的症状

- 悪心・嘔吐，傾眠，浮腫，体液過剰，乏尿，うっ血性心不全，不整脈，けいれん，筋肉けいれん，テタニー，失神など．

検査データ

- 血清クレアチニン値の上昇，低マグネシウム血症，蛋白尿，血尿など．

出現しやすい抗がん剤

- シクロホスファミド，イホスファミド，ビンカアルカロイド，シスプラチン，メルファラン，ボルテゾミブ，メトトレキサートなどがあげられる．
- これらの薬剤のリスクについて，治療開始前に理解し，十分な予防を行うことが重要である．

■表2 TLSの発症に関連する治療のリスクファクター

治療	薬剤
抗がん剤	シスプラチン，エトポシド，パクリタキセル，ハイドロウレア，メトトレキサート
バイオセラピー	インターフェロン，インターロイキン，モノクローナル抗体（リツキシマブなど）
ホルモン療法	タモキシフェン，コルチコステロイド

(Kaplan M, ed: Oncology Emergencies, Understanding and Managing. Oncology Nursing Society; 2006. p285より)

■表3 抗がん剤の腎毒性と予防策

薬剤	起こりうる症状	予防策
シスプラチン	急性腎不全 軽度腎障害〜慢性腎不全	大量水負荷（Cl^-を含む輸液）
メトトレキサート	急性腎不全	大量水負荷，尿のアルカリ化
イホスファミド	軽度腎障害	特になし（メスナは出血性膀胱炎を予防）
マイトマイシンC	軽度腎障害 まれに溶血性尿毒症症候群（HUS）	特になし

(佐々木常雄編：がん化学療法ベスト・プラクティス．照林社；2008．p126より一部改変)

副作用とケア

発現時期
- 治療中〜治療後12時間〜72時間.

評価
- 十分に観察し,『有害事象共通用語規準v4.0日本語訳JCOG版』(表4, 5) などの指標を用いて,判断する必要がある.

■表4 有害事象の重症度(腎および尿路障害)

Grade	1	2	3	4	5
急性腎不全	クレアチニンが>0.3mg/dL増加;ベースラインの1.5-2倍に増加	クレアチニンがベースラインの>2-3倍に増加	クレアチニンがベースラインよりも>3倍または>4.0mg/dL増加;入院を要する	生命を脅かす;人工透析を要する	死亡

(有害事象共通用語規準 v4.0 日本語訳JCOG版 [CTCAEv4.0-JCOG]. JCOGホームページ http://www.jcog.jp/より)

■表5 有害事象の重症度(臨床検査)

Grade	1	2	3	4	5
クレアチニン増加	>1-1.5×ベースライン;>ULN-1.5×ULN	>1.5-3.0×ベースライン;>1.5-3.0×ULN	>3.0×ベースライン;>3.0-6.0×ULN	>6.0×ULN	—

(有害事象共通用語規準 v4.0 日本語訳JCOG版 [CTCAEv4.0-JCOG]. JCOGホームページ http://www.jcog.jp/より)

ケアのポイント
- 急性腎不全,心不全,多臓器不全など生命を脅かす状態に陥ることを防ぐ.
- 腎障害が生じた場合には,治療の中断,減量をせざるをえなくなるため,予防が不可欠である.

■表6 ケアのポイント

ケア	ポイント
予防, 早期発見	・治療開始前にリスクアセスメントを行う(患者のリスク, 治療のリスク) ・腎機能のモニタリング 　・利尿剤の使用による脱水(体重, 尿量, 皮膚乾燥, 口渇)の徴候(腎機能を悪化させることになる) ・主観的, 客観的症状の観察とアセスメント ・レジメン別のリスクに応じた予防策, 観察を行う ①シスプラチン 　・用量依存性に腎毒性が増加する 　・投与前後のハイドレーションを行う ②高用量メトトレキサート 　・腎排泄性の薬剤大量投与で腎障害のリスクが高まる 　・pHが酸性化すると尿細管や集合管で沈着し, 腎障害が起きる 　・大量輸液による尿量の確保, 尿のアルカリ化, アロプリノール投与による尿酸産生の抑制
患者教育	・抗がん剤(腎毒性のリスクの高い薬剤を使用する場合)により腎毒性が生じる可能性があることを事前に説明する ・十分な水分摂取の必要性を理解できるように支援する ・尿のアルカリ化の必要性およびその方法(ロイコボリン®, アロプリノールの投与など)について説明し, 理解を得る
安全, 安楽な環境整備	・腎障害の予防のためにハイドレーションを行うため, 排尿が頻回になる. 昼夜問わず安全にトイレへ通えるよう環境を整える ・患者のADLを査定し, 状況に応じて膀胱留置カテーテル, 尿器の使用を患者と相談し, 適用を考慮する

> **ココがポイント!** 腎障害のリスクのある薬剤は, 投与前から後まで, 十分な予防策の実施が不可欠!

文献
1) 佐々木常雄監:癌化学療法副作用対策のベスト・プラクティス. 照林社;2004. p39-44
2) 小松浩子, 他編:がん化学療法看護テキストブック. 真興交易医書出版部;2010. p84-87
3) Kaplan M, ed: Oncology Emergencies, Understanding and Managing. Oncology Nursing Society; 2006. p285
4) Polovich M, et al, eds: Chemotherapy and Biotherapy Guidelines and Recommendations for Practice. 3rd ed. Oncology Nursing Society; 2009. p266-272

森 文子

■細胞傷害性抗がん剤の副作用
性機能障害

定義
- 性腺機能が抑制されることにより生じるホルモン産生および生殖機能の異常，早期閉経による問題や性生活上の問題なども含む．そのことにより女性性・男性性に関する自己概念の変化が生じることもある．

発生機序・影響因子[1)]
- 抗がん剤の投与により，卵巣や精巣の性腺機能が障害され，性腺刺激ホルモンの変化が生じる．
- 卵巣・精巣機能抑制による身体症状や生殖機能低下，不妊が引き起こされる．一時的な場合と永久的な場合がある．
- 抗がん剤の他の副作用（皮膚・粘膜障害，倦怠感，しびれ，骨髄抑制など）の影響で，性的欲求や性生活への満足感が低下することもある．
- 性腺機能障害によって生じた身体の変化は，ボディイメージや自己概念にも影響を及ぼすことがある．

引き起こされる症状

■**性機能障害の分類（DSM-Ⅳ-TRによる）**[2)]
- 性的欲求の障害：性的欲求低下障害・性嫌悪感．
- 性的興奮の障害：女性の性的興奮障害・男性の勃起障害．
- オルガズム障害：女性オルガズム障害・男性オルガズム障害・早漏．
- 性交疼痛障害：性交疼痛症・腟けいれん．

■**卵巣機能不全による症状**
- 自然閉経と比較し，症状が強くなる場合がある．
  - 月経異常・無月経．
  - 性欲低下・性交痛．
  - 早期閉経による更年期障害症状：ほてり，倦怠感，不安，抑うつ，睡眠障害，腟乾燥・腟萎縮，長期経過後（10年以上）の脳血管障害や骨粗鬆症．
  - 不妊．

■**精巣機能不全による症状**
- 無精子症・精子減少症．
- 性欲低下・勃起障害．
- 精巣萎縮．
- 不妊．

■心理社会的側面への影響

- 女性（男性）らしさの喪失感.
- 女性（男性）であることの価値観の変化.
- 社会的な孤立感や不安.
- 自己イメージ・自己概念の変化.
- 抗がん剤の直接的な性腺機能への影響と悪心や倦怠感などによる性欲減退などは，投与後間もなく出現する．
- 卵巣・精巣機能不全による症状は，一過性の場合もあるが，抗がん剤投与時の年齢，抗がん剤の種類や投与量などにより，永久的に妊孕性を喪失したり，更年期症状が長期間持続したりする．
- 卵巣機能不全による脳血管障害や骨粗鬆症は治療後10年以上経過後に発症リスクが高まる．

■表1 性腺機能障害を引き起こすとされる抗がん剤

分類	精巣機能障害	卵巣機能障害
アルキル化薬	シクロホスファミド プロカルバジン メルファラン シスプラチン ブスルファン イホスファミド カルボプラチン チオテパ ダカルバジン	シクロホスファミド プロカルバジン シスプラチン ブスルファン
抗がん性抗生物質	アクチノマイシンD ブレオマイシン ミトキサントロン	
抗がん性抗生物質（アントラサイクリン系）	ドキソルビシン ダウノルビシン エピルビシン	ドキソルビシン
植物アルカロイド	ビンブラスチン ビンクリスチン エトポシド	ビンブラスチン エトポシド
代謝拮抗薬	フルダラビン 5-フルオロウラシル 6-メルカプトプリン メトトレキサート シタラビン	シタラビン

出現しやすい抗がん剤

■表2 化学療法や放射線療法を受けた女性の卵巣機能障害のリスク

リスクの程度	治療方法
高リスク（＞80％）	・造血幹細胞移植の前処置（シクロホスファミド＋ブスルファン，シクロホスファミド＋全身放射線照射） ・卵巣を含む外部放射線照射 ・CMF，CEF，CAF6コース（40歳以上，乳がんの術後補助療法として，シクロホスファミド，メトトレキサート，フルオロウラシル，ドキソルビシン，エピルビシンの併用）
中程度リスク	・CMF，CEF，CAF6コース（30～39歳，乳がんの術後補助療法として，シクロホスファミド，メトトレキサート，フルオロウラシル，ドキソルビシン，エピルビシンの併用） ・AC4コース（40歳以上，乳がんの術後補助療法として，ドキソルビシン，シクロホスファミドの併用）
低リスク（＜20％）	・ABVD（ドキソルビシン，ブレオマイシン，ビンブラスチン，ダカルバジン併用） ・CHOP4～6コース（シクロホスファミド，ドキソルビシン，ビンクリスチン，プレドニゾロン併用） ・CVP（シクロホスファミド，ビンクリスチン，プレドニゾロン併用） ・急性骨髄性白血病の治療（アントラサイクリン，シタラビン併用） ・急性リンパ性白血病の治療（多剤併用） ・CMF，CEF，CAF6コース（30歳未満，乳がんの術後補助療法として，シクロホスファミド，メトトレキサート，フルオロウラシル，ドキソルビシン，エピルビシンの併用） ・AC 4コース（40歳未満，乳がんの術後補助療法として，ドキソルビシン，シクロホスファミドの併用）
かなり低リスクもしくはリスクなし	・ビンクリスチン単剤 ・メトトレキサート単剤 ・5-フルオロウラシル単剤
リスク不明（例）	・タキサン系薬剤 ・オキサリプラチン ・イリノテカン ・モノクローナル抗体（トラスツズマブ，ベバシズマブ，セツキシマブ） ・チロシンキナーゼ阻害薬（エルロチニブ，メチル酸イマチニブ）

(Lee, SJ, et al: American Society of Clinical Oncology recommendations on fertility preservation in cancer patients. J Clin Oncol, 2006; 24(18): 2919より)

予防方法・対処方法[3)]

■性腺機能不全の場合
- 女性で卵巣機能低下による症状の苦痛が強く,機能回復がみられない場合は,ホルモン補充療法によって対処する.ただし,乳がんや子宮体がんなどホルモン依存性のがん患者の場合は推奨されない.
- 男性の場合,抗がん剤による男性ホルモンは正常に保たれることが多く,治療による影響からの自然回復を待つ.

■不妊の場合
- 日本では,男性の精子凍結保存が普及している.
- 女性の受精卵や未受精卵の凍結保存は,実施できる国内の施設は少ないが,研究が進められている.

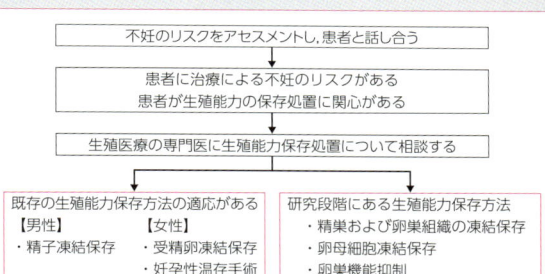

```
不妊のリスクをアセスメントし,患者と話し合う
          ↓
患者に治療による不妊のリスクがある
患者が生殖能力の保存処置に関心がある
          ↓
生殖医療の専門医に生殖能力保存処置について相談する
```

既存の生殖能力保存方法の適応がある	研究段階にある生殖能力保存方法
【男性】 ・精子凍結保存 【女性】 ・受精卵凍結保存 ・妊孕性温存手術 ・卵巣固定術	・精巣および卵巣組織の凍結保存 ・卵母細胞凍結保存 ・卵巣機能抑制 ※臨床試験への参加を勧める

- がん患者が子どもをつくる能力を保持する処置を受ける時間的余裕のある早い時期に,がん専門医は患者と生殖能力保存について話し合うべきである
- 非現実的な期待をもたせるような提案をしないように留意する必要がある
- 医師は患者の気持ちを汲み取る必要がある.診断を受けた日にこのような話題を持ち出すことは,患者の負担が大きすぎる場合がある

(Lee, SJ, et al: American Society of Clinical Oncology recommendations on fertility preservation in cancer patients. J Clin Oncol, 2006 ; 24 (18) : 2920-2921より抜粋)

■図1 米国臨床腫瘍学会(ASCO)推奨のがん患者の妊孕性温存方法説明ガイドライン

■表3 妊孕性温存方法

方法			エビデンス
男性	精子凍結保存	精子を採取して凍結する	最も確立した方法で,多くの研究で確認(マスターベーション後の採取の場合)
	性腺遮蔽放射線照射	シールドを用いて精巣を遮蔽し放射線照射を行う	症例報告レベル

予防方法・対処方法[3)]

■表3 妊孕性温存方法（つづき）

		方法		エビデンス
男性	精巣組織の凍結保存	精巣組織あるいは胚細胞を凍結保存し，がん治療終了後に再度体内に戻す		ヒトでの報告はない．動物実験レベルでは成功
	GnRHによる精巣機能抑制	化学療法や放射線療法中に精巣機能を保護するためにホルモン剤を使用する		効果を示す研究はない
女性	受精卵凍結保存	成熟卵子を採取し，体外受精後凍結保存する		女性に可能な最も確立した方法
	未受精卵凍結保存	未受精卵（成熟・未成熟）を採取して凍結保存する		小規模の症例研究や症例報告レベル
	卵巣凍結保存	卵巣組織を凍結保存し，がん治療終了後に再度体内に戻す		症例報告レベル
	性腺遮蔽放射線照射	シールドを用いて卵巣を遮蔽し放射線照射を行う		症例報告レベル
	卵巣移動術	手術によって卵巣を放射線照射野外に移動させる		大規模コホート研究や症例研究が行われている
	GnRHによる卵巣機能抑制	化学療法や放射線療法中に卵巣機能を保護するためにホルモン剤を使用する		小規模のランダム化比較試験と症例研究が行われている

ケアのポイント[4)]

■表4 ケアのポイント

ケア	ポイント
アセスメント	・化学療法前 ①投与される抗がん剤の性腺機能障害のリスク．特に，不妊の可能性が高い抗がん剤・レジメンの特定 ②患者の年齢・性別 ③過去の放射線治療・手術などで，妊孕性に問題がないか ④患者・家族（パートナー）の挙児希望・情報ニーズ ⑤患者・家族（パートナー）にとっての性生活の意味と重要性 ⑥心理社会的な状態 ・化学療法中 ①抗がん剤治療による副作用の有無と程度 ②患者と家族（パートナー）の関係性 ・化学療法後 ①抗がん剤投与終了後の経過期間と性生活再開可能時期 ②患者と家族（パートナー）の性機能・妊孕性などへの関心 ③性腺機能障害の状態（症状・苦痛の程度） ④性腺機能障害の日常生活への影響 ⑤性腺機能障害の身体・心理・社会面への影響 ⑥抗がん剤の副作用（倦怠感，神経障害，粘膜障害，皮膚障害，骨髄抑制など）の状態
看護介入	・情報提供 ・患者と家族（パートナー）の状況とニーズに応じて，妊孕性温

■表4 ケアのポイント(つづき)

ケア	ポイント
看護介入	存方法，ホルモン補充療法，性生活再開などについて，情報の内容と量，および時期を適切に判断する（前述）（図2） ・意思決定支援と相談対応（図2, 3） 　・治療方針決定時に必要な情報提供を行う 　・患者と家族（パートナー）の気持ちや考えを聴く時間をつくる 　・継続的に相談を受け，情報提供し，必要なリソースの紹介をすることを保証する

P：Permission
　許可：性相談を受け付けるというメッセージを出す
LI：Limited Information
　基本的情報の提供

⎫ どの医療者にも可能な対応
⎬ 話をよく聴き，理解しようとする姿勢が必要
⎭

SS：Specific Suggestions
　個別的アドバイスの提供
IT：Intensive Therapy
　集中的治療（より専門のスタッフに紹介する）

⎫ ある程度の経験と
⎬ トレーニングを積んだ医療者の対応が必要
⎭

■図2　PLISSITモデルに基づく介入
セクシュアリティの問題について医療者のかかわり方を示したモデル
(Annon JS: A proposed conceptual scheme for the behavioral treatment of sexual problems. Journal of Sex Education and Therapy. 1976 ; Spring-Summer: 1-15より)

*B*ring up issues of sexuality
　セクシュアリティに関する話題を取り上げる

*E*xplain that sexuality is part of quality of life
　セクシュアリティは多くの人にとって生活の質の大切な要素で，話し合うことは重要であることを説明する

*T*ell patients that resources are available
　活用できるリソースを伝える．必要な情報や資源を得られるように支援する

*T*iming is important
　タイミングは重要．患者や家族が望んでいるときに，話し合うことを促したり，情報提供をする

*E*ducate patients and families
　患者と家族に可能性のある性的活動への影響や変化，生殖機能への影響について教育する

*R*ecord discussions, assessments, interventions, and outcomes
　話し合ったこと，アセスメント，介入，成果について患者の記録に記載する

■図3　BETTERモデル
がん患者のセクシュアリティの問題のアセスメントと支援のためのモデル
(Mick J, et al: Using the BETTER model to assess sexuality. Clin J Oncol Nurs, 2004 ; 8 : 85より)

■表4 ケアのポイント(つづき)

ケア	ポイント
看護介入	・患者教育 　・患者と家族(パートナー)が自ら情報を得て,意思決定し,セルフケアできるよう段階的に情報提供し,対処法を紹介する 　・例:パンフレット,書籍,インターネットなどの紹介,相談窓口,活用できるグッズや性生活の工夫,更年期障害症状への対処方法(ホルモン補充療法専門医等)(図4) **医師に質問してみること** がんの治療が始まる前に,生殖能力の温存方法についてあなたの医師と話し合っておくことは大切です.以下の質問事項について医師に尋ねることを考えましょう ・自分の年齢,体の状態,がんのタイプと治療は,不妊に影響するのかどうか? ・自分は生殖能力温存方法の専門医師に会うことが必要かどうか? ・がんの子どもの親の場合,がんの治療が子どもの将来の生殖能力に影響を与えるかどうか? がんの治療が生殖能力に影響する可能性がある場合,がん専門医か生殖医療の専門医に以下の質問をすることを考えましょう ・自分に可能な生殖能力温存方法は何か? ・生殖能力温存方法はがんの治療にどのような影響があるか? ・温存方法をとる場合,がんの治療をどのくらい遅らせる必要があるか? ・温存方法は,自分や将来の子どもの健康にどのような影響があるか? ・温存方法や妊娠はがんの再発のリスクを増加させるか? ・温存方法後の妊娠の可能性は? ・自分は臨床試験に登録できるか? ・生殖能力の問題に対処するためのサポートはどこかあるか? ・どこで生殖能力温存方法についてもっと情報を得られるか? ■図4 ASCO患者用ガイド「妊孕性温存方法について」 (ASCO PATIENT GUIDE Fertility Preservation http://www.asco.org/ascov2/Practice+&+Guidelines/Guidelines/Clinical+Tools+and+Resources/Survivorshipより)

> **ココがポイント!** 性腺機能異常や副作用症状による性機能障害と，不妊の可能性については，治療前の説明に含めるとよい！

> **ココがポイント!** 性機能障害や不妊の問題は長期経過を通して継続的にフォローアップが必要！

文献
1) Polovich M, et al: Alterations in sexuality and Reproductive alterations (Polovich M, et al, eds: Chemotherapy and Biotherapy Guidelines and Recommendations for Practice). 3rd ed. Oncology Nursing Society; 2009. p315-325
2) 渡邊知映：セクシュアリティの障害．看護技術，2006；52(12)：94-100
3) Lee JS, et al: American Society of Clinical Oncology recommendations on fertility preservation in cancer patients. J Clin Oncol, 2006; 24(18): 2917-2931
4) 森文子：性機能障害（濱口恵子，他編：がん化学療法ケアガイド）．中山書店；2007．p151-160

細胞傷害性抗がん剤の副作用
手足症候群

森田公美子

定義
- 抗がん剤による治療中に手や足の皮膚にみられる一連の症状につけられた名称.

発生機序
- 抗がん剤による表皮細胞への直接的・間接的傷害に外的な機械的刺激が加わって発症,増悪する.
- 手足に起こる,しびれ,皮膚知覚過敏,ヒリヒリ・チクチクといった感覚異常,無痛性腫脹,無痛性紅斑,色素沈着が初発症状となる.
- 進行すると疼痛を伴う発赤・腫脹,潰瘍やびらんが生じ,歩行困難や把握困難などの機能障害を生じる[1].

皮膚所見
- 以下の症状が単独あるいは混在して認められる.
  - 紅斑・腫脹.
  - 色素沈着・色斑.
  - 過角化・落屑・亀裂.
  - 水疱・びらん・潰瘍.
  - 爪甲の変化.

起しやすい抗がん剤

■表1 代表的な手足症候群の原因となる抗がん剤

注射薬	フルオロウラシル,ドセタキセル,ドキソルビシン塩酸塩リポソーム注射剤
経口薬	カペシタビン,テガフール・ギメラシル・オテラシルカリウム

発現時期[1]

■表2 抗がん剤別の発現時期

カペシタビン	A法	ほとんどが投与16週までに発現
	B法	ほとんどが投与9週までに発現
ドキソルビシン塩酸塩リポソーム注射剤		ほとんどが投与開始後8週までに発現

- 投与開始後,比較的早い時期に発現するため,予防的および早期からの皮膚ケアが必要となる.

リスクファクター
- フルオロウラシルでは,高齢者,女性,持続静脈注入が高リスクという報告がある[2].
- カペシタビンでは,年齢,性差などによる特徴はないと報告されている[3].

評価

■表3　有害事象の重症度

Grade	1	2	3	4	5
手掌・足底発赤知覚不全症候群*	疼痛を伴わないわずかな皮膚の変化または皮膚炎（例：紅斑，浮腫，角質増殖症）	疼痛を伴う皮膚の変化（例：角層剥離，水疱，出血，浮腫，角質増殖症）；身の回り以外の日常生活動作の制限	疼痛を伴う高度の皮膚の変化（例：角層剥離，水疱，出血，浮腫，角質増殖症）；身の回りの日常生活動作の制限	—	—

*筆者注：手足症候群と同意語とされている
（有害事象共通用語規準 v4.0 日本語訳JCOG版[CTCAE v4.0 - JCOG]．JCOGホームページ http://www.jcog.jp/より）

治療

- 休薬
  - Grade 2以上の症状が出現した場合は，Grade 0〜1になるまで休薬する．
- 局所療法（外用薬）
  - 保湿目的：尿素軟膏，ヘパリン類似物質含有軟膏，アズレン軟膏，ビタミン含有軟膏，白色ワセリン．
  - 抗炎症目的：strong以上の副腎皮質ステロイド薬（保湿剤と併用する）．
- 全身療法（経口薬）
  - ビタミンB_6，副腎皮質ステロイド剤が有用という報告がある．
  - 二次感染が伴った場合は，抗菌薬を処方する．

ケアのポイント

■表4　ケアのポイント

ケア	ポイント
観察とアセスメント	・症状出現リスクのアセスメント 　・投与する抗がん剤の特徴から発症のしやすさをアセスメントする ・症状の早期発見，早期対処のための患者に対する観察・アセスメント 【治療開始前】 　・これまでの皮膚ケアへの取り組み状況，皮膚の性質・性状 【治療開始後〜治療中】 　・皮膚（爪を含む）の症状，痛みの種類・程度 　・生活内容，活動範囲，皮膚ケアへの取り組み状況 　・治療への意欲などの精神面

ケアのポイント

■表4 ケアのポイント（つづき）

患者教育	・症状の出現，程度を最小限にするための患者教育を行う（表5） ■表5　手足症候群の予防と症状マネジメントに対する患者教育 1. 患者が確実にHFSを認識，理解できるよう，教材を使用した教育を行う 2. 予防的にハンドクリームなどの皮膚軟化剤の使用を勧める 3. 治療開始前からの皮膚の観察，ケアが重要であることへの理解を助ける 4. 自宅からの電話連絡の方法と相談を受ける人の存在を伝える 5. 患者とともに適切な対処法をみつけ，支持的なアドバイスを提供する 6. 適切な対処をすれば，症状が悪化することはないことを保証をする 7. 皮膚を保湿するための軟化剤，クリームの使用を説明する 8. 皮膚への高温刺激，過度な圧力・摩擦を避けるよう説明する 9. 直接日光に当たらないよう説明する 10. やわらかい素材の靴下などを用いて皮膚を保護する，皮膚の清潔を心がけるよう説明する 11. 水泡や潰瘍を形成した場合は，皮膚科専門医を紹介する (Lassere Y, et al：Management of hand-foot symdorome in patients treated with capecitabine. Eur J Oncol Nurs, 2004；8：38より一部改変)
生活環境の整備	・症状の程度により，仕事や家事など日常生活行動に支障をきたした場合は，誰かの代行が可能かどうかなどの調整をともに行う
心理的ケア	・心配や不安などの思いの傾聴：以下のような思いを抱えているおそれがあることに配慮し，傾聴する ・活動制限により本来の自分の役割が果たせなくなることへのあせり ・休薬により治療効果が得られなくなるのはないかといった心配 ・休薬でがんが進行するかもしれないといった不安があり，治療を継続したいために皮膚の症状を医療者に隠したり，あるいはこれくらいなら大丈夫と自己で判断したりする

> **MEMO**
> coolingによる手足症候群へのケア
> ドセタキセルの爪障害を軽減する処置として,フローズングローブの有用性が報告されている.Scotteら[4]は,ドセタキセル投与前後の各15分と投与中の60分の合計90分,−25〜30℃のフローズングローブを着用した対象者の爪障害の発症頻度が有意に減少したことを報告している.
> また,ドキソルビシン塩酸塩リポソーム注射剤(PLD)では,Mangiliら[5,6]が,皮膚の保湿などの支持療法を併用しての,PLD投与中の手首と足首の冷却(アイスパックを手首と足首に巻く)は,PLDの深刻な手足症候群の発症を縮小する可能性があると報告している.

文献
1) 厚生労働省:手足症候群.重篤副作用疾患別対応マニュアル;2010.p17
2) Meta-Analysis Group in Cancer: Toxicity of fluorouracil in patients with advanced colorectal cancer: effect of administration schedule and prognostic factors. J Clin Oncol, 1998;16:3537-3541
3) 田口哲也,他:手足症候群アトラス.第3版.中外製薬;2008.p11
4) Scotte F, et al: Multicenter study of a frozen glove to prevention docetaxel induced onycholysis and cutaneous toxicity of the hand. J Clin Oncol, 2005;23:4424-4429
5) Mangili G, et al: Prevention strategies in palmar-plantar erythrodysesthesia onset : The role of regional cooling. Gynecol Oncol, 2008;108:332-334
6) Molpus KL, et al: The effect of regional cooling on toxicity associated with intravenous infusion of pegylated liposomal doxorubicin in recurrent ovarian carcinoma. Gynecol Oncol, 2004;93:513-516

森田公美子

分子標的治療薬の副作用
インフュージョンリアクション

定義
- モノクローナル抗体投与中または投与開始後24時間以内に現れる，過敏症と類似した症状の総称．

発現機序
- サイトカインが一過性の炎症やアレルギー反応を起こすことが，発現機序として推測されている．

出現しやすい抗がん剤
- インフュージョンリアクションを起こしやすい薬剤（表1），発現時期，患者のリスク要因から，インフュージョンリアクションの発生リスクのアセスメントを行い，そのうえで慎重な投与管理を行うことが重要である．
- 前投薬の指示がある薬剤は，前投与を確実に行う．

■表1　インフュージョンリアクションに注意を要する代表的な薬剤（各薬剤添付文書から引用）

薬剤名（商品名）	発現頻度	発現時期	主症状	注意事項・予防対策
リツキシマブ（リツキサン®）	軽症〜重症をあわせて約90%	初回投与時に発現することが多い	低血圧，血管浮腫，低酸素血症，気管支けいれん，肺炎（間質性肺炎，アレルギー性肺炎などを含む），閉塞性細気管支炎，肺浸潤，急性呼吸促迫症候群，心筋梗塞，心室細動，心原性ショックなど	血液中に大量の腫瘍細胞がある患者脾腫を伴う患者，心機能，肺機能障害を有する患者はリスクが高い．予防目的で，抗ヒスタミン薬，解熱鎮痛薬などの前投与を行う．また，初回投与時は，最初の1時間は25mg/時の速度で点滴静注を開始し，患者の状態を十分観察しながら，その後注入速度を100mg/時に上げて1時間点滴静注し，さらにその後は200mg/時まで速度を上げることができる．なお2回目以降の注入開始速度は，初回投与時に発現した副作用が軽微であった場合，100mg/時まで上げて開始できる
トラスツズマブ（ハーセプチン®）	軽症〜重症をあわせて約40%	初回投与時に発現することが多い	軽症〜中等症：発熱，悪寒，嘔気，嘔吐，疼痛，頭痛，咳，めまい，発疹，無力症など 重症：低血圧，頻脈，顔面浮腫，めまい，耳鳴，呼吸困難，喘息，喘鳴，気管支けいれん，咽頭浮腫，呼吸不全，非心原性肺浮腫，胸水，低酸素症など	安静時呼吸困難（肺転移，循環器疾患などによる）のある患者またはその既往歴のある患者はリスクが高い

出現しやすい抗がん剤

■表1 インフュージョンリアクションに注意を要する代表的な薬剤（各薬剤添付文書から引用）（つづき）

薬剤名（商品名）	発現頻度	発現時期	主症状	注意事項・予防対策
セツキシマブ（アービタックス®）	重度のインフュージョンリアクションは5％未満	初回投与中または投与終了後1時間以内に起こることが多い，投与数時間後または2回目以降でも発現することがある	気管支けいれん，蕁麻疹，低血圧，意識消失，アナフィラキシーショックなど	間質性肺炎，心疾患の既往がある患者はリスクが高い，予防目的に，抗ヒスタミン薬，副腎皮質ステロイド剤の前投与を行う
パニツムマブ（ベクティビックス®）	重度のインフュージョンリアクションは1％未満	初回投与時を含め，2回目以降にも発現することがある	アナフィラキシー様症状，血管浮腫，気管支けいれん，発熱，悪寒，呼吸困難，低血圧など	投与中および投与終了後少なくとも1時間は観察期間を設ける
ベバシズマブ（アバスチン®）	ショック，アナフィラキシー様症状1.9％	特定の傾向はない[1]	蕁麻疹，呼吸困難，口唇浮腫，咽頭浮腫など	ポリソルベートが原因の一つと考えられている[2]．初回は90分間で投与する．忍容性が良好であれば2回目は60分間で，3回目以降は30分間で投与してもよい
テムシロリムス（トーリセル®）	頻度不明	初回投与時を含め，2回目以降にも発現することがある	潮紅，胸痛，呼吸困難，低血圧，無呼吸，意識消失，アナフィラキシーなど	予防目的に，抗ヒスタミン薬の前投与を行う．アルコール過敏の症状と鑑別して対応する

副作用とケア

発症時の対策
- 異常が認められた場合,まずは注入速度を緩めるか中止する.
- 軽症～中等症:注入速度を緩めるか中止しても症状が改善しない場合,解熱鎮痛薬,抗ヒスタミン薬,副腎皮質ステロイド剤などを投与する[3].
- 重症:「過敏症(アレルギー)」の項参照.
- ケアのポイントは,「過敏症(アレルギー)」の項参照.

評価
- 有害事象の評価は,「過敏症(アレルギー)」の項参照

> **ココがポイント!** いち早くその徴候を発見し,速やかに適切な処置を行う必要がある!

> **ココがポイント!** 患者背景と患者に投与する抗がん剤から発症のリスクアセスメントを行うことが重要!

文献
1) 室圭:ベバシズマブ. Pharma Medica, 2010;28(6):9-12
2) 川上和宜,他:アバスチン®薬剤管理指導. 医学のあゆみ, 2008;225(1):99-105
3) 山中康弘:過敏性反応,アナフィラキシー. コンセンサス癌治療, 2009;8(4):178-182

分子標的治療薬の副作用
皮膚障害

森田公美子

定義
- 細菌進入の防止や水分保持，緩衝作用などの皮膚の機能が障害されることにより生じる症状．

発現機序
- EGFRは多くの腫瘍で過剰発現がみられるが，正常皮膚においては表皮基底細胞，脂腺，細胞，外毛根鞘細胞，平滑筋細胞，エクリン汗管真皮内導管などに分布し，皮膚の増殖や分化に関連していると考えられている．
- EGFR系阻害薬が投与されることによって皮膚の活性化EGFRが著しく減少すると，角化異常が起こり，角質の菲薄化や不全角化などが生じる．特に角栓の形成の結果，毛包は炎症を起こし，痤瘡様皮疹が発生すると推測されている[1]．

■表1 皮膚所見とその特徴

皮膚所見	発現時期	好発部位	特徴
痤瘡様皮疹	投与後1週間から出現し，2～3週後にピークとなり以後は軽快する	顔面，頭部，頸部，肩，胸部，背部，腹部，四肢	毛孔に一致した丘疹，膿疱で痒みを伴う
脂漏性皮膚炎	同上	顔面，特に鼻翼の外側から頬部，眉毛部，前額部，耳介，頭部，前胸部，背部	脂漏部位に光沢を有する紅斑や鱗屑を認める
乾皮症	投与後3～5週ごろより発現する	鱗屑の付着した皮膚	乾燥が進むと手足先端や踵に亀裂を生じ，痛みを伴う
爪囲炎	投与後4～8週ごろより発現する	手指，第1趾	爪囲の痛みを伴う紅斑として始まり，進行すると腫脹や肉芽を形成する
瘙痒症			乾皮症や皮膚炎などに伴って生じることが多い．掻破によって二次的に掻破痕や皮膚肥厚，色素沈着などの続発疹や二次感染を惹起することもある

出現しやすい抗がん剤
- EGFR系阻害薬を投与された，80％を超える患者に皮膚障害を認める[2]．
- セツキシマブ，パニツムマブ，ゲフィチニブ，エルロチニブ，ラパチニブ，テムシロリムスなど．

治療アルゴリズム

```
皮膚障害
├─ ざ瘡様皮疹
├─ 脂漏性皮膚炎
├─ 乾皮症
└─ 爪囲炎
```

ざ瘡様皮疹

外用剤
- 非ステロイド剤
- イブプロフェンピコノール軟膏
- ステロイド剤
  - 顔面:medium-strong class
  - 頭皮:medium-strong class ローションタイプを推奨
  - 体幹(四肢):strong-very strong class
- 抗生物質
  - ミノサイクリン塩酸塩
  - クリンダマイシンリン酸エステル

内服薬
- ビタミン剤
- リボフラビン酪酸エステル (B₂)
- ピリドキサールリン酸 (B₆)
- 抗生物質

脂漏性皮膚炎

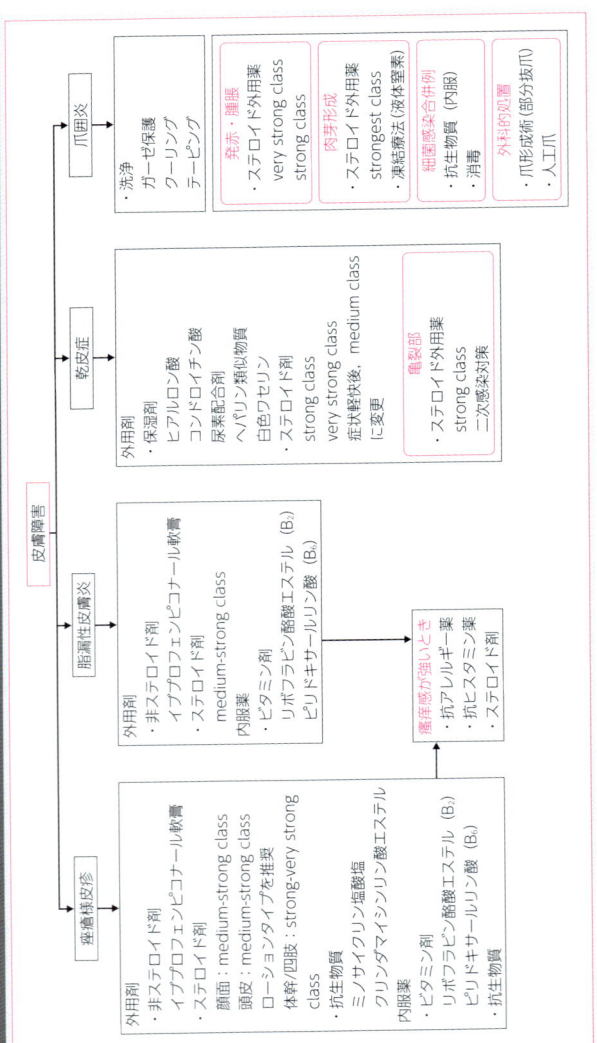

外用剤
- 非ステロイド剤
- イブプロフェンピコノール軟膏
- ステロイド剤
  medium-strong class

内服薬
- ビタミン剤
- リボフラビン酪酸エステル (B₂)
- ピリドキサールリン酸 (B₆)

→ **掻痒感が強いとき**
- 抗アレルギー薬
- 抗ヒスタミン薬
- ステロイド剤

乾皮症

外用剤
- 保湿剤
  - ヒアルロン酸
  - コンドロイチン酸
  - 尿素配合剤
  - ヘパリン類似物質
  - 白色ワセリン
- ステロイド剤
  strong class
  very strong class
  症状軽快後,medium class に変更

亀裂部
- ステロイド外用薬
  strong class
  二次感染対策

爪囲炎

- 洗浄
- ガーゼ保護
- クーリング
- テーピング

発赤・腫脹
- ステロイド外用薬
  very strong class
  strong class

肉芽形成
- ステロイド外用薬
  strongest class
- 凍結療法(液体窒素)

細菌感染合併例
- 抗生物質(内服)
- 消毒

外科的処置
- 爪形成術(部分抜爪)
- 人工爪

■図1 代表的な皮膚障害に対する治療アルゴリズム

(Yamazaki N, et al : Clinical management of EGFR dermatologic toxicities ; Japanese perspective. Oncology, 2007 ; 21(11 Suppl 5) : 28, 山崎直也:皮膚毒性への対策. 内科, 2009 ; 103 (2):319をもとに作成)

ケアのポイント

■表2 ケアのポイント（細胞傷害性抗がん剤の副作用「手足症候群」参照）

ケア	ポイント
観察とアセスメント	・リスクのアセスメント 　・投与する薬剤の特徴，患者の状態から発症のしやすさをアセスメントする
患者教育	・症状を最小限にするための患者教育 ・具体的な皮膚ケアの方法[3] 　・肌を清潔に保つ 　・低刺激性で香料，保存料を含有しない石鹸を使用する 　・シャワーはぬるま湯で使用し，長いシャワー，熱いシャワーは避ける 　・シャワーまたは入浴後15分以内に乾燥している部位に保湿剤を使用する 　・直射日光を避け，日光の遮断度が高い日焼け止めを十分に使用する 　・外出するときは，広いつばのある帽子を着用する 　・締めつけ度の強い下着は着用しない 　・底が固い靴，幅の狭い靴は履かない．サイズの合った柔らかい靴を履く 　・化粧品（基礎およびメイクアップ用）は保湿性が高く，刺激の少ないものを選ぶ

> **ココがポイント！** 予防が困難なため，発症後に症状の増悪を最小限にすることを目標に看護を行う！

> **ココがポイント！** 患者自身が習慣的にスキンケアを継続していけるよう支援することが重要！

皮膚障害に対する処方例

- セツキシマブ，パニツムマブの皮膚障害に対するセット処方（静岡県立静岡がんセンターの場合）を表3，4に示す．

■表3　治療開始前からのスキンケア

開始時期	薬剤名	方法
治療開始1週間前から開始	ビーソフテン®クリーム	毎日のスキンケア（顔と顔から下の全身）1日2回朝と入浴後（できれば15分以内）

■表4　症状出現時のスキンケア

症状の程度	薬剤名	方法
軽度（病変限局性，症状ほとんどなし）	●頭皮　リンデロン®・Vローション	1日2回朝と入浴後（できれば15分以内）
	●顔面　ロコイド®クリーム	1日2回朝と入浴後（できれば15分以内）
	●身体　スチブロン®軟膏	1日2回朝と入浴後（できれば15分以内）
中等度（病変全身性，痛みやかゆみなどの症状軽度）	軽度で使用した薬剤は続行　※痛みや痒みの出現時　・ミノサイクリン塩酸塩®100mgカプセル　・クラリチン®レディタブ錠10mg	1日1回　1日1回
重度（病変全身性，症状重度で日常生活に支障あり，二次感染の徴候あり）	中等度で使用した薬剤は続行　※上記に追加　クリンダマイシン®ゲル1% 10g	1日2回朝と入浴後（できれば15分以内）

文献
1) 山崎直也：EGFR系阻害剤の皮膚病変．医学のあゆみ，2008；225(1)：51-55
2) 辻靖，他：抗EGFR抗体薬の有害事象．癌と化学療法，2010；37(5)：787-790
3) 清原祥夫，他：注意すべき皮膚症状とその対策．第3版．メルクセローノ；2010．p7

森田公美子

分子標的治療薬の副作用
出血

定義
- 血液のすべての成分が血管外に出ること．出血する血管の種類によって，動脈性出血，静脈性出血，毛細血管性出血に分けられる．

発現機序
- 血管内皮細胞増殖因子の作用を阻害することから関連して発現すると考えられる．

リスクファクター
- 先天性出血素因，凝固系以上のある患者[1]．

出血しやすい抗がん剤
- ベバシズマブ（16.7％），ソラフェニブ（10％以上），スニチニブ（鼻出血19.8％，消化管出血4.9％，脳出血頻度不明），ダサチニブ（脳出血・硬膜下出血0.9％，消化管出血3.9％）など．

ケアのポイント

■表1 ケアのポイント

ケア	ポイント
観察とアセスメント	・リスクのアセスメント 　・投与する薬剤の特徴，患者の身体的状況（血小板の数値，易出血部位の有無等）から発症のしやすさをアセスメントする
患者教育	・早期発見，早期対応に向けての患者教育 　・喀血，吐血，下血（腫瘍関連出血の疑い），突発性の意識障害，頭痛，嘔吐（脳出血の疑い）を認めたら，ただちに医師・看護師に連絡する 　・鼻出血は，10〜15分の圧迫でも止血しない場合は，医師・看護師に連絡する 　・患者本人が連絡できない場合を想定して，家族などのサポート体制を明確にしておく

ココがポイント！ 重症化しないために，早期発見に対する患者への教育が重要！

文献
1) 土井俊彦：アバスチン治療こんな時どうする？ その他＆医療体制. 中外製薬；2008. p3

森田公美子

分子標的治療薬の副作用
高血圧

定義
- 国際高血圧学会による定義：収縮期血圧が140mmHg以上または拡張期血圧が90mmHg以上に保たれた状態.

発現機序
- 血管新生阻害薬による高血圧は，全末梢血管抵抗を増大させ，神経分泌ホルモン（レニン，アルドステロン，カテコールアミン，エピネフリン），血管の希薄化（微小血管の疎化）や一酸化窒素産生の低下，酸化ストレスの増加に関連した血管内皮の機能障害が関連していると考えられている[1].

出しやすい抗がん剤
- ベバシズマブ（16.0％）：用量依存性に発現率の増加を認める傾向がある.
- スニチニブ：投与14日ごろから用量依存的に増加する.
- ソラフェニブ：投与開始後6週までに多く認める.

発症時の対策
- 130/80mmHgを超える，あるいは基礎血圧より20mmHg以上の上昇を認めた場合は，降圧薬の処方を検討する.
- 降圧薬の種類は，ACE阻害薬，ARBが推奨されている[2].

ケアのポイント

■表1　ケアのポイント

ケア	ポイント
観察とアセスメント	・リスクのアセスメント 　・投与する薬剤の特徴から発症のしやすさをアセスメントする ・早期発見，早期対応に向けての観察 　・点滴投与前，投与中，投与後に血圧測定をし，変動をアセスメントする 　・頭痛・意識レベルの変化を観察，アセスメントする
患者教育	・早期発見，早期対応に向けての患者教育 　・できるだけ毎日同じ時刻に血圧を測定し，記録する 　・安静時の血圧が，拡張期180mmHg，収縮期120mmHgを超えた場合や，急激または著しい血圧上昇を認めた場合は，医師・看護師へ連絡する

> **ココがポイント！** 血圧値の変動を知るため，日常的に血圧測定をするよう患者への教育が重要となる！

評価

■表2 有害事象の重症度

Grade	1	2	3	4	5
高血圧	前高血圧状態（収縮期血圧120-139mmHgまたは拡張期血圧80-89mmHg）	ステージ1の高血圧（収縮期血圧140-159mmHgまたは拡張期血圧90-99mmHg）；内科的治療を要する；再発性または持続性（≧24時間）；症状を伴う＞20mmHg（拡張期圧）の上昇または以前正常であった場合は＞140/90mmHgへの上昇；単剤の薬物治療を要する 小児：再発性または持続性（≧24時間）の＞ULNの血圧上昇；単剤の薬物治療を要する	ステージ2の高血圧（収縮期血圧≧160mmHgまたは拡張期血圧≧100mmHg）；内科的治療を要する；2種類以上の薬物治療または以前よりも強い治療を要する 小児：成人と同じ	生命を脅かす（例：悪性高血圧，一過性または恒久的な神経障害，高血圧クリーゼ）；緊急処置を要する 小児：成人と同じ	死亡

(有害事象共通用語規準 v4.0 日本語訳JCOG版[CTCAE v4.0 - JCOG]．JCOGホームページ http://www.jcog.jp/より)

文献

1) 末永光邦：高血圧（古瀬純司編：消化器がん化学療法完全マスターBOOK）．メディカ出版；2010．p182-189
2) 土井俊彦：アバスチン治療こんな時どうする？ 高血圧の対応．中外製薬；2008．p6-10

副作用とケア

森田公美子

■分子標的治療薬の副作用
消化管穿孔

定義
- 消化管に穴が開き，腸管内容が腹腔内に漏れて腹膜炎を起こす疾患を指す．
- 穿孔が起こると，急激な腹痛，腹膜刺激症状，CRPの急上昇を認める．

発現機序
- 腹腔内の炎症と血管内皮細胞増殖因子の作用の阻害に伴う創傷治癒遅延とが相互に影響し合って生じている可能性が考えられている．また，高度の粘膜傷害や腸管壁の萎縮，抗腫瘍効果が発揮されたことにより穿孔が起こるとされている[1]．

発現頻度
- ベバシズマブ（0.9％）：発現時期に一定の傾向はみられていない[2]．
- テムシロリムス（1〜5％未満）

リスクファクター

■ベバシズマブ療法におけるリスクファクター[2]
- 急性憩室炎
- 腹腔内膿瘍
- 腸管閉塞
- 腫瘍の存在
- がん性腹膜炎
- 腹部または骨盤部の放射線照射の既往
- 慢性的なアスピリン/NSAIDsの投与のある患者

ケアのポイント

■表1 ケアのポイント

ケア	ポイント
観察とアセスメント	・リスクのアセスメント 　・投与する薬剤の特徴，患者の状態から発症のしやすさをアセスメントする
患者教育	・早期発見，早期対応に向けての患者教育 　・経験したことがない激しい腹痛，下痢が生じた場合は，鎮痛薬の使用は避け，医師・看護師へ連絡する 　・患者本人が連絡できない場合を想定して，家族などのサポート体制を明確にしておく

> **ココがポイント！** 早期発見のために，注意深く症状の観察を行う必要がある！

文献
1) 土井俊彦：アバスチン治療こんな時どうする？ 消化管穿孔への対応．中外製薬；2008．p3
2) 大江裕一郎，他：知っておきたいアバスチン副作用対策．中外製薬；2010．p63-64

分子標的治療薬の副作用
間質性肺炎

森田公美子

定義	● 肺胞隔壁やその周辺の間質に炎症をきたす疾患.
発現機序[1)]	● 薬剤あるいはその中間代謝産物による直接的細胞傷害作用による場合と, 炎症反応・免疫学的要因による間接的細胞傷害作用の2つの機序が想定されている.
リスクファクター	● 間質性肺炎, 肺線維症の既往・合併 ● PSが2以上 ● 年齢55歳以上 ● 正常肺の占有率が低い (10〜50%) ● 喫煙歴がある
出現しやすい抗がん剤	● ゲフィチニブ (1〜10%未満), テムシロリムス (17.1%), エルロチニブ (4.5%), ベバシズマブ (0.4%), セツキシマブ (0.5%未満), ボルテゾミブ (2.9%), ダサチニブ (2.6%) など
発症時の対策	● 発症時の致死率は高い. ● 間質性肺炎が疑われた場合には, ただちに薬剤の投与を中止し, 副腎皮質ホルモン薬投与などの適切な処置を行う.

■表1 ケアのポイント

ケア	ポイント
観察とアセスメント	・リスクのアセスメント 　・投与する薬剤の特徴, 患者の状態から発症のしやすさをアセスメントする ・乾性咳嗽, 息切れ, 呼吸困難, 発熱などの症状の有無, 程度を観察する
患者教育	・早期発見, 早期対応に向けての患者教育 　・投与する薬剤の発症の特徴を説明する 　　例:ゲフィチニブ, エルロチニブは, 投与開始4週間以内にリスクが高い ・乾性咳嗽, 息切れ, 呼吸困難, 発熱などの症状の出現, 増強の自覚があれば, 速やかに医療者に連絡するよう説明する

> **ココがポイント!** 患者背景と投与される治療薬から発症のしやすさをアセスメントし, 早期発見に努める!

文献
1) 弦間昭彦総監修:間質性肺炎とその対策. メルクセローノ;2010. p15

7 治療費用と
社会資源の活用

- 化学療法を受けるときに必要な費用
- 活用できる社会資源と制度

■化学療法を受けるときに必要な費用

合戸あゆみ

1. 治療費用（すべて身長160cm、体重50kg、体表面積1.5m²で計算。CBDCAはAUC5=625mg/body、AUC6=750mg/bodyで計算。1コースの治療にかかる抗がん剤のみの費用で、制吐薬・補液等は含まない。[週数]は、1コースでの週数を表す。抗がん剤は必要となる本数単位で算定。費用は2011年時点のもの）　*は後発医薬品

1）点滴治療のみ

単位：円（千円未満四捨五入）

レジメン名	週数	使用薬剤（商品名例）・投与量	計算式	10割負担	3割負担
肺がん					
CDDP+VNR	4w	シスプラチン®、①ブリプラチン®、②シスプラチン点滴静注「マルコ」®）80mg/m² day1 ビノレルビン®、③ナベルビン®）20mg/m² day1, 8	①+③ ②+③	70,000 52,000	21,000 16,000
CDDP+PEM	3w	シスプラチン®、①ブリプラチン®、②シスプラチン点滴静注「マルコ」®）75mg/m² day1 ペメトレキセド®、③アリムタ®）500mg/m² day1	①+③ ②+③	446,000 428,000	134,000 128,000
CDDP+GEM	3w	シスプラチン®、①ブリプラチン®、②シスプラチン点滴静注「マルコ」®）80mg/m² day1, 8 ゲムシタビン®、③ジェムザール®）1,000mg/m² day1, 8	①+③ ②+③	116,000 99,000	35,000 30,000
CDDP+DTX	3w	シスプラチン®、①ブリプラチン®、②シスプラチン点滴静注「マルコ」®）80mg/m² day1 ドセタキセル®、③タキソテール®）60mg/m² day1	①+③ ②+③	120,000 103,000	36,000 31,000
CBDCA+PTX	3w	カルボプラチン®、①パラプラチン®、②カルボプラチン点滴静注「サンド」®）AUC6 day1 パクリタキセル®、③タキソール®、④パクリタキセル®［NK］®）200mg/m² day1	①+③ ②+④	180,000 117,000	54,000 35,000
CBDCA+PTX+Bev	3w	カルボプラチン®、①パラプラチン®、②カルボプラチン点滴静注「サンド」®）AUC6 day1 パクリタキセル®、③タキソール®、④パクリタキセル®［NK］®）200mg/m² day1 ベバシズマブ®、⑤アバスチン®）15mg/kg day1	①+③+⑤ ②+④+⑤	561,000 497,000	168,000 149,000

化学療法を受けるときに必要な費用

単位：円（千円未満四捨五入）

1）点滴治療のみ（つづき）

レジメン名	週数	使用薬剤（商品名例）・投与量	計算式	10割負担	3割負担
CBDCA＋GEM	3w	カルボプラチン(①パラプラチン®，②カルボプラチン点滴静注「サンド」®・AUC5 day1 ゲムシタビン(③ジェムザール®)1,000mg/m² day1, 8	①＋③ ②＋③	147,000 117,000	44,000 35,000
DTX	3w	ドセタキセル(①タキソテール®)60mg/m² day1	①	87,000	26,000
GEM	3w	ゲムシタビン(①ジェムザール®)1,000mg/m² day1, 8, 15	①	124,000	37,000
VNR	3w	ビノレルビン(①ナベルビン®)25mg/m² day1, 8	①	44,000	13,000
PEM	3w	ペメトレキセド(①アリムタ®)500mg/m² day1	①	412,000	124,000
IP療法 CDDP＋CPT-11	4w	シスプラチン(①ブリプラチン®，②シスプラチン点滴静注「マルコ」®)60mg/m² day1 イリノテカン塩酸塩(③トポテシン®)60mg/m² day1, 8, 15	①＋③ ②＋③	73,000 59,000	22,000 18,000
PE療法 CDDP＋ETP	3or4w	シスプラチン(①ブリプラチン®，②シスプラチン点滴静注「マルコ」®)80mg/m² day1 エトポシド(③ベプシド®，④ラストポシド点滴静注「サンド」®)100mg/m² day1〜3	①＋③ ②＋④	71,000 43,000	21,000 13,000
CE療法(E100) CBDCA＋ETP	3or4w	カルボプラチン(①パラプラチン®，②カルボプラチン点滴静注「サンド」®・AUC5 day1 エトポシド(③ベプシド®，④ラストポシド点滴静注「サンド」®)100mg/m² day1〜3	①＋③ ②＋④	102,000 61,000	30,000 18,000
SPE(split PE)療法 CDDP＋ETP	3or4w	シスプラチン(①ブリプラチン®，②シスプラチン点滴静注「マルコ」®)25mg/m² day1〜3 エトポシド(③ベプシド®，④ラストポシド点滴静注「サンド」®)100mg/m² day1〜3	①＋③ ②＋④	75,000 44,000	23,000 13,000
悪性中皮腫					
CDDP＋PEM	3w	シスプラチン(①ブリプラチン®，②シスプラチン点滴静注「マルコ」®)75mg/m² day1 ペメトレキセド(③アリムタ®)500mg/m² day1	①＋③ ②＋③	446,000 428,000	134,000 128,000

治療費用と社会資源の活用

■化学療法を受けるときに必要な費用

1) 点滴治療のみ（つづき）

単位：円（千円未満四捨五入）

レジメン名	週数	使用薬剤（商品名例）・投与量	計算式	10割負担	3割負担
胃がん					
ハーセプチン®	3w	トラスツズマブ（ハーセプチン®）8mg/kg（1回目）、6mg/kg（2回目）day1	①	160,000	48,000
			②	112,000	34,000
CPT-11	2w	イリノテカン塩酸塩（①トポテシン®）150mg/m² day1	①	38,000	11,000
CPT-11＋CDDP（2週）	2w	イリノテカン塩酸塩（①トポテシン®）60mg/m² day1 シスプラチン（②ブリプラチン®、③シスプラチン点滴静注「マルコ」®）30mg/m² day1	①＋②	29,000	9,000
			①＋③	22,000	7,000
CPT-11＋CDDP（4週）	4w	イリノテカン塩酸塩（①トポテシン®）60mg/m² day1, 15 シスプラチン（②ブリプラチン®、③シスプラチン点滴静注「マルコ」®）30mg/m² day1	①＋②	45,000	13,000
			①＋③	38,000	11,000
Paclitaxel	4w	パクリタキセル（①タキソール®、②パクリタキセル注「NK」®）80mg/m² day1, 8, 15	①	141,000	42,000
			②	103,000	31,000
Paclitaxel	3w	パクリタキセル（①タキソール®、②パクリタキセル注「NK」®）210mg/m² day1	①	117,000	35,000
			②	85,000	26,000
Docetaxel	3w	ドセタキセル（①タキソテール®）60mg/m² day1	①	87,000	26,000
膵がん					
GEM	4w	ゲムシタビン（①ジェムザール®）1,000mg/m² day1, 8, 15	①	124,000	37,000
5-FU®（＋放射線療法） ※放射線治療の費用は含まず	7w	放射線照射期間中：フルオロウラシル（①5-FU®注）1,400mg/m²/週　持続静注　day1～42	①	21,000	6,000

化学療法を受けるときに必要な費用

1) 点滴治療のみ（つづき）

単位：円（千円未満四捨五入）

大腸がん レジメン名	週数	使用薬剤（商品名例）・投与量	計算式	10割負担	3割負担
5-FU®/LV	8w	フルオロウラシル（①5-FU®注）500mg/m² day1, 8, 15, 22, 29, 36 レボホリナートカルシウム（②アイソボリン®、③レボホリナート［ヤクルト®＊］）250mg/m² day1, 8, 15, 22, 29, 36	①+②	220,000	66,000
			①+③	148,000	44,000
5-FU®持続静注 (sLV5FU2)	2w	フルオロウラシル（①5-FU®注）400mg/m² 急速静注day1, 2,400mg/m² 46時間持続静注 レボホリナートカルシウム（②アイソボリン®、③レボホリナート［ヤクルト®＊］）200mg/m² day1	①+②	35,000	10,000
			①+③	25,000	8,000
mFOLFOX6	2w	オキサリプラチン（①エルプラット®）85mg/m² day1 フルオロウラシル（②5-FU®注）400mg/m² 急速静注day1, 2,400mg/m² 46時間持続静注 レボホリナートカルシウム（③アイソボリン®、④レボホリナート［ヤクルト®＊］）200mg/m² day1	①+②+③	143,000	43,000
			①+②+④	134,000	40,000
FOLFIRI	2w	イリノテカン塩酸塩（①トポテシン®）150mg/m² day1 フルオロウラシル（②5-FU®注）400mg/m² 急速静注day1, 2,400mg/m² 46時間持続静注 レボホリナートカルシウム（③アイソボリン®、④レボホリナート［ヤクルト®＊］）200mg/m² day1	①+②+③	73,000	22,000
			①+②+④	63,000	19,000
CPT-11	2w	イリノテカン塩酸塩（①トポテシン®）150mg/m² day1	①	38,000	11,000
5-FU®/LV+Bev	2w	フルオロウラシル（①5-FU®注）500mg/m² day1 レボホリナートカルシウム（②アイソボリン®、③レボホリナート［ヤクルト®＊］）250mg/m² day1 ベバシズマブ（④アバスチン®）5mg/kg day1	①+②+④	187,000	56,000
			①+③+④	175,000	52,000

治療費用と社会資源の活用

■化学療法を受けるときに必要な費用

1) 点滴治療のみ（つづき）

単位：円（千円未満四捨五入）

レジメン名	週数	使用薬剤（商品名例）・投与量	計算式	10割負担	3割負担
mFOLFOX6＋Bev	2w	オキサリプラチン①エルプラット®85mg/m² day1 フルオロウラシル②5-FU®注400mg/m² 急速静注day1、2,400mg/m² 46時間持続静注 レボホリナートカルシウム注③アイソボリン®、④レボホリナート「ヤクルト®」200mg/m² day1 ベバシズマブ⑦アバスチン®5mg/kg	①＋②＋③ ＋⑤	293,000	88,000
FOLFIRI＋Bev	2w	イリノテカン塩酸塩①トポテシン®150mg/m² day1 フルオロウラシル②5-FU®注400mg/m² 急速静注day1、2,400mg/m² 46時間持続静注 レボホリナートカルシウム注③アイソボリン®、④レボホリナート「ヤクルト®」200mg/m² day1 ベバシズマブ⑦アバスチン®5mg/kg day1	①＋②＋④ ＋⑤	284,000	85,000
			①＋②＋③ ＋⑤	223,000	67,000
			①＋②＋④ ＋⑤	213,000	64,000
mFOLFOX6＋cetuximab	2w	オキサリプラチン①エルプラット®85mg/m² day1 フルオロウラシル②5-FU®注400mg/m² 急速静注day1、2,400mg/m² 46時間持続静注 レボホリナートカルシウム注③アイソボリン®、④レボホリナート「ヤクルト®」200mg/m² day1 セツキシマブ⑤アービタックス®初回400mg/m²、以降250mg/m² day1、8	①＋②＋③ ＋⑤	502,000	151,000
			①＋②＋④ ＋⑤	493,000	148,000
FOLFIRI＋cetuximab	2w	イリノテカン塩酸塩①トポテシン®150mg/m² day1 フルオロウラシル②5-FU®注400mg/m² 急速静注day1、2,400mg/m² 46時間持続静注 レボホリナートカルシウム注③アイソボリン®、④レボホリナート「ヤクルト®」200mg/m² day1 セツキシマブ⑤アービタックス®初回400mg/m²、以降250mg/m² day1、8	①＋②＋③ ＋⑤	432,000	130,000
			①＋②＋④ ＋⑤	422,000	127,000
CPT-11＋cetuximab	2w	イリノテカン塩酸塩①トポテシン®150mg/m² day1 セツキシマブ⑤アービタックス®②初回400mg/m²、③以降250mg/m² day1	①＋②	253,000	76,000
			①＋③	182,000	55,000

化学療法を受けるときに必要な費用

1) 点滴治療のみ（つづき）

単位：円（千円未満四捨五入）

レジメン名	週数	使用薬剤（商品名例）・投与量	計算式	10割負担	3割負担
mFOLFOX6 + panitumumab	2w	オキサリプラチン①エルプラット®85mg/m² day1 フルオロウラシル②5-FU®注400mg/m² 急速静注day1、2,400mg/m² 46時間持続静注 レボホリナートカルシウム注③アイソボリン®、④レボホリナート[ヤクルト®*]200mg/m² day1 パニツムマブ⑤ベクティビックス®6mg/kg day1	①+②+③+⑤	370,000	111,000
			①+②+④+⑤	360,000	108,000
FOLFIRI + panitumumab	2w	イリノテカン塩酸塩①トポテシン®150mg/m² day1 フルオロウラシル②5-FU®注400mg/m² 急速静注day1、2,400mg/m² 46時間持続静注 レボホリナートカルシウム注③アイソボリン®、④レボホリナート[ヤクルト®*]200mg/m² day1 パニツムマブ⑤ベクティビックス®6mg/kg day1	①+②+③+⑤	300,000	90,000
			①+②+④+⑤	290,000	87,000

食道がん

レジメン名	週数	使用薬剤（商品名例）・投与量	計算式	10割負担	3割負担
5-FU® + CDDP	3or4w	フルオロウラシル①5-FU®注800mg/m² day1〜5 シスプラチン②ブリプラチン®、③シスプラチン点滴静注[マルコ®*]80mg/m² day1	①+②	43,000	13,000
			①+③	26,000	8,000
5-FU® + ネダプラチン	4w	フルオロウラシル①5-FU®注800mg/m² day1〜5 ネダプラチン②アクプラ®90mg/m² day1	①+②	88,000	26,000
Docetaxel	3w	ドセタキセル①タキソテール®60mg/m² day1	①	87,000	26,000

頭頸部がん

レジメン名	週数	使用薬剤（商品名例）・投与量	計算式	10割負担	3割負担
CDDP（+放射線療法） ※放射線治療の費用は含まず	7w	シスプラチン①ブリプラチン®、②シスプラチン点滴静注[マルコ®*]100mg/m² day1、22、43	①	122,000	36,000
			②	59,000	18,000

治療費用と社会資源の活用

■化学療法を受けるときに必要な費用

1) 点滴治療のみ（つづき）

単位：円（千円未満四捨五入）

レジメン名	週数	使用薬剤（商品名例）・投与量	計算式	10割負担	3割負担
5-FU®+CDDP（+放射線療法）※放射線治療の費用は含まず	7w	フルオロウラシル（①5-FU®注）400mg/m² day1～5, day29～34 シスプラチン（②ブリプラチン®, ③シスプラチン点滴静注［マルコ］®）80mg/m² day1, 29	①+②	80,000	24,000
			①+③	45,000	13,000
5-FU®+CDDP	4w	フルオロウラシル（①5-FU®注）800mg/m² day1～5 シスプラチン（②ブリプラチン®, ③シスプラチン点滴静注［マルコ］®）80mg/m² day1	①+②	43,000	13,000
			①+③	26,000	8,000
悪性リンパ腫					
ABVD	4w	ドキソルビシン（①アドリアシン®）25mg/m², day1 ブレオマイシン（②ブレオ®）9mg/m², day1 ビンブラスチン（③エクザール®）6mg/m², day1 ダカルバジン（④ダカルバジン）375mg/m², day1	①+②+③+④	45,000	13,000
CHOP	3w	シクロホスファミド（①エンドキサン®）750mg/m² day1 ドキソルビシン（②アドリアシン®）50mg/m² day1 ビンクリスチン（③オンコビン®）1.4mg/m² day1 プレドニゾロン（④プレドニン®）100mg/body day1～5	①+②+③+④	35,000	10,000
R-CHOP	3w	リツキシマブ（①リツキサン®）375mg/m² day-2（2日前）, day-1（1日前）, day1のいずれか シクロホスファミド（②エンドキサン®）750mg/m² day1 ドキソルビシン（③アドリアシン®）50mg/m² day1 ビンクリスチン（④オンコビン®）1.4mg/m² day1 プレドニゾロン（⑤プレドニン®）100mg/body day1～5	①+②+③+④+⑤	287,000	86,000

化学療法を受けるときに必要な費用

1) 点滴治療のみ（つづき）

単位：円（千円未満四捨五入）

レジメン名	週数	使用薬剤（商品名例）・投与量	計算式	10割負担	3割負担
Hyper-CVAD/MA ※Hyper-CVAD1コースとMA1コース分を合算した金額	①Hyper-CVAD：3w、②MA：3w	<Hyper-CVAD> シクロホスファミド(①エンドキサン®)300mg/m²×2回 day1〜3(計6回) ドキソルビシン(②アドリアシン®)50mg/m² day4 ビンクリスチン(③オンコビン®)2mg/body day4, 11 デキサメタゾン(④デキサート®)6.6mg2mL×5V day1〜4, day11〜14 <MA> メトトレキサート(⑤メソトレキセート®)200mg/m²+800mg/m² day1 シタラビン(⑥キロサイドN®)3,000mg/m²×2回 day2, 3(計4回)	①+②+③ +④+⑤+ ⑥	374,000	112,000
CHASE	3w	シクロホスファミド(①エンドキサン®)1,200mg/m² day1 エトポシド(②ベプシド®, ③エトポシド点滴静注「サンド」®)100mg/m² day1〜3 シタラビン(④キロサイドN®)2,000mg/m² day2, 3 デキサメタゾン(⑤デキサート®)6.6mg2mL×5V day1〜3	①+②+④ +⑤	124,000	37,000
			①+③+④ +⑤	114,000	34,000
ESHAP	3or4w	メチルプレドニゾロン(①デカコート®)500mg/body day1〜5 エトポシド(②ベプシド®, ③エトポシド点滴静注「サンド」®)40mg/m² day1〜4 シスプラチン(④ブリプラチン®, ⑤シスプラチン点滴静注「マルコ」®)25mg/m² day1〜4 シタラビン(⑥キロサイドN®)2,000mg/m² day5	①+②+④ +⑥	121,000	36,000
			①+③+⑤ +⑥	87,000	26,000
フルダラビン	4w	①フルダラビン(フルダラ®)20mg/m² day1〜5	①	186,000	56,000
ベンダムスチン	3w	ベンダムスチン(①トレアキシン®)120mg/m² day1, 2	①	369,000	111,000

治療費用と社会資源の活用

■化学療法を受けるときに必要な費用

1) 点滴治療のみ（つづき）

単位：円（千円未満四捨五入）

レジメン名	週数	使用薬剤（商品名例）・投与量	計算式	10割負担	3割負担
イットリウム90－イブリツモマブ ※診断用1回と治療用1回を合算した金額	※治療は1回のみ	<診断用> リツキシマブ①リツキサン®250mg/m² day1 90Y-イブリツモマブチウキセタン②ゼヴァリンインジウム[111In]®130MBq/body day1 <治療用> リツキシマブ③リツキサン®250mg/m² day1 90Y-イブリツモマブチウキセタン④ゼヴァリンイットリウム[90Y]®14.8MBq/kg day1	①+②+③+④	4,664,000	1,399,000
乳がん					
EC	3w	エピルビシン①ファルモルビシン®、②エピルビシン®注①70または90mg/m² day1 シクロホスファミド③エンドキサン®600mg/m² day1	①70mg/m²+③ ②70mg/m²+③	57,000 39,000	17,000 12,000
FEC	3w	エピルビシン①ファルモルビシン®、②エピルビシン®注①75または100mg/m² day1 シクロホスファミド③エンドキサン®500mg/m² day1 フルオロウラシル④5-FU®500mg/m² day1	①75mg/m²+③+④ ②75mg/m²+③+④	64,000 43,000	19,000 13,000
3wPAC	3w	パクリタキセル①タキソール®、②パクリタキセル注[NK]®175mg/m² day1	① ②	104,000 77,000	31,000 23,000

化学療法を受けるときに必要な費用

単位：円（千円未満四捨五入）

1) 点滴治療のみ（つづき）

レジメン名	週数	使用薬剤（商品名例）・投与量	計算式	10割負担	3割負担
3wPAC+3wHER	3w	パクリタキセル①タキソール®、②パクリタキセル注[NK]®*)175mg/m² day1 トラスツズマブ(ハーセプチン®)③初回8mg/kg、④以降6mg/kg day1	①+③	265,000	80,000
			①+④	217,000	65,000
			②+③	237,000	71,000
			②+④	189,000	57,000
3wDOC	3w	ドセタキセル(タキソテール®)①60または②75mg/m² day1	①	87,000	26,000
3wDOC+3wHER	3w	ドセタキセル(タキソテール®)①60または②75mg/m² day1 トラスツズマブ(ハーセプチン®)③初回8mg/kg、④以降6mg/kg day1	①+③	247,000	74,000
			①+④	199,000	60,000
wPAC	4w	パクリタキセル①タキソール®、②パクリタキセル注[NK]®*)80mg/m² day1, 8, 15	①	141,000	42,000
			②	103,000	31,000
TC	3w	ドセタキセル(タキソテール®)75mg/m² day1 シクロホスファミド(②エンドキサン®)600mg/m² day1		108,000	33,000
3wHER	3w	トラスツズマブ(ハーセプチン®)①初回8mg/kg、②以降6mg/kg day1	①	160,000	48,000
			②	112,000	34,000
GT	3w	ゲムシタビン(①ジェムザール®)1,250mg/m² day1, 8 パクリタキセル(②タキソール®、③パクリタキセル注[NK]®*)175mg/m² day1	①+②	206,000	62,000
			①+③	177,000	53,000
wPAC+HER	4w	パクリタキセル①タキソール®、②パクリタキセル注[NK]®*)80mg/m² day1, 8, 15 トラスツズマブ(③ハーセプチン®)初回4mg/kg、以降2mg/kg day1, 8, 15, 22	①+③	365,000	109,000
			②+③	327,000	98,000
wVNR+HER	3w	ビノレルビン(①ナベルビン®)25mg/m² day1, 8 トラスツズマブ(②ハーセプチン®)初回4mg/kg、以降2mg/kg day1, 8, 15	①+②	220,000	66,000

■化学療法を受けるときに必要な費用

1) 点滴治療のみ（つづき）

単位：円（千円未満四捨五入）

レジメン名	週数	使用薬剤（商品名例）・投与量	計算式	10割負担	3割負担
子宮がん					
CDDP単剤	4w	シスプラチン①ブリプラチン®点滴静注［マルコ®］50mg/m² day1	①	21,000	6,000
			②	11,000	3,000
PTX＋CDDP	3w	パクリタキセル①タキソール®、②パクリタキセル注［NK］®、③ブリプラチン®点滴静注［マルコ®］135mg/m² day1 ④シスプラチン®点滴静注［マルコ®］50mg/m² day1	①＋③	68,000	20,000
			②＋④	45,000	13,000
PTX＋CBDCA	3w	パクリタキセル①タキソール®、②パクリタキセル注［NK］®175mg/m² day1 ③パラプラチン®、④カルボプラチン点滴静注［サンド®］AUC5 day1	①＋③	169,000	51,000
			②＋④	111,000	33,000
CDDP（＋放射線療法） ※放射線治療の費用は含まず	7w	シスプラチン①ブリプラチン®、②シスプラチン点滴静注［マルコ®］40mg/m² day1、8、15、22、29、36	①	100,000	30,000
			②	48,000	14,000
AP	3w	ドキソルビシン①アドリアシン®60mg/m² day1 シスプラチン②ブリプラチン®、③シスプラチン点滴静注［マルコ®］50mg/m² day1	①＋②	41,000	12,000
			①＋③	30,000	9,000
卵巣がん					
CBDCA＋PTX	3w	カルボプラチン①パラプラチン®、②カルボプラチン点滴静注［サンド®］AUC6 day1 パクリタキセル③タキソール®、④パクリタキセル注［NK］®180mg/m² day1	①＋③	180,000	54,000
			②＋④	117,000	35,000
CBDCA＋DOC	3w	カルボプラチン①パラプラチン®、②カルボプラチン点滴静注［サンド®］AUC5 day1 ドセタキセル③タキソテール®70mg/m² day1	①＋③	64,000	19,000
			②＋③	141,000	42,000

化学療法を受けるときに必要な費用

1) 点滴治療のみ (つづき)

単位：円（千円未満四捨五入）

レジメン名	週数	使用薬剤(商品名例)・投与量	計算式	10割負担	3割負担
CBDCA+PTX	3w	カルボプラチン(①パラプラチン®、②ヤクルト、③サワイ、④サンド®)AUC5～6 day1 パクリタキセル(①タキソール®、②ヤクルト、③サワイ、④NK[®])80mg/m² day1, 8, 15	①+③ ②+④	205,000 137,000	62,000 41,000
CPT-11	4w	イリノテカン塩酸塩(①トポテシン®)100mg/m² day1, 8, 15	①	88,000	26,000
GEM	4w	ゲムシタビン(①ジェムザール®)1,000mg/m² day1, 8, 15	①	124,000	37,000
DOC	3w	ドセタキセル(①タキソテール®)70mg/m² day1	①	107,000	32,000
ノギテカン(ハイカムチン)	3w	ノギテカン(①ハイカムチン®)1.5mg/m² day1～5	①	148,000	44,000
PTX	3w	パクリタキセル(①タキソール®、②ヤクルト、NK[®])180mg/m² day1	① ②	105,000 77,000	31,000 23,000
PLD	4w	リポソーム化ドキソルビシン(①ドキシル®)50mg/m² day1	①	386,000	116,000
腎細胞がん					
テムシロリムス	1w	テムシロリムス(①トーリセル®)25mg/m² day1	①	266,000	80,000
膀胱がん					
CDDP+GEM	4w	シスプラチン(①ブリプラチン®、②ランダ®)シスプラチン点滴静注「マルコ®」70mg/m² day2 ゲムシタビン(③ジェムザール®)1,000mg/m² day1, 8, 15	①+③ ②+③	154,000 139,000	46,000 42,000
M-VAC	4w	メトトレキサート(①メソトレキセート®)30mg/m² day1, 15, 22 ビンブラスチン(②エクザール®)3mg/m² day2, 15, 22 ドキソルビシン(③アドリアシン®)30mg/m² day2 シスプラチン(④ブリプラチン®、⑤シスプラチン点滴静注「マルコ®」70mg/m² day2	①+②+③ +④ ①+②+③ +⑤	60,000 44,000	18,000 13,000

治療費用と社会資源の活用

■化学療法を受けるときに必要な費用

2) 内服（1クール分の費用）

単位：円（千円未満四捨五入）

レジメン名	使用薬剤（商品名例）・投与量	計算式	10割負担	3割負担
肺がん				
イレッサ®	ゲフィチニブ（①イレッサ®）250mg/日	①28日分	183,000	55,000
タルセバ®	エルロチニブ（①タルセバ®）150mg/日	①28日分	290,000	87,000
胃がん				
S-1	テガフール・ギメラシル・オテラシル（①ティーエスワン®）80mg/m² day1〜28	①28日分	113,000	34,000
膵がん				
S-1	テガフール・ギメラシル・オテラシル（①ティーエスワン®）80mg/m² day1〜28	①28日分	113,000	34,000
大腸がん				
UFT/LV	テガフール・ウラシル（①ユーエフティ®）300mg/m²/日　4週内服 ホリナートカルシウム（②ユーゼル®錠）75mg/日　4週内服	①5C＋②4週分	225,000	68,000
Capecitabine	カペシタビン（①ゼローダ®）2,500mg/m²　2週内服	①12錠 4週分	59,000	18,000
乳がん				
LAP＋CAP	ラパチニブ（①タイケルブ®）1,250mg/日　3週内服 カペシタビン（②ゼローダ®）2,000mg/m²　2週内服	①3週分＋②2週分	219,000	66,000
腎細胞がん				
スーテント	スニチニブ（①スーテント®）50mg/body　4週内服	①4週分	957,000	287,000
ソラフェニブ	ソラフェニブ（①ネクサバール®）800mg/body　連日	①28日分	608,000	182,000
エベロリムス	エベロリムス（①アフィニトール）10mg/body　連日	①28日分	712,000	214,000

化学療法を受けるときに必要な費用

3) 点滴+内服 (内服は1コース分の費用)

単位:円 (千円未満四捨五入)

レジメン名	使用薬剤 (商品名例)・投与量	計算式	10割負担	3割負担
肺がん				
CDDP+S-1	シスプラチン(①ブリプラチン®, ②シスプラチン点滴静注[マルコ®]) 60mg/m² day1 テガフール・ギメラシル・オテラシル(③ティーエスワン®) 80mg/m² day1〜14	①+③ ②+③	83,000 69,000	25,000 21,000
CBDCA+S-1	カルボプラチン(①パラプラチン®, ②カルボプラチン点滴静注[サンド®]) AUC5 day1 テガフール・ギメラシル・オテラシル(③ティーエスワン®) 80〜120mg/body day1〜14	①+③120mg/body ②+③120mg/body	121,000 91,000	36,000 27,000
胃がん				
S-1+CDDP	テガフール・ギメラシル・オテラシル(①ティーエスワン®) 80mg/m² day1〜21 シスプラチン(②ブリプラチン®, ③シスプラチン点滴静注[マルコ®]) 75mg/m² day8	①+② ①+③	119,000 101,000	36,000 30,000
ゼローダ®+CDDP	カペシタビン(①ゼローダ®) 2,000mg/m² 2週内服 シスプラチン(②ブリプラチン®, ③シスプラチン点滴静注[マルコ®]) 80mg/m²	①+② ①+③	82,000 65,000	25,000 19,000
大腸がん				
CapeOX	オキサリプラチン(①エルプラット®) 130mg/m² day1 カペシタビン(②ゼローダ®) 2,000mg/m² 2週内服	①+②	190,000	57,000
Capecitabine+Bev	カペシタビン(①ゼローダ®) 2,500mg/m² 2週内服 ベバシズマブ(②アバスチン®) 7.5mg/kg day1	①12錠+②	249,000	75,000
CapeOX+Bev	オキサリプラチン(①エルプラット®) 130mg/m² day1 カペシタビン(②ゼローダ®) 2,000mg/m² 2週内服 ベバシズマブ(③アバスチン®) 7.5mg/kg day1	①+②+③	380,000	114,000
乳がん				
XT	カペシタビン(①ゼローダ®) 1,250mg/m² 2週内服 ドセタキセル(②タキソール®) 50mg/m² day1	①6錠+②	97,000	29,000

■化学療法を受けるときに必要な費用

4) ホルモン剤

単位：円

商品名	薬価
リュープリン®注射用キット 3.75mg	45,746
リュープリン®SR注射用キット 11.25mg	81,743
ゾラデックス®3.6mg デポ	43,856
ゾラデックス®LA 10.8mg デポ	76,883

5) ビスホスホネート製剤

単位：円

商品名	薬価
ゾメタ®点滴静注 4mg 5mL	37,946

2. 制吐薬

単位：円

商品名	薬価
アロキシン®静注0.75mg5mL	14,522
カイトリル®点滴静注バッグ3mg100mL	5,667
グラニセトロン®静注液1mgシリンジ「サワイ」	1,414
デキサート®注射液3.3mg1mL	102
デキサート®注射液6.6mg2mL	203
イメンド®カプセルセット	11,302.30
イメンド®カプセル80mg	3,263.80

3. その他の諸費用

単位：円

項目	10割負担	3割負担
初診料	2,700	810
外来診療料	700	210
点滴注射	950	285
中心静脈注射	1,400	420
抗悪性腫瘍剤局所持続注入	1,650	495
外来化学療法加算1	5,500	1,650
－15歳未満	7,500	2,250
無菌製剤処理料1（閉鎖式接続器具）	1,000	300
無菌製剤処理料1（その他）	500	150
がん患者カウンセリング料	5,000	1,500

高田 由香

活用できる社会資源と制度

医療保険制度

■表1　経済的負担の一助となる社会資源と制度

社会資源と制度名	概要（料金なども含めて）	該当基準	申請方法および注意点
高額療養費制度	年齢・所得に応じて自己負担額の限度が決められている	(表2, 3)	加入保険により窓口・申請方法が異なる
限度額適用認定証	70歳未満（3割負担）の入院費用の負担軽減	70歳未満滞納がないこと	各保険者に申請
高額療養費貸付制度	高額療養費に該当した分の8割を貸し付け（2割分は後日還付）	医療機関の承諾が必要	請求書を窓口に提出
高額療養費委任払い	高額療養費分を保険者がかわりに医療機関に直接支払う方法	滞納がないこと	各保険者に相談

■高額療養費制度

- 抗がん剤や分子標的治療薬には薬価が高いものがあり，公的医療保険の1～3割の患者自己負担でもかなりの高額になることがある．
- 高額療養費制度は，毎月の医療費の自己負担額に限度を設け，その限度額を超えた金額が後日払い戻されるしくみ．
- 年齢，所得，総医療費などで条件が異なる（表2, 3）．

■表2　高額療養費の自己負担限度額（70歳未満）

上位所得者 （国保:総所得600万円以上の世帯 協会けんぽ:標準報酬月額53万円以上）	一般 （どちらにも該当しない場合）	低所得者 （市町村民税非課税）
150,000円＋ （医療費-500,000円）×1% 約16～17万円 （多数該当83,400円）	80,100円＋（医療費 -267,000円）×1% 約9～10万円 （多数該当44,400円）	35,400円 （多数該当24,600円）

■表3　高額療養費の自己負担限度額（70歳以上）

	上位所得者 （市民税課税標準額が145万円以上）	一般 （いずれにも属さない場合）	低所得 （市民税非課税世帯）	低所得Ⅱ （市民税非課税世帯でなおかつ所得が基準以下）
外来のみ・個人ごと	44,400円	12,000円	8,000円	8,000円
入院と外来がある月および世帯ごと	80,100円＋（医療費-267,000円）×1% （多数該当44,400円）	44,400円	24,600円	15,000円

治療費用と社会資源の活用

医療保険制度

- 自己負担限度額の計算方法
  - 同じ月（1日～末日まで）ごとの計算になる．
  - 同じ医療機関でも診療科別に計算する．
  - 同じ医療機関でも入院と外来は別計算になる．
  - 異なる医療機関で診療を受けた場合は，別計算になる．

■ **その他**
- 医療保険加入者（国民健康保険を除く）が病気治療や療養のために休職した場合，条件に合致すれば所得保障として「傷病手当金」を受給することができる．
- 支払い方法（分納など）についての相談は，医療機関の相談室や医事・会計窓口へ．

在宅療養の社会資源とサービス

- 治療をしながらの生活は身体的にも経済的にも負担が大きい．療養生活を支えるしくみには制度的支援・医療的支援・介護的支援などがあり，それぞれに人や物，お金での支援などがある（表4，図1）．
- 必要に応じて制度やサービスを横断的に活用する視点が必要である．
- 患者・家族が実際に利用する場合は，適用条件や手続方法が煩雑であるため，がん診療連携拠点病院の相談支援センターや病院の医療ソーシャルワーカーなどに相談することを勧めるのがよい．

■ **表4　在宅療養で利用できる社会資源とサービス**

社会資源とサービス名	概要（料金なども含めて）	該当基準	申請方法など
介護保険（図1）	介護の度合いに応じたサービス利用（1割負担）	①65歳以上 ②40～64歳（条件あり）	市区町村の介護保険担当課に申請．審査あり
福祉用具	①レンタル（1割負担） ②購入品目については9割を還付	介護保険による要支援・要介護の該当者（品目により基準が異なる）	ケアプラン作成が必要 ケアマネジャーと相談
訪問介護	時間による単価制，緊急時訪問あり	病状により介護保険または医療保険で算定	ケアマネジャーまたは訪問看護ステーションに相談
訪問看護	時間による単価制，利用料の1割負担	介護保険による要支援・要介護の該当者	ケアプラン作成が必要 ケアマネジャーと相談
障害年金	がんによる局所の障害，治療による全身衰弱なども含まれる	初診日の加入状況 機能の喪失や障害程度 経過期間など条件あり	日本年金機構 http://www.nenkin.go.jp/
障害者自立支援法	医療費助成，身体障害者手帳，補装具の給付など	障害程度に応じた支援（ストマ装具の支給など）	市区町村の障害福祉担当課に相談・申請

在宅療養の社会資源とサービス

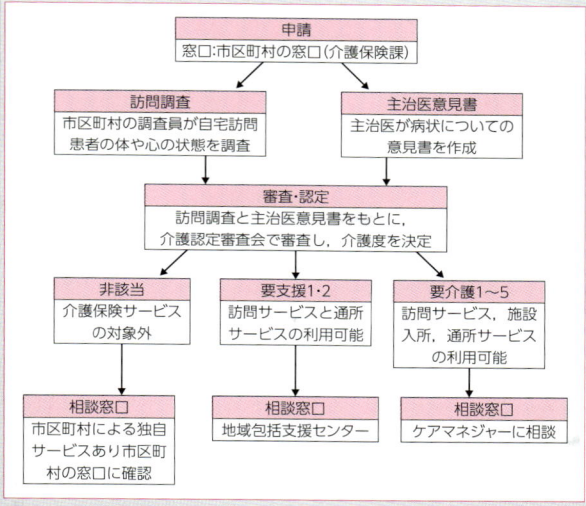

```
                    申請
         窓口：市区町村の窓口（介護保険課）
              ↓              ↓
        訪問調査           主治医意見書
   市区町村の調査員が自宅訪問   主治医が病状についての
   患者の体や心の状態を調査     意見書を作成
              ↓              ↓
                  審査・認定
         訪問調査と主治医意見書をもとに，
         介護認定審査会で審査し，介護度を決定
         ↓           ↓            ↓
      非該当      要支援1・2       要介護1～5
   介護保険サービス  訪問サービスと通所  訪問サービス，施設
     の対象外      サービスの利用可能  入所，通所サービス
                                   の利用可能
         ↓           ↓            ↓
      相談窓口      相談窓口        相談窓口
   市区町村による独自  地域包括支援センター ケアマネジャーに相談
   サービスあり市区町
   村の窓口に確認
```

■図1　介護保険利用までの流れ
（国立がん研究センターがん対策情報センター編著：がんになったら手にとるガイド．学研メディカル秀潤社；2011．p83より）

情報を獲得するための資源

- 情報提供を行う場合，正しい情報であること，情報元が明らかであること，内容がわかりやすいことが大切である．
- インターネットの活用も有用である（表5）．

■表5　がんや治療に関する情報を獲得するための資源

社会資源とサービス名	概要およびURL
がん情報サービス （国立がん研究センター）	病気の解説，医療機関の情報など http://ganjoho.ncc.go.jp/
がん情報サイト	PDQ日本語版（患者向け） http://cancerinfo.tri-kobe.org/
Web版がんよろず相談Q&A	がんに関する悩みと助言，生活情報など http://cancerqa.scchr.jp/
WAM NET（ワムネット）	全国の介護・医療機関の情報 http://www.wam.go.jp/iryo/
SURVIVORSHIP.JP がんと向き合って	食事，リンパ浮腫，脱毛などの情報 http://survivorship.jp/
日本対がん協会	電話相談（医師による電話相談など） http://www.jcancer.jp/
がんナビ（日経BP社）	最新情報や特集，リンクが多い http://medical.nikkeibp.co.jp/inc/all/cancernavi/

サポートグループ（患者会）

- 患者同士が出会い支え合う場として，患者会，患者サロン，ピアサポートなどがある（表6）．
- それぞれの活動内容など情報をよく検討して，自分の目的や性格にあったものを選ぶように勧めるのがよい．

【患者同士が支え合うことの利点】
- 自分の体験を話すことにより自分の気持ちが整理でき，悩んでいるのは自分一人ではないことに気づいて気持ちが楽になる．
- 実際の体験に基づいた悩みの解決方法を伝え合うことができる．
- 自分の体験がほかの患者・家族の役に立つことが自信につながる．

■表6　サポートグループ（患者会）を紹介している書籍・webサイト

書籍名・webサイト名	概要および書籍情報またはURL
がん！患者会と相談窓口全ガイド	がん患者会約160を収録．インターネットでの患者交流サイト約50を厳選して紹介 いいなステーション編：三省堂；2007
病気になった時すぐ役に立つ相談窓口・患者会1000	病気や障害について相談できる患者と家族の会1000を紹介 患者のネットワーク編集委員会編：三省堂；2000
全国『患者会』ガイド	患者会約1500団体，ネットコミュニティ170サイトを掲載 和田ちひろ監：学習研究社；2004
がんナビ	患者会・ネットコミュニティ http://medical.nikkeibp.co.jp/inc/all/cancernavi
がんサポート情報センター	患者団体，患者会にし・ひがし，患者会活動レポート http://www.gsic.jp/
日本患者会情報センター	患者団体マッチングデータベース http://www.kanjyakai.net/
かんしん（患心）広場	患者会・サポート団体検索 http://www.kanshin-hiroba.jp/

> **MEMO**
> 限度額適用認定証
> 70歳未満の被保険者が入院決定時点で各保険者に申請すれば，窓口支払いを自己負担限度額に留められる「限度額適用認定証」が交付される．

ココがポイント！ 患者であるまえに「生活者」であるととらえる視点が大切！

ココがポイント！ 人として理解することが個々に対応したケアの第一歩となる！

付録

●付録 略語・英語一覧

略語	英語など	日本語・意味
A ACE	angiotensin converting enzyme	アンジオテンシン変換酵素
ACRP	association of clinical research professionals	―
ADR	adverse drug reaction	薬物有害反応
AE	adverse event	有害事象
AJCC	American Joint Committee on Cancer	米国対がん合同委員会 国際対がん学会
AML	acute myelogenous leukemia	急性骨髄性白血病
ARDS	acute respiratory distress syndrome	急性呼吸促迫症候群
ASCO	American Society of Clinical Oncology	米国臨床腫瘍学会
ASCO-GI	ASCO-Gastrointestinal Cancers Symposium	ASCO消化器がんシンポジウム
AUC	area under the concentration time curve	血中濃度時間曲線面積 血中濃度曲線下面積 濃度時間曲線下面積
B BFI	brief fatigue inventory	簡易倦怠感尺度
BSA	body surface area	体表面積
BSC	best supportive care	―
C CFS	cancer fatigue scale	がん倦怠感尺度
CKD	chronic kidney disease	慢性腎疾患
CML	chronic myelogenous leukemia	慢性骨髄性白血病
COPD	chronic obstructive pulmonary disease	慢性閉塞性肺疾患
COX	cyclooxygenase	シクロオキシゲナーゼ
CR	computed radiography	コンピュータX線撮影
CR	complete response	完全奏効
CRC	clinical research coordinator	臨床研究コーディネーター
CRF	case report form	症例報告書
CTCAE	common terminology criteria for adverse events	有害事象共通用語規準

略語	英語など	日本語・意味
CTZ	chemoreceptor trigger zone	化学物質受容体
CVポート	central venous port	皮下埋め込み型ポート
D DCIS	ductal carcinoma in situ	乳管内にとどまる非浸潤がん
DIC	disseminated intravascular coagulation	播種性血管内凝固症候群
div	intravenous injection by drip	点滴静脈注射 点滴静脈内注射
DLT	dose limiting toxicity	用量制限毒性 用量規制因子 用量規制（制限）毒性
DPD	dihydropyrimidine dehydrogenase	ジヒドロピリミジンデヒドロゲナーゼ
E EBC	early breast cancer	早期乳がん
EBV	Epstein-Barr virus	EBウイルス
ECOG	Eastern Cooperative Oncology Group	―
EF	ejection fraction	左室駆出率
EGFR	epidermal growth factor receptor	上皮成長因子受容体
EGFR-TKI	epidermal growth factor receptor tyrosinkinase inhibitor	EGFRチロシンキナーゼ阻害薬
EMR	endoscopic mucosal resection	内視鏡的粘膜切除術
EPP	extrapleural pneumonectomy	胸膜肺全的術
ER	estrogen receptor	エストロゲン受容体
ERP	endoscopic retrograde pancreatography	内視鏡的逆行性膵管造影
ESD	endoscopic submucosal dissection	内視鏡的粘膜下層剥離術
EUS	endoscopic ultrasonography	超音波内視鏡検査
F FAB	French-American-British classification	FAB分類
FACT-G	functional assessment of cancer therapy-general	―
FAP	familial adenomatous polyposis	家族性大腸腺腫症

付録

略語	英語など	日本語・意味
FDG	fluorodeoxy glucose	フルオロデオキシグルコース
FIGO	International Federation of Gynecology and Obstetrics	国際産科婦人科連合 国際産婦人科連合
FISH	fluorescence in situ hybridization	FISH法
FN	febrile neutropenia	発熱性好中球減少症
G GCP	good clinical practice	臨床試験の実施の基準
G-CSF	granulocyte colony-stimulating factor	顆粒球コロニー刺激因子
GFR	glomerular filtration rate	糸球体濾過率 糸球体濾過量
GIST	gastrointestinal stromal tumor	消化管間質腫瘍
GVHD	graft versus host disease	移植片対宿主病
GVT	graft-versus-tumor	移植片対腫瘍効果（GVT効果）
H HEPAフィルター	high efficiency particulate air filter	高性能微粒子フィルター
HFS	hand-foot syndrome	手足症候群
HLA	human leukocyte antigen	ヒト白血球型抗原
HNPCC	hereditary nonpolyposis colorectal cancer	遺伝性非ポリポーシス性大腸がん
HPV	human papilloma virus	ヒトパピローマウイルス
HTLV-I	human T-cell leukemia virus type I	ヒトT細胞白血病ウイルスⅠ型
HUS	hemolytic uremic syndrome	溶血性尿毒症症候群
I IDC	invasive ductal carcinoma	乳管外へ浸潤する浸潤がん
IDEAL1	iressa dose evaluation in advanced lung cancer	国際共同第Ⅱ相臨床試験
ILD	interstitial lung disease	間質性肺疾患
IMIG	International Mesothelioma Interest Group	国際中皮腫会議
J JCOG	Japan Clinical Oncology Group	日本臨床腫瘍研究グループ 日本臨床腫瘍グループ
JPS	Japan Pancreas Society	日本膵臓学会

	略語	英語など	日本語・意味
K	KPS	Karnofsky performance scale	カルノフスキー・パフォーマンス・ステイタス・スケール
L	LH	luteinizing hormone	黄体形成ホルモン
	LH-RH	luteinizing hormone-releasing hormone	黄体形成ホルモン放出ホルモン
	LLN	lower limit of normal	(施設)基準値下限
M	M6G	morphine-6-glucuronide	モルヒネ-6-グルクロナイド
	MALT	mucosa-associated lymphoid tissue lymphoma	MALTリンパ腫
	MASCC	Multinational Association for Supportive Care in Cancer	国際がんサポーティブケア学会
	MBC	metastatic breast cancer	転移性乳がん
	MRCP	magnetic resonance cholangiopancreatography	MR胆管膵管撮影 磁気共鳴胆管膵管撮影
	MST	median survival time	生存期間中央値
	MSW	medical social worker	医療ソーシャルワーカー
	MTD	maximum tolerated dose	最大耐量
N	NAC	neo-adjuvant chemotherapy	術前補助化学療法 術前化学療法
	NBI	narrow band imaging	狭帯域光観察
	NCCN	National Comprehensive Cancer Network	―
	NCI	National Cancer Institute	米国立がん研究所
	NE	not evaluable	評価不能
	non-CR	non-complete response	非完全奏効
	non-PD	non-progressive disease	非進行
	NSAIDs	non-steroidal anti-inhlammatory drugs	非ステロイド抗炎症薬
	NYHA	New York Heart Association ― classification ― classification of cardiac patient	ニューヨーク心臓協会 ― 心機能分類 ― 心疾患機能分類
O	OS	overall survival	全生存期間
	OTC	over the counter (drug)	一般用医薬品

付録

略語	英語など	日本語・意味
P P/D	pleurectomy/decortications	胸膜切除/胸膜剥皮術
PACS	picture archiving and communication system	画像管理システム 画像伝送システム 画像収集通信解析システム
pap	papillary adenocarcinoma	乳頭腺がん
PBSCT	peripheral blood stem cell transplantation	末梢血幹細胞移植
PCR	polymerase chain reaction	ポリメラーゼ連鎖反応
PD	pharmacodynamics	薬力学
PD	progressive disease	進行
PDQ®	Physician Data Query®	―
PET	positron emission tomography positron emission computed tomography	ポジトロン断層撮影
PFS	progression-free survival	無増悪生存期間
Ph+ ALL	philadelphia chromosome positive acute lymphoblastic leukemia	フィラデルフィア染色体陽性急性リンパ性白血病
PK	pharmacokinetics	薬物動態学的検討
PR	partial response	部分奏効
PR	progesterone receptor	プロゲステロン受容体
PS	performance status	全身状態
PTHrP	parathyroid hormone-related protein parathyroid, hormone related peptide	副甲状腺ホルモン関連蛋白 副甲状腺ホルモン関連ペプチド
Q QLQ-C30	quality of life questionnaire-c30	―
QOL	quality of life	生活の質
R RD	recommended dose	推奨投与量
RECIST	response evaluation criteria in solid tumors	固形がんの治療効果判定基準
RFS	relapse free survival	無再発生存期間
RR	response rate	奏効率
S SAE	serious adverse event	重篤な有害事象
SCC	squamous cell carcinoma	扁平上皮がん

略語	英語など	日本語・意味
SD	stable disease	安定
SERM	selective estrogen receptor modulator	選択的エストロゲン受容体修飾薬
SIADH	syndrome of inappropriate antidiuretic syndrome	抗利尿ホルモン不適合分泌症候群
SIADH	syndrome of inappropriate antidiuretic syndrome	腫瘍随伴症候群
SMRP	soluble mesothelin-related protein	可溶型メソテリン関連蛋白
SNRI	serotonin noradrenaline reuptake inhibitor	セロトニン・ノルアドレナリン再取込み阻害薬
SoCRA	Society of Clinical Research Associates, Inc	—
SSRI	selective serotonin reuptake inhibitor	選択的セロトニン再取り込み阻害薬
T Tl	thallium	タリウム
TLS	tumor lysis syndrome	腫瘍崩壊症候群
TNBC	triple negative breast cancer	トリプルネガティブ乳がん
TPN	total parenteral nutrition	完全静脈栄養法 完全非経口栄養
TTF	time to treatment failure	治療成功期間
TURBT	transurethral resection of the bladder tumor	経尿道的膀胱腫瘍切除術
U UGT	uridine diphosphate glucuronosyltransferase	UDPグルクロン酸転移酵素
UICC	International Union Against Cancer	国際対がん連合
US	ultrasonography/ultrasound	超音波検査
V VATS	video assisted thoracoscopic surgery	ビデオ補助胸腔鏡下手術
VEGF	vascular endothelial growth factor	血管内皮細胞成長因子
VEGFR	vascular endothelial growth factor receptor	血管内皮細胞成長因子受容体
W WAO	World Allergy Organization	世界アレルギー機構
WHO	World Health Organization	世界保健機関

索　引

■あ

悪性黒色腫……………………… 5
悪性骨腫瘍…………………… 155
悪性骨軟部腫瘍……………… 155
悪性線維性組織球腫………… 156
悪性中皮腫……………… 76,295
悪性軟部腫瘍（軟部肉腫）
　………………………………… 155
悪性末梢性神経鞘腫瘍……… 156
悪性リンパ腫………… 124,300
アスベスト……………………… 76
アセスメント…………………… 40
頭打ち期………………………… 3
アポトーシス…………………… 2
アルキル化薬…………… 11,14
アレルギー……………… 41,194
　──反応の分類………… 194
アロマターゼ阻害薬………… 173
安心感と情緒的サポート…… 32
安全確認チェックシート…… 55
安定……………………… 9,30
胃がん……… 5,81,296,306,307
　──Stage分類…………… 82
意思決定………………………… 32
　──の支援………………… 33
痛みの評価…………………… 184
イダルビシン…………… 14,15
遺伝子…………………………… 2
　──異常……………………… 2
イホスファミド………… 11,15
イマチニブ……………… 11,14
イマチニブメシル酸塩……… 169
イリノテカン……………7,11,14
　──とアタザナビル…… 176

医療訴訟………………………… 54
医療保険の種類……………… 47
イレッサ……………………… 164
飲酒……………………………… 44
インフォームド・コンセント
　………………………………… 62
インフューザーポンプ接続時の
確認用紙の一例……………… 50
インフュージョンリアクション
　……………………………41,280
栄養状態………………………… 20
エストロゲン………………… 172
X線検査………………………… 24
エトポシド……………… 11,14,15
エピルビシン…………………… 11
エベロリムス…………………… 11
炎症性抗がん剤……………… 204
延命……………………………… 40
横断面…………………………… 24
横紋筋肉腫…………………… 156
オキサリプラチン……… 11,14,15
悪心・嘔吐…………… 190,215
　──の出現状況………… 180

■か

介護保険……………………… 310
化学放射線療法………………… 5
化学療法を受けるときに必要な
費用…………………………… 294
画像診断……………………… 23
家族……………………………… 32
滑膜肉腫……………………… 156
過敏症………………………… 194
　──徴候と症状………… 197

──リスクファクター	196
カプランマイヤー法による年次生存割合	8
カペシタビン	14,15,168
──とテガフール・ギメラシル・オテラシルカリウム配合剤（ティーエスワン）	176
カルボプラチン	11,14
がん	2
──遺伝子	2
──細胞	2
がん化学療法	5
肝がん	5
肝機能	19
──障害	15,16
間質性肺炎	291
患者	32
杆状球	19
冠状断	24
間接的細胞傷害（炎症性反応,免疫学的機序など）	258
感染	206
完全奏効	9,29
感染対策	52
がん抑制遺伝子	2
起壊死性抗がん剤	40
喫煙	44
吸収	12
急性骨髄性白血病	5,120
急性リンパ性白血病	5,120
胸部CT	26
筋層浸潤がん	153
筋肉内	40
クラドリビン	15
グリベック	169
クレアチニンクリアランス	7
経口抗がん剤	51,164,166,168,169,170
──の催吐性リスク分類	217
経済学的評価	58
経時記録	54
経静脈	40
携帯端末	49
下剤の種類	236
血液検査	18
血管外漏出	200
──のリスクファクター	202
血管新生阻害薬	11
血管内皮成長因子受容体	13
血小板	18,19
血小板減少	212
ゲフィチニブ	11,14,164
ゲムシタビン	11,14
下痢	231
──を起こしやすい抗がん剤	232
原因別による下痢の分類	231
健康管理手帳交付要件	76
健康食品	44
嫌色素細胞がん	147
倦怠感	247
──が出現しやすい抗がん剤	248
──のメカニズムに関連する因子	247
限度額適用認定証	47
抗悪性腫瘍薬	5
高額療養費	47,309
──の委任払い制度および貸付制度	47
高Ca血症	180

抗がん剤·············· 5
　——に伴う肺毒性········ 262
　——の過敏症········ 195,196
　——の種類別の脱毛発現率
·········· 244
　——の心毒性············ 253
　——の腎毒性と予防策
·········· 265
口腔カンジダ·············· 181
口腔粘膜炎·············· 238
高血圧·············· 288
抗腫瘍性抗生物質········ 11,14
甲状腺がん·············· 5
口唇・口腔がん·············· 116
抗体製剤·············· 11
好中球·············· 19
口内炎·············· 238
　——の予防・治療········ 240
　——を起こしやすい抗がん剤
·········· 239
高分解能CT ·············· 25
国際共同治験·············· 62
誤設定の予防·············· 51
骨悪性リンパ腫·············· 156
骨外性Ewing肉腫·············· 156
骨原発悪性腫瘍·············· 155
骨髄·············· 18
骨髄抑制·············· 206
骨肉腫·············· 5,156
固定テープ·············· 43
誤投与予防·············· 49
コミュニケーション・スキル
·········· 32
コンピュータ断層撮影法······ 24

■さ
災害·············· 55
　——持ち出し袋·············· 55
最小測定可能病変·············· 29
最大耐量·············· 57
再発卵巣がん·············· 145,146
細胞周期·············· 3
細胞傷害性抗がん剤·············· 10
　——の副作用·············· 194
細胞分裂·············· 4
三相性のS字曲線 ·············· 3
シーネ固定·············· 52
磁気共鳴現象·············· 26
子宮がん··············5,136,304
　——頸がん
·········· 136,137,138,139
　——体がん······ 136,139,140
糸球体濾過率·············· 13
糸球体濾過量·············· 7
シグナル伝達系阻害薬··· 11,14
シクロホスファミド··· 11,14,15
止血確認·············· 53
支持的な環境設定·············· 32
指数関数的増殖期·············· 3
シスプラチン·············· 11,14,15
シタラビン·············· 11,14
質的診断·············· 23
至適用量·············· 57
脂肪肉腫·············· 156
社会資源·············· 309
遮光袋·············· 43
集合管がん·············· 147
重症度·············· 58
絨毛がん·············· 5
手術·············· 5
出血·············· 212,287
術後化学療法·············· 5
術後補助化学療法（アジュバント）·············· 87

術前化学療法	5,146	推奨投与量	57
術前補助化学療法（ナック）	87	スーテント	170
腫瘍崩壊症候群	264	ステップ1	37
腫瘍マーカー	18,21,22	ステップ2	38
上咽頭がん	115	ステップ3	38
障害者自立支援法	310	ステップ4	39
障害年金	310	ステップ5	39
消化管穿孔	290	スニチニブ	11
小細胞肺がん	5,65,73,74,75	スニチニブリンゴ酸塩	170
症状緩和	40	スピルキット	53
消毒綿（液）	43	性機能障害	268
上皮成長因子受容体	13	精神症状	44
上皮性卵巣がん	142	成人T細胞白血病	119
情報共有	48	性腺機能障害	41
食道がん	5,106,299	——を引き起こすとされる抗がん剤	269
——の占居部位	108	性腺機能不全	271
食欲不振	222	精巣機能不全	268
女性器悪性腫瘍	142	生存期間中央値	8
止痢薬・整腸薬	233	制度	309
腎がん	5	制吐薬	308
腎機能	20	脊索腫	156
——障害	15	赤血球	18,19
進行	9,30	赤血球減少・貧血	210
進行固形がん	9	セツシキマブ	11
腎細胞がん	147,305,306	セルフケア（5つのステップ）	37
浸潤がん	129	ゼローダ	86,168
新生血管形成能	2	線維肉腫	156
心毒性	252	繊維目細胞	2
——の主な検査項目	255	腺がん	66
——の発生時期	252	全身状態	5
——のリスクファクター	254	全生存期間	57,62
腎毒性	264	選択的動脈投与	40
心理社会的側面	269	前投薬	41
心理的ダメージ	245	前立腺がん	5
膵がん	5,88,296	造血幹細胞	120
髄腔内	40		

奏効割合・・・・・・・・・・・・・・・・・・・ 9
増幅・・・・・・・・・・・・・・・・・・・・・・・・・ 2
その他の諸費用・・・・・・・・・・・・・ 308
ソラフェニブ・・・・・・・・・・・・・・・・ 14
存在診断・・・・・・・・・・・・・・・・・・・ 23

■た
第1段階の痛みに対する鎮痛薬
・・・・・・・・・・・・・・・・・・・・・・・・・ 186
第2段階の痛みに対する鎮痛薬
・・・・・・・・・・・・・・・・・・・・・・・・・ 187
第3段階の痛みに対する鎮痛薬
・・・・・・・・・・・・・・・・・・・・・・・・・ 187
第Ⅰ相試験・・・・・・・・・・・・・・・・・・ 57
第Ⅱ相試験・・・・・・・・・・・・・・・・・・ 57
第Ⅲ相試験・・・・・・・・・・・・・・・・・・ 57
代謝・・・・・・・・・・・・・・・・・・・・・・・・ 12
代謝拮抗薬・・・・・・・・・・・・ 10,11,14
大腸がん・・・・・・ 5,97,297,306,307
　　――の進行度・・・・・・・・・・・・ 98
体表面積・・・・・・・・・・・・・・・・・・・・ 7
ダウノマイシン・・・・・・・・・ 11,14,15
ダカルバジン・・・・・・・・・・・・・・・・ 11
タキソール・・・・・・・・・・・・・・・・・・ 41
タキソテール・・・・・・・・・・・・・・・・ 41
多臓器への転移能獲得・・・・・・・・ 2
立ち上がり期・・・・・・・・・・・・・・・・ 3
脱凝縮・・・・・・・・・・・・・・・・・・・・・・ 4
脱毛・・・・・・・・・・・・・・・・・・・ 41,243
多発性骨髄腫乳がん・・・・・・・・・・ 5
ダブルチェック・・・・・・・・・・・・・・ 49
タモキシフェン・・・・・・・・・・・・・ 173
タルセバ・・・・・・・・・・・・・・・・・・・ 164
単純X線撮影・・・・・・・・・・・・・・・・ 24
男性乳がん・・・・・・・・・・・・・・・・ 129
淡明細胞がん・・・・・・・・・・・・・・ 147
治癒・・・・・・・・・・・・・・・・・・・・・・・ 40

中咽頭がん・・・・・・・・・・・・・・・・ 116
注射抗がん剤の催吐性リスク分
類・・・・・・・・・・・・・・・・・・・・・・・ 216
直接細胞傷害・・・・・・・・・・・・・・ 258
治療・・・・・・・・・・・・・・・・・・・・・・・ 18
治療患者用バッグ・・・・・・・・・・・・ 55
治療成功期間・・・・・・・・・・・・・・・ 62
治療何日目・・・・・・・・・・・・・・・・・ 40
チロシンキナーゼ・・・・・・・・・・・・ 13
手足症候群・・・・・・・・・・・・・・・・ 276
　　――の原因となる抗がん剤
・・・・・・・・・・・・・・・・・・・・・・・・・ 276
　　――へのケア・・・・・・・・・・・ 279
ティーエスワン・・・・・・・・・・・・・ 166
停電・・・・・・・・・・・・・・・・・・・・・・・ 55
低Na血症 ・・・・・・・・・・・・・・・・ 180
テガフール・ウラシル配合剤と
テガフール・ギメラシル・オテ
ラシルカリウム配合剤（ティー
エスワン）・・・・・・・・・・・・・・・ 176
テガフール・ギメラシル・オテ
ラシルカリウム配合剤・・・ 15,166
電解質・・・・・・・・・・・・・・・・・・・・・ 20
　　――の異常・・・・・・・・・・・・ 180
転座・・・・・・・・・・・・・・・・・・・・・・・・ 2
点滴治療のみ・・・・・・・・・・・・・・ 294
点滴＋内服・・・・・・・・・・・・・・・・ 307
点突然変異・・・・・・・・・・・・・・・・・・ 2
頭頸部がん・・・・・・・・・・・5,113,299
疼痛コントロール薬・・・・・・・・・ 184
疼痛評価スケール・・・・・・・・・・ 185
動脈ポート・・・・・・・・・・・・・・・・・ 40
投与間隔・・・・・・・・・・・・・・・・・・・ 40
投与時間・・・・・・・・・・・・・・・・・・・ 41
投与順番・・・・・・・・・・・・・・・・・・・ 41
ドキソルビシン・・・・・・・・・・ 11,14
特殊な輸液セットや延長チュー

ブ類	43
ドセタキセル	11,14,86
トポイソメラーゼ阻害薬	11,14
トポテカン	11,14
トラスツズマブ	11
トランスフォーム	2
トリプルネガティブ乳がん	132

■な

内視鏡的粘膜切除術	109
内服	306
軟骨肉腫	156
軟部原発悪性腫瘍	155
軟部組織腫瘍	5
日本臨床腫瘍研究グループ	7
乳がん	129,302,306,307
乳管がん（腺がん）	129
乳がんホルモン療法剤	172
乳頭状腎細胞がん	147
尿路上皮がん	151
妊孕性温存方法	271
ネダプラチン	11
眠気	190
粘液線維肉腫	156
脳腫瘍	5
濃度時間曲線下面積	7

■は

バーコード認証	49
ハーセプチン	86
肺がん	64,294,306,307
廃棄ボックス	53
配合変化	40
胚細胞腫瘍	5
排泄	13
肺毒性	258
──を発症しうる薬剤	260
排便障害	44
パクリタキセル	11,14,86
パクリタキセル用の確認用紙の一例	50
発がん	2
──における2ヒット理論	2
白金製剤	11,14
白血球	18,19
白血球・好中球減少	206
白血病	119
針	43
ハリーコール	54
非壊死性抗がん剤	204
皮下	40
非完全奏効/非進行	9
非筋層浸潤がん	152
微小管作用抗がん剤	10,11,14
非小細胞肺がん	5,64,73
非浸潤がん	129
ビスホスホネート製剤	308
皮膚障害	283
──に対する治療アルゴリズム	284
非ホジキンリンパ腫	125
──（中・高悪性度）	5
──（低悪性度）	5
病期診断	23
標準治療薬	5
ビンクリスチン	11,14
ビンブラスチン	11,14
付加的な情報	32
腹腔内	40
腹腔内化学療法	146
副作用	25,37

副作用管理時	180
福祉用具	310
ブスルファン	11
不妊	271
部分奏効	9,29
フルオロウラシル	11,14
フルオロデオキシグルコース	27
フルダラビン	15
ブレオマイシン	11,15
プロトコール	61
分子標的治療薬	5,10,11
分葉球	19
分裂期	3
平滑筋肉腫	156
米国国立がん研究所	7
併用禁止薬剤	40,176
併用注意薬と併用時のリスク	176
併用薬剤	42
ベバシズマブ	11
ペメトレキセド	15
ヘモグロビン	18,19
ヘリカルスキャン	24
便秘	181,190,235
──を起こしやすい抗がん剤	235
膀胱がん	5,151,305
放射線診断	23
放射線治療	5
胞巣状軟部肉腫	156
訪問介護	310
訪問看護	310
補液	41
ホジキン病	5
ホジキンリンパ腫	125
ホットフラッシュ	174
骨シンチグラフィ	28
ホルモン剤	308

■ま

マイトマイシンC	15
末梢神経障害	227
──を起こしやすい主な抗がん剤	228
マニュアル	55
慢性骨髄性白血病	5
マンモグラフィ	24,132
味覚障害	222
──のリスク分類	223
民間療法	44
無増悪生存期間	57,58,62
明細胞肉腫	156
明細胞・粘液性腺がん	146
メトトレキサート	11,14,15
メルファラン	11,14,15
モルヒネ製剤使用	44

■や

薬剤指導	172
薬剤調整	180
薬物動態学的検討	57
薬物曝露量	7
薬理ゲノミクス	7
矢状断	24
有害事象	57,61
──（AE）の種類	58
──の重症度	196
有害事象共通用語規準	7
有糸分裂	3
陽電子放射断層撮影法	27
用量制限毒性	43
ヨードアレルギー	25
ヨード造影剤	25

予測性悪心・嘔吐⋯⋯⋯⋯ 220

■ら・わ

卵巣がん⋯⋯⋯⋯⋯5,142,304
卵巣機能不全⋯⋯⋯⋯⋯ 268
リスクファクター⋯⋯⋯⋯ 43
リスクマネジメント⋯⋯⋯ 48
リツキシマブ⋯⋯⋯⋯⋯⋯ 11
隆起性皮膚線維肉腫⋯⋯ 156
臨床研究コーディネーター
⋯⋯⋯⋯⋯⋯⋯⋯⋯⋯ 58,61
臨床試験⋯⋯⋯⋯⋯⋯⋯⋯ 57
類上皮肉腫⋯⋯⋯⋯⋯⋯ 156
レジメン登録⋯⋯⋯⋯⋯⋯ 48
レジメン名⋯⋯⋯⋯⋯⋯⋯ 40
悪い知らせの伝え方⋯⋯⋯ 32

■数字・欧文

5Rの確認 ⋯⋯⋯⋯⋯⋯ 49,51
99mTc標識リン酸化合物 ⋯ 28
Absorption ⋯⋯⋯⋯⋯⋯ 12
Additional information ⋯ 32
adjuvant ⋯⋯⋯⋯⋯⋯⋯ 87
AE ⋯⋯⋯⋯⋯⋯⋯⋯ 57,61
AFP⋯⋯⋯⋯⋯⋯⋯⋯⋯⋯ 22
AUC ⋯⋯⋯⋯⋯⋯⋯⋯⋯ 7
BCA225 ⋯⋯⋯⋯⋯⋯⋯ 22
BSA⋯⋯⋯⋯⋯⋯⋯⋯⋯⋯ 7
CA125 ⋯⋯⋯⋯⋯⋯⋯⋯ 22
CA15-3 ⋯⋯⋯⋯⋯⋯⋯⋯ 22
CA19-9 ⋯⋯⋯⋯⋯⋯⋯⋯ 22
CA72-4 ⋯⋯⋯⋯⋯⋯⋯⋯ 22
Calvertの式 ⋯⋯⋯⋯⋯⋯ 42
CDDP⋯⋯⋯⋯⋯⋯⋯⋯⋯ 86
CEA ⋯⋯⋯⋯⋯⋯⋯⋯⋯ 22
CPT-11 ⋯⋯⋯⋯⋯⋯⋯⋯ 86
CR ⋯⋯⋯⋯⋯⋯⋯⋯ 9,29
CRC ⋯⋯⋯⋯⋯⋯⋯ 58,60
CTCAE ⋯⋯⋯⋯⋯⋯⋯⋯ 7
──による毒性（有害事象
［AE］）のGrade ⋯⋯⋯⋯ 8
CT（computed tomography）⋯⋯⋯⋯⋯⋯⋯⋯ 24
CYFRA ⋯⋯⋯⋯⋯⋯⋯⋯ 22
CYP3A4阻害薬 ⋯⋯⋯⋯ 179
CYP3A4誘導剤 ⋯⋯⋯⋯ 179
DCIS ⋯⋯⋯⋯⋯⋯⋯⋯ 129
Distribution ⋯⋯⋯⋯⋯⋯ 12
DLT⋯⋯⋯⋯⋯⋯⋯⋯⋯⋯ 43
DNA合成阻害薬 ⋯⋯⋯⋯ 10
DUPAN-2 ⋯⋯⋯⋯⋯⋯⋯ 22
ECOGの基準 ⋯⋯⋯⋯⋯ 6
EGFR ⋯⋯⋯⋯⋯⋯⋯⋯ 13
EGFR遺伝子変異 ⋯⋯⋯⋯ 72
Elimination ⋯⋯⋯⋯⋯⋯ 13
Ewing肉腫⋯⋯⋯⋯⋯⋯ 156
FACT-G⋯⋯⋯⋯⋯⋯⋯⋯ 8
FDG ⋯⋯⋯⋯⋯⋯⋯⋯⋯ 27
GFR ⋯⋯⋯⋯⋯⋯⋯⋯ 7,13
Gompertzの成長曲線⋯⋯⋯ 3
Grade ⋯⋯⋯⋯⋯⋯⋯⋯ 58
G0期 ⋯⋯⋯⋯⋯⋯⋯⋯⋯ 3
G2期 ⋯⋯⋯⋯⋯⋯⋯⋯⋯ 3
G1チェックポイント ⋯⋯⋯ 4
Hb ⋯⋯⋯⋯⋯⋯⋯⋯⋯ 19
HCG-β ⋯⋯⋯⋯⋯⋯⋯⋯ 22
How to deliver the bad news ⋯⋯⋯⋯⋯⋯⋯⋯ 32
HTLV-Ⅰ ⋯⋯⋯⋯⋯⋯⋯ 119
IDC⋯⋯⋯⋯⋯⋯⋯⋯⋯ 129
IMIG分類 ⋯⋯⋯⋯⋯⋯⋯ 78
irritant drug ⋯⋯⋯⋯⋯ 204
JCOG⋯⋯⋯⋯⋯⋯⋯⋯⋯ 7
Karnofskyの基準 ⋯⋯⋯⋯ 6

K-RAS	13
LH-RHアゴニスト	172
Metabolism	12
MRI検査	26
MSKCC分類	150
MST	8
MTD	57
NAC	87, 146
NCCNガイドライン日本語版	7
NCI	7
Neutro	19
Non-CR/Non-PD	9
non-vesicant drug	204
NSE	22
OS	57, 62
PACS	23
PAP	22
PD	9, 30
PDA	49
PET検査	27
PFS	58, 62
Phase 1	57
Phase 2	57
Phase 3	57
PIVKA-II	22
Plt	19
PR	9, 29
ProGFR	22
PS	5
PSA	22
QLQ-C30	8
RBC	19
Reassurance and Emotional information	32
RECIST	8, 29
RFS	58, 62
S-1	86
SCC	22
SD	9, 30
Seg	19
SHARE	32
SLX	22
Stab	19
Supportive environment	32
surgical staging system	158
S期	3
S-1	11, 14
T1膀胱がん	153
Ta膀胱がん	152
Tis膀胱がん	153
TLS	264
TNBC	132
TTF	62
UDPグルクロン酸転移酵素	16
UGT	16
UGT1A1	16
UGT1A1遺伝子多型	7
UGT活性	16
VEGFR	13
WBC	19

付録

中山書店の好評看護シリーズ

ポケットナビ

各科病棟で遭遇する代表的な疾患について，病態や治療法，看護師のかかわり方などがコンパクトにわかりやすく解説されています．特によく遭遇する症状や急変への看護の流れがアルゴリズムで示されており，確認したいときにポケットから取り出して読める心強い1冊です．

透析看護ポケットナビ

監修●
岡山ミサ子（新生会第一病院看護部長）
太田圭洋（医療法人新生会理事長）

編集●
宮下美子（新生会第一病院看護師長）
小川洋史（新生会第一病院院長）

新書判／248頁／定価（本体2,200円＋税）

脳卒中看護ポケットナビ

編集● 森田明夫（NTT東日本関東病院脳神経外科部長，同脳卒中センター長）
　　　　磯田礼子（NTT東日本関東病院看護部看護長）
　　　　市川靖充（NTT東日本関東病院脳卒中センター副センター長・医長）
　　　　稲川利光（NTT東日本関東病院リハビリテーション科部長，同脳卒中センター）

新書判／248頁／定価（本体1,900円＋税）

腎・泌尿器看護ポケットナビ

編集● 磯﨑泰介（聖隷浜松病院腎センター長・腎臓内科部長）
　　　　工藤真哉（聖隷浜松病院泌尿器科部長）

新書判／280頁／定価（本体2,000円＋税）

小児看護ポケットナビ

編集● 斉藤理恵子（国立成育医療センター看護部長）
　　　　早坂素子（国立成育医療センター看護師長）
　　　　西海真理（国立成育医療センター小児看護専門看護師）

新書判／264頁／定価（本体1,800円＋税）

中山書店の好評看護シリーズ

消化器看護ポケットナビ

編集●渡邊五朗（虎の門病院消化器外科部長・外科系総代）
　　　宗村美江子（虎の門病院副院長・看護部長）

新書判／224頁／定価（本体1,600円＋税）

呼吸器看護ポケットナビ

監修●近藤達也（国立国際医療センター戸山病院名誉院長）
　　　森山節子（国立国際医療センター戸山病院前看護部長）
編集●吉澤篤人（国立国際医療センター国府台病院呼吸器内科医長，同センター戸山病院元病棟医長）
　　　穴沢小百合（国立国際医療センター戸山病院副看護部長）

新書判／232頁／定価（本体1,600円＋税）
〈酸素吸入方法と吸入酸素濃度〉＆〈血液ガス分析の基準値〉カード付

循環器看護ポケットナビ

監修●住吉徹哉（榊原記念病院副院長，榊原記念クリニック院長）
編集●井口信雄（榊原記念病院循環器内科副部長）
　　　三浦稚郁子（榊原記念病院看護部長）

新書判／224頁／定価（本体1,500円＋税）

脳神経看護ポケットナビ

監修●落合慈之（NTT東日本関東病院院長）
　　　坂本すが（NTT東日本関東病院シニアアドバイザー，東京医療保健大学医療保健学部看護学科長）
編集●森田明夫（NTT東日本関東病院脳神経外科部長，同脳卒中センター長）
　　　磯田礼子（NTT東日本関東病院看護部看護長）

新書判／216頁／定価（本体1,500円＋税）

がん化学療法看護ポケットナビ

2011年9月1日　初版第1刷発行Ⓒ

編　集	本山清美（もとやまきよみ）　遠藤久美（えんどうくみ）
発行者	平田　直
発行所	株式会社　中山書店
	〒113-8666　東京都文京区白山1-25-14
	電話　03-3813-1100（代表）
	振替　00130-5-196565

http://www.nakayamashoten.co.jp/

DTP・印刷・製本　　株式会社　公栄社

Published by Nakayama Shoten Co., Ltd. Printed in Japan
ISBN 978-4-521-73387-6

・本書の複製権・上映権・譲渡権・公衆送信権（送信可能化権を含む）は株式会社中山書店が保有します．

JCOPY　〈(社) 出版者著作権管理機構委託出版物〉
本書の無断複写は著作権法上での例外を除き禁じられています．複写される場合は，そのつど事前に，(社) 出版者著作権管理機構（電話 03-3513-6969，FAX3513-6979，e-mail:info@jcopy.or.jp）の許諾を得てください．

本書をスキャン・デジタルデータ化するなどの複製を無許諾で行う行為は，著作権法上での限られた例外（「私的使用のための複製」など）を除き著作権法違反となります．なお，大学・病院・企業などにおいて，内部的に業務上使用する目的で上記の行為を行うことは，私的使用には該当せず違法です．また私的使用のためであっても，代行業者等の第三者に依頼して使用する本人以外の者が上記の行為を行うことは違法です．